国家卫生健康委员会“十四五”规划教材
全国高等职业教育本科教材

供医养照护与管理专业用

老年人营养与膳食指导

主　编　焦凌梅

副主编　王　丹　孙联伟

编　者（以姓氏笔画为序）

王　丹（长春医学高等专科学校）
冉春霞（重庆三峡医药高等专科学校）
朱　嵩（菏泽医学专科学校）
刘丹丹（广西医科大学）
孙联伟（黑龙江护理高等专科学校）
陈仪坤（贵阳康养职业大学）
秦　娜（海南医学院）（兼秘书）
焦凌梅（海南医学院）

人民卫生出版社
·北京·

图书在版编目(CIP)数据

老年人营养与膳食指导 / 焦凌梅主编. —北京：人民卫生出版社，2024.2（2025.2 重印）

ISBN 978-7-117-35917-7

Ⅰ. ①老… Ⅱ. ①焦… Ⅲ. ①老年人—膳食营养 Ⅳ. ①R153.3

中国国家版本馆 CIP 数据核字(2024)第 025731 号

人卫智网	www.ipmph.com	医学教育、学术、考试、健康，购书智慧智能综合服务平台
人卫官网	www.pmph.com	人卫官方资讯发布平台

老年人营养与膳食指导

Laonianren Yingyang yu Shanshi Zhidao

主　　编：焦凌梅
出版发行：人民卫生出版社（中继线 010-59780011）
地　　址：北京市朝阳区潘家园南里 19 号
邮　　编：100021
E - mail：pmph @ pmph.com
购书热线：010-59787592　010-59787584　010-65264830
印　　刷：天津画中画印刷有限公司
经　　销：新华书店
开　　本：850 × 1168　1/16　印张：13　插页：1
字　　数：385 千字
版　　次：2024 年 2 月第 1 版
印　　次：2025 年 2 月第 2 次印刷
标准书号：ISBN 978-7-117-35917-7
定　　价：59.00 元
打击盗版举报电话：010-59787491　E-mail：WQ @ pmph.com
质量问题联系电话：010-59787234　E-mail：zhiliang @ pmph.com
数字融合服务电话：4001118166　E-mail：zengzhi @ pmph.com

出版说明

我国是世界上老年人口最多的国家，老龄化速度较快，老年人健康状况有待改善。党中央、国务院高度重视医养结合工作，习近平总书记指出，要加快构建居家社区机构相协调、医养康养相结合的养老服务体系和健康支撑体系。医养结合作为落实推进健康中国、积极应对人口老龄化国家战略的重要任务，写入《中共中央 国务院关于加强新时代老龄工作的意见》《"健康中国 2030"规划纲要》《积极应对人口老龄化中长期规划》等重要政策文件及规划。国家卫生健康委认真贯彻落实党中央、国务院决策部署，会同相关部门大力推进医养结合，取得积极成效。随着老年人对健康养老服务的需求日益强劲，迫切需要大批经过专业教育，具有良好职业素质、扎实理论水平、较强操作技能和管理水平的高层次医养结合相关技术技能人才。

高等职业教育本科医养照护与管理专业作为培养国家医养结合服务与管理技术技能人才的新专业，被列入教育部《职业教育专业目录（2021 年版）》。为推动医养照护与管理专业健康发展，规范专业教学，满足人才培养的迫切需要，在国家卫生健康委老龄健康司的指导下，人民卫生出版社启动了全国高等职业教育本科医养照护与管理专业第一轮规划教材的编写工作。

本套教材编写紧密对接新时代健康中国高质量卫生人才培养需求，坚持立德树人、德技并修，推动思想政治教育与技术技能培养融合统一。教材深入贯彻课程思政，在编写内容中体现人文关怀和尊老爱老敬老的中华民族传统美德。高等职业教育本科医养照护与管理专业作为新的层次、新的专业，教材既体现本科层次职业教育培养要求，又坚持职业教育类型定位，遵循技术技能型人才成长规律。编写人员不仅有来自高职院校、普通本科院校的一线教学专家，还有来自企业和机构的一线行业专家，充分体现了专本衔接、校企合作的职业教育教材编写模式。编写团队积极落实卫生职业教育改革发展的最新成果，精心组织教材内容，优化教材结构，创新编写模式，推动现代信息技术与教育教学深度融合，全力打造融合化新形态教材，助力培养医养结合专业人才。

本套教材于 2023 年 10 月开始陆续出版，供高等职业教育本科医养照护与管理专业以及相关专业选用。

前　言

本教材以《“健康中国 2030”规划纲要》《国民营养计划（2017—2030 年）》《中国居民膳食指南（2022）》为指导，以培养医养结合养老服务紧缺技术技能人才为宗旨，以能力培养为导向，注重培养学生理论联系实际、解决实际问题的能力。本教材旨在通过系统学习，使学生掌握老年人营养与膳食的相关知识并熟练地应用到工作实践中。

本教材为适应我国老龄事业实际情况和发展趋势，在营养学的基础上，结合老年人的生理特点及营养需求，与老龄营养服务需求相结合，着重介绍老年人常见的营养问题、疾病的营养防治和膳食指导，帮助老年人解决营养与膳食中存在的问题，使其达到健康饮食、延缓老化、减少疾病的目的。

本教材继承传统，与时俱进，推动纸数融合，力求更好地为教学服务。教材结构坚持理论联系实际，通过学习目标、案例、知识拓展、思考题以及数字内容（如教学课件）等，突出实用性。教材内容按照国家标准、行业指南、行业规范进行编写。

本教材由营养学学者以严谨、认真的态度共同编写，力求成为适用于高等职业教育本科医养照护与管理专业师生的实用性教材，推动我国老年营养学科的发展，提高老年人的健康水平。在此向辛勤工作的编者，在编写过程中参考引用的相关文献的作者，以及为本教材出版默默付出的工作者表示衷心的感谢。

由于编者能力有限、经验不足，本教材难免存在不妥之处，敬请同行专家、广大师生提出宝贵意见，以便不断地完善。

焦凌梅

2024 年 1 月

目 录

绪　论

一、营养与营养素

民以食为天，营养状况影响人的健康。营养（nutrition）指人体摄取、消化、吸收、利用食物中的营养成分来维持机体新陈代谢和良好健康状态的生物学过程。食物中具有一定生理功能的成分称为营养素（nutrient）。营养素是人类赖以生存的物质基础。营养素可分为6大类，即蛋白质、脂类、碳水化合物、维生素、无机盐和水。蛋白质、脂类、碳水化合物摄入量较大，称为宏量营养素（macronutrient）。维生素和无机盐需要量较小，称为微量营养素（micronutrient）。水是人体重要的构成成分，具有调节生理功能的作用。植物化学物质（phytochemicals）指来自植物性食物中的生物活性成分，对人体具有生理功能调节、预防疾病、维持身体健康的作用。

二、膳食营养素参考摄入量

为了帮助个体和人群安全地摄入各种营养素，避免可能发生的营养缺乏或过多的危害，中国营养学会根据有关营养素需要量的知识，提出了适用于各类人群的膳食营养素参考摄入量（dietary reference intake，DRI）。膳食营养素参考摄入量是营养学科的基础、营养工作的核心、营养行动的指南，也是研发各种营养食品的标准。

1. 平均需要量（estimated average requirement，EAR） 是根据个体需要量的研究资料制订的，指某一特定性别、年龄及生理状况群体中个体对某营养素需要量的平均值。按照EAR水平摄入营养素，根据某些指标判断，可以满足某一特定性别、年龄及生理状况群体中50%个体需要量的摄入水平，但不能满足群体中另外50%个体对该营养素的需要。

2. 推荐摄入量（recommended nutrient intake，RNI） 相当于传统使用的推荐每日膳食供给量（RDA），指可以满足某一特定性别、年龄及生理状况群体中绝大多数个体（97%～98%）需要量的某种营养素摄入水平。长期摄入RNI水平，可以满足身体对该营养素的需要、保持健康和维持体内适当的储备。RNI的主要用途是作为个体每日摄入该营养素的目标值。

RNI是以EAR为基础制订的。如果已知EAR的标准差，则RNI定为EAR加2个标准差（SD），即RNI=EAR+2SD。如果关于需要量变异的数据不够充分，不能计算标准差时，一般设EAR的变异系数为10%，即RNI=1.2×EAR。

3. 适宜摄入量（adequate intake，AI） 在个体需要量的研究资料不足而不能计算EAR，因而不能求得RNI时，可设定AI来代替RNI。AI是通过观察或试验获得的健康群体某种营养素的摄入量。例如，纯母乳喂养的足月产健康婴儿，从出生到6个月，其营养素全部来自母乳，因而母乳中供给的营养素的量就是婴儿所需各种营养素的AI值。AI的主要用途是作为个体营养素摄入量的目标。制订AI时要考虑预防营养素缺乏的需要，同时纳入了减少某些疾病风险的概念。根据营养“适宜”的某些指标制订的AI值一般都超过EAR，也有可能超过RNI。

4. 可耐受最高摄入量（tolerable upper intake level，UL） 是平均每日摄入营养素的最高限量。这个量针对一般人群中的几乎所有个体，不会损害健康。当摄入量超过UL而进一步增加时，损害健康的危险性随之增大。UL并不是一个建议的摄入水平。可耐受指这一剂量在生物学上大体是可以耐受的，但并不表示是有益的，健康个体摄入量超过RNI或AI是没有明确的益处的。

鉴于营养强化食品和营养素补充剂的日渐发展，需要制订UL来指导安全消费。如果某营养素的毒副作用与摄入总量有关，则该营养素的UL值依据食物、饮水及补充剂提供的总量而定。如果毒副作用仅与强化食品和补充剂有关，则UL依据这些来源而不是总摄入量来制订。对许多营养素而言还没有足够的资料来制订其UL。所以未定UL并不意味着过多摄入没有潜在的危害。

5. 宏量营养素可接受范围（acceptable macronutrient distribution ranges，AMDR） 指蛋白质、脂肪和碳水化合物理想的摄入范围。该范围可以提供这些必需营养素的需要，并且有利于降低发生非传染性慢性疾病（non-communicable chronic disease，NCD）的危险，常用占能量摄入量的百分比表示。

蛋白质、脂肪和碳水化合物都属于在体内代谢过程中能够产生能量的营养素，因此被称为产能营养素（energy-yielding nutrient），属于人体的必需营养素，摄入比例影响微量营养素的摄入状况。另外，当产能营养素摄入过量时又可能导致机体能量储存过多，增加NCD的发生风险，因此有必要提出AMDR，以预防营养素缺乏，同时减少摄入过量而导致的NCD风险。传统上AMDR常以某种营养素摄入量占摄入总能量的比例来表示，其显著的特点之一是具有上限和下限，如果个体的摄入量高于或低于推荐范围，可能引起必需营养素缺乏或罹患NCD的风险增加。

6. 降低膳食相关非传染性疾病风险的建议摄入量（proposed intake for reducing the risk of diet-related non-communicable diseases，PI-NCD） 简称为建议摄入量（PI），是以膳食相关非传染性疾病一级预防为目标提出的必需营养素每日摄入量（水平）。

膳食营养素摄入量过高可导致的NCD的发生，以肥胖、糖尿病、心血管疾病、恶性肿瘤、呼吸系统疾病等为代表，当NCD易感人群某些营养素的摄入量达到PI时，可以降低发生NCD的风险。

7. 特定建议值（specific proposed level，SPL） 是以降低成人膳食相关非传染性疾病风险为目标提出的其他膳食成分的每日摄入量（水平）。当该成分的摄入量达到SPL，可能有利于降低疾病的发生风险或死亡率。

三、老年营养与膳食

老年人伴随衰老进程，有其特殊的营养需求。为实施“健康老龄化”，需要结合老年人的生理特点和营养需求，给予合理营养和平衡膳食，以维护和促进老年人群健康，减少家庭和社会的负担。这是社会的需要，也是家庭和个人健康的需要。

老年营养是专注研究老年人群营养规律及改善措施的学科，重点探索老年人营养需要与营养代谢的特点、营养与老年人健康及长寿的关系、老年人营养状况的评价与评估、老年营养相关疾病预防及辅助治疗，以及老年营养改善、营养促进或营养支持的基本要求、原则、方式、评价指标及营养促进成功老龄化的方法等内容。

老年营养与膳食研究发展趋势：

1. 营养与成功老龄化的理论体系研究 老化是人类发展的自然规律，是自然界新陈代谢的必然结果。人体的衰老与营养代谢密切相关。老年人的退行性病变如白内障、骨质疏松症、阿尔茨海默病等与营养不平衡有关；常见的糖尿病、高血压、高脂血症也都与老年人的糖、脂代谢紊乱有关。因此，合理营养能减缓老年人机体的营养不平衡，维持机体应有的功能，从而延缓衰老的进展，实现健康老龄化。近年来，相关人员经过不断研究，已初步形成了营养与健康老龄化的研究体系。

2. 老年人营养风险筛查、评定与干预形成规模 开展老年营养风险筛查、营养评定，目的是进行有效营养改善。目前使用较多的老年营养风险筛查工具为营养风险筛查、微型营养评定简表。近年来老年人营养干预主要集中于两个层面，一是社区与养老机构老年人的干预，二是医院患病老年人的营养支持。合理的营养指导与干预，可帮助老年人提高营养保健意识，改变饮食行为，从而改善老年人的营养与健康状况，提高老年人的生活质量。

3. 老年肌少症的营养与营养支持研究 老年肌少症是目前国内外研究的热点。近年来国内营养和老年医学的专家跟踪国际前沿，在老年肌肉衰减的营养防治方面做了许多工作，取得了我国老年人体质成分、肌肉量方面大量的数据，并开展了多项关于蛋白质、维生素D等营养素补充对减少老年人肌肉衰减效益的评估，更深入地认识到保证优质蛋白、某些微量营养素成分，尤其是抗氧化营养素（如维生素E、维生素C、胡萝卜素以及微量元素硒）和活性物质的摄入对保持老年人肌肉健康有着重要作用。

4. 营养与老年认知功能障碍研究 老年认知功能衰退、阿尔茨海默病（Alzheimer's disease，AD）、帕金森病（Parkinson's disease，PD）等神经退行性疾病的患病率逐年攀升，已严重威胁老年人健康和生活质量。老年人群认知功能受损与多种营养素缺乏有关；膳食中蛋白质、多不饱和脂肪酸、锌、维生素B族、维生素C等的缺乏是认知功能障碍的危险因素；饱和脂肪和高胆固醇水平与阿尔茨海默病的患病风险有关联。许多学者还通过应用蛋白质组学、代谢组学技术探求老年认知功能障碍营养干预的分子机制，为改善老年认知障碍的机制提供了新线索。

5. 吞咽障碍研究 老年人群中有吞咽障碍的人群比例较高，且有吞咽障碍的老年人营养不良情况更为突出。近年来针对老年人吞咽障碍筛查、评测方法，引进了"国际吞咽障碍食物标准"，分析、比较不同增稠剂及相关产品在技术参数和临床上的实际应用效果，改变食物的质构，能够有效减少吞咽障碍老年人进餐时的呛咳，增加能量、蛋白质、脂肪、膳食纤维、多种维生素和无机盐的摄入，可以提高血红蛋白、白蛋白水平。研究结果为老年营养学的临床实践提供了非常重要的科学资料，也推动了食品科学和加工技术的发展。

及时发现老年人的营养问题，及早进行膳食指导开展预防与营养干预，让老年人能健康老龄化，有助于解决养老问题，有利于医疗卫生事业的发展，促进全民健康素质的提升。

（焦凌梅）

第一章
营养学基础

学习目标

1. 掌握膳食营养素的种类，人体所需营养素的生理功能、缺乏和过量的危害，人体对能量与营养素的食物来源及参考摄入量。
2. 熟悉人体能量的消耗方式，各类营养素的营养学评价方法，食物中植物化学物质的生物活性。
3. 了解食物中植物化学物质的生理功能。
4. 学会根据参考摄入量判断老年人营养不良。
5. 具有健康中国我先行、营养先行的理念，以及科学、合理地发现并解决与基础营养学相关问题的能力。

第一节　能　　量

案　　例

王爷爷，72岁，3个月前由于老伴去世后情绪一直低落，食欲差，大部分三餐为小米粥和青菜；近期体重减轻，体重55kg，身高175cm，身体逐渐虚弱，体力下降。社区护士上门调研，了解到王爷爷平均每日大概摄入碳水化合物250g、脂肪20g、蛋白质50g。

请问：

请根据王爷爷三大供能营养素的摄入量，计算每日食物提供的总能量。

能量（energy）是维持生命活动的必要条件。人体通过摄取食物中的产能营养素来获取能量，以维持机体的代谢、神经传导、呼吸、循环及肌肉收缩等生理功能和生命活动。机体能量需要量与年龄、性别、生理状态、体重及身体活动有关。人体能量摄入量与能量消耗量构成的能量平衡既受到外环境因素（如摄食行为、温度变化、体力活动及精神压力等因素）的影响，也受到内环境因素（如细胞因子、受体、激素及神经 - 体液调节等）的影响。任何原因导致的能量失衡均会引起一系列的健康问题。

国际通用的能量单位是焦耳（J）、千焦耳（kJ）或兆焦耳（MJ）。1J指用1N的力把1kg物体垂直移动1m的距离所需要的能量。营养学领域常使用的能量单位是卡（cal）和千卡（kcal），1kcal指在1个标准大气压下，1kg纯水由15℃上升到16℃时所需要的能量。能量单位换算关系：

$$1\text{kJ}=0.239\text{kcal}$$

$$1\text{kcal}=4.184\text{kJ}$$

$$1\text{MJ}=1\,000\text{kJ}=239\text{kcal}$$

每克碳水化合物、脂肪和蛋白质在体内氧化分解（或在体外燃烧）时所产生的能量值称为能量系数（energy coefficient）或食物的热价（thermal equivalent of food）。一般情况下，食物营养素在人体消化道不能全部被吸收，且消化率也不相同。混合膳食中碳水化合物、脂肪和蛋白质的吸收率分别约为98%、95%和92%，在实际应用中，将产能营养素产生的能量多少可按照如下关系进行换算：

1g 碳水化合物：

$$17.15\text{kJ}\times 98\%\approx 16.81\text{kJ}（4\text{kcal}）$$

1g 脂肪：

$$39.54\text{kJ}\times 95\%\approx 37.56\text{kJ}（9\text{kcal}）$$

1g 蛋白质：

$$（23.64-5.44）\text{kJ}\times 92\%\approx 16.74\text{kJ}（4\text{kcal}）$$

一、人体的能量消耗

机体在新陈代谢过程中，摄入体内的能量不断被消耗利用，完成机体的各种生理活动。成人的能量消耗主要用于维持基础代谢、身体活动和食物热效应。当能量摄入量与能量需求量达到理想的平衡状态时，机体的能量需要等于其能量消耗。

1. 基础代谢（basal metabolism，BM） 又称为基础能量消耗（basal energy expenditure，BEE），指维持机体最基本的生命活动所需要的能量消耗，占人体总能量消耗的60%～70%。联合国粮食及农业组织（FAO）/世界卫生组织（WHO）对基础代谢的定义：人体经过10～12h空腹和良好的睡眠，清醒仰卧，恒温条件下（一般为22～26℃），无任何身体活动和紧张的思维活动，全身肌肉放松时的能量消耗。此时能量消耗仅用于维持体温、呼吸、心脏搏动、血液循环及其他组织器官和细胞的基本生理功能的需要。

基础代谢的水平用基础代谢率（basal metabolic rate，BMR）来表示，指人体处于基础代谢状态下，每小时每千克体重（或每平方米体表面积）的能量消耗。其常用单位为kJ/（kg·h）、kcal（kg·h），或者kJ/（m^2·h）、kcal/（m^2·h）。基础能量消耗计算公式，即哈里斯 - 本尼迪克特（Harris-Benedict）计算公式为：

男性 BEE（kcal/24h）=66.47+13.75×体重（kg）+5.0×升高（cm）−6.76×年龄（岁）

女性 BEE（kcal/24h）=655.1+9.56×体重（kg）+1.85×升高（cm）−4.68×年龄（岁）

基础代谢率在个体间的差异大于个体内差异，这主要与机体的构成、内分泌和遗传等因素有关。影响人体基础代谢能量消耗的因素包括：

（1）体型和机体构成：体型和体表面积密切相关，体表面积大者向外界环境散热较多，基础代谢较高。例如，在体重相同的情况下，瘦高者一般较矮胖者体表面积大，其基础代谢率较高。基础代谢与体内的去脂组织含量有关系，去脂组织在代谢中的能量消耗远远大于脂肪组织，其相应的基础代谢率也高于脂肪组织。

（2）性别：女性体内去脂组织的比例低于男性，而脂肪组织的比例高于男性，故女性的基础代谢率一般比男性低5%～10%。

（3）年龄：成年后基础代谢水平随年龄增长不断下降，30岁以后基础代谢率每10年降低1%～2%，67岁后每10年下降3%～5%。故儿童基础代谢高于成人，成人高于老年人。

（4）内分泌因素：许多激素可影响基础代谢，如甲状腺激素、肾上腺素和去甲肾上腺素等分泌异常时，可影响基础代谢率。

（5）应激状态：如发热、手术、创伤、烧伤、失眠及精神心理紧张等均可使基础代谢率相应增高。

（6）环境条件：环境温度在18～25℃时，基础代谢率最低。随着环境温度的降低或增高，基础代谢率也相应地发生变化，体温每升高1℃，基础代谢率约升高10%。寒冷、大量摄食、体力过度消耗、尼古丁和咖啡因的摄入可以刺激基础代谢水平升高。当禁食、饥饿或少食时，基础代谢能量消耗相应降低。

在正常情况下，人体的基础代谢率比较恒定。临床上用测定值与正常值的比较来衡量基础代谢率的高低。基础代谢率在其正常值的10%～15%认为是正常的。

2. 体力活动（physical activity） 指任何由骨骼肌收缩引起能量消耗的身体运动，占人体总能量消耗的15%～30%。随着人体活动量的增加，其能量消耗也将大幅度增加。不同的身体活动水平是导致人体能量需要量不同的主要因素，人体可通过调整身体活动水平来控制能量消耗、保持能量平衡和维持健康。

体力活动影响因素：

（1）肌肉越发达者，活动时消耗能量越多。

（2）体重越重者，做相同的运动所消耗的能量越多。

（3）工作越不熟练者，消耗能量越多。

（4）活动时间越长、强度越大，消耗能量越多。

各种活动消耗的能量主要与活动的强度、持续时间、环境与气候等因素有关。常见身体活动强度和能量消耗见表1-1。

表1-1 常见身体活动强度和能量消耗

活动项目		代谢当量（MET）	千步当量数	能量消耗［kcal/（标准体重·10min）］	
				男（66kg）	女（56kg）
家务活动	收拾餐桌（走动），烹饪	2.5	4.5	27.5	23.3
	手洗衣服	3.3	6.9	36.3	30.8
	扫地，拖地板，吸尘	3.5	7.5	38.5	32.7
步行	慢速/（3km/h）	2.5	4.5	27.5	23.3
	中速/（5km/h）	3.5	7.5	38.5	32.7
	快速/（5.5～6km/h）	4.0	9.0	44.0	37.3
跑步	走跑结合（慢跑少于10min）	6.0	15.0	66.0	56.0
	慢跑（一般）	7.0	18.0	77.0	65.3
球类	乒乓球	4.0	9.0	44.0	37.3
	篮球	6.0	15.0	66.0	56.0
	排球（一般）	3.0	6.0	33.0	28.0
	排球（比赛）	4.5	10.5	49.5	42.0
	网球（一般）	5.0	12.0	55.0	46.7
	保龄球	3.0	6.0	33.0	28.0
游泳	自由泳，仰泳	8.0	21.0	88.0	74.7
	蛙泳（一般速度）	10.0	27.0	110.0	93.3
其他	俯卧撑、舞蹈（中速）	4.5	10.5	49.5	42.0
	健身操（轻或中等强度）	5.0	12.0	55.0	46.7
	太极拳	3.5	7.5	38.5	32.7
	跳绳中速（一般）	10.0	27.0	110.0	93.3

注：MET为代谢当量。1MET=1kcal/（kg·h），1kcal=4.184kJ。MET<3为低强度，MET 3～6为中等强度，MET 7～9为高强度，MET 10～11为极高强度。千步当量数：进行相应活动项目1h相当的千步数。

3. 食物热效应(thermic effect of food，TEF) 又称为食物特殊动力作用(specific dynamic action，SDA)指人体在摄食过程中，由于对食物中的营养素进行消化、吸收、代谢转化等方面引起的体内额外消耗的能量。

不同的食物其热效应不同，这与食物的营养成分、机体进食量和进食速度有关。蛋白质的食物热效应最大，相当于本身产生能量的20%～30%；脂肪的食物热效应为0～5%；糖类的食物热效应为5%～10%。成人摄入一般混合膳食时由食物热效应作用所引起的能量消耗约600kJ/d(约150kcal/d)，相当于基础代谢的10%。摄食量越多，能量消耗也越多。进食快者比进食慢者食物热效应高，这主要是由于进食快者的中枢神经系统较活跃，激素和酶的分泌速度快且数量多，吸收和储存的速率较高，能量消耗也相对较多。

二、能量对老年人的影响与评价指标

体内需要的能量必须从外界摄入食物才得以补偿，使机体需要和摄入的能量趋于相等，营养学上称为能量平衡(energy balance)。能量平衡并不是要求每个人每日消耗和摄入的能量都必须相等。成人在5～7d内消耗与摄入的能量的平均值趋于相等即可。摄入的能量来自食物的碳水化合物、脂肪和蛋白质中的化学能，用于维持基础代谢、体力活动和食物热效应，维持在能量平衡状态才能保证老年人正常的日常生活。能量代谢失衡，即能量缺乏或过剩，都对身体健康不利。

1. 老年人能量缺乏 老年人能量的消耗大于摄入，会出现体重减轻、消瘦、体温低、神经衰弱、体质差、抵抗力弱。过度消瘦可能反映机体患有某些消耗性疾病、营养不良、免疫力低下，疾病易感性增加。

2. 老年人能量过剩 老年人能量的消耗小于摄入，会出现肥胖、超重，增加心脑血管的负担。超重或肥胖又会使机体患多种慢性疾病的风险增加，导致动脉硬化等情况的出现。

二者对老年人都有危害，因此老年人应设法调整能量摄入，控制体重在标准范围内，以减少疾病的发生。

3. 老年人能量评价指标

(1) 体重：老年人能量供给量是否合适，可通过观察体重变化来衡量。一般用下列公式粗略计算：

$$老年男性体重标准值(kg)=[身高(cm)-100]\times 0.9$$

$$老年女性体重标准值(kg)=[身高(cm)-105]\times 0.92$$

实测体重在上述标准值±5%以内属正常体重，超过10%为超重，超过20%为肥胖，低于10%为减重，低于20%为消瘦，在±(5%～10%)范围内为偏低或偏高。

(2) 体重指数：评价成人能量营养状况，常用的指标是体重指数(body mass index，BMI)。BMI的公式：

$$BMI=体重(kg)/身高(m^2)$$

WHO建议：BMI<18.5kg/m^2为营养不良，18.5kg/m^2≤BMI<24.9kg/m^2为正常，BMI≥25.0kg/m^2为超重，BMI≥30.0kg/m^2为肥胖。

我国标准：BMI<18.5kg/m^2为营养不良，18.5kg/m^2≤BMI<23.9kg/m^2为正常，BMI≥24.0kg/m^2为超重，BMI≥28.0kg/m^2为肥胖。

但老年人BMI判断临界值与中青年人不相同。《中国居民膳食指南(2022)》指出，老年人的体重不宜过低，BMI在20.0～26.9kg/m^2更为适宜。无论进入老年期后是过胖还是过瘦，都不应采取极端措施让体重在短时间内产生大幅变化。应该分析可能的原因，逐步解决，特别是在饮食和身体活动方面进行适度调整，让体重逐步达到正常范围。

三、能量来源与参考摄入量

随着年龄的不断增长，老年人的活动量逐渐减少，能量消耗降低，机体内脂肪组织增加，肌肉组织和脏器功能减退，机体代谢过程明显减慢，基础代谢一般要比青壮年时期降低 10%～15%，75 岁以上老年人可降低 20% 以上。因此，老年人应适当控制能量的摄入。

1. 能量食物来源 粮谷类和薯类含碳水化合物多，是我国膳食能量主要来源。动物性食物含较多的脂肪和蛋白质，是膳食能量的重要组成部分。大豆类、坚果类含丰富的脂肪和蛋白质，是膳食能量辅助来源之一。蔬菜类、水果类能量较少。

2. 能量参考摄入量 膳食能量摄入量达到 RNI 的 90%～110% 视为正常，低于 80% 为摄入不足。在膳食能量摄入比例中，碳水化合物供能占总能量的 50%～65%、脂肪占总能量的 20%～30%、蛋白质占总能量的 10%～15% 为宜。一般认为老年人三餐能量分配以早餐占 25%～30%、午餐占 30%～40%、晚餐占 30%～35% 的比例为宜。

中国营养学会推荐：对于正餐摄入不足，容易出现早饱和食欲下降的高龄、体弱老年人，应少量多餐，保证充足的食物摄入。进餐次数宜采用三餐两点制或三餐三点制。每次正餐能量占全日总能量的 20%～25%，每次加餐的能量占全日总能量 5%～10%。加餐的食物应与正餐相互弥补，中餐、晚餐的辅食尽量不重样。

根据老年人的能量水平确定食物需要，平衡膳食宝塔建议的每人每日各类食物适宜摄入量的范围也适用于一般健康老年人，按照 6 个能量水平分别建议了 10 类食物的摄入量，应用时要根据自身的能量需要进行选择，见表 1-2。

根据老年人的能量水平确定食物需要，平衡膳食宝塔建议的每人每日各类食物适宜摄入量的范围也适用于一般健康老年人，按照 6 个能量水平分别建议了 10 类食物的摄入量，应用时要根据自身的能量需要进行选择，见表 1-2。

表 1-2 老年人不同能量需要水平的平衡膳食结构和推荐食物量 单位：g/d

能量水平	1 400kcal	1 600kcal	1 800kcal	2 000kcal	2 200kcal	2 400kcal
谷类	150	200	225	250	275	300
—全谷物和杂豆	50～150					
—薯类	50～75					
大豆	15	15	15	15	25	25
蔬菜类	300	300	400	450	450	500
—深色蔬菜	占所有蔬菜的一半					
水果类	150	200	200	300	300	350
畜禽肉类	40	40	50	50	75	75
乳类	350	300	300	300	300	300
蛋类	25	40	40	50	50	50
水产品	40	40	50	50	75	75
坚果类	10	10	10	10	10	10
烹调油	20	20	25	25	25	30
食盐	<4	<5	<5	<5	<5	<5

注：建议量均为食物可食部分的生重量。畜禽蛋每日总量 120g～200g；每月内脏 2～3 次，每次 25g；每日添加糖 25～50g。薯类为鲜重。1kcal = 4.184kJ。

（刘丹丹）

第二节　宏量营养素

案　例

王奶奶，70岁，最近感觉身体有些变化。如近期体重减轻、越来越虚弱，日常活动能力和力量下降，之前毫不费力就能提起的物品，最近提起开始吃力了；走路速度变慢了，好几次因腿脚乏力站立不稳，险些跌倒。王奶奶的儿子带王奶奶去医院做了各项检查和营养风险筛查。医生告诉他们，王奶奶的情况是随着其年龄的增加，肌肉减少、肌肉功能减退而导致的肌少症。目前运动和营养是防治肌少症的有效措施，研究较多且形成共识的营养干预中，均推荐增加蛋白质的摄入，尤其是增加优质蛋白的摄入。

请问：

王奶奶应如何增加蛋白质的摄入？

一、蛋白质

蛋白质（protein）是一切生命的基础。蛋白质是由碳、氢、氧、氮等元素组成的。其中含有的氮元素是人体氮的唯一来源（人和动物性食物中的含氮物质绝大部分是蛋白质，非蛋白质的含氮物质含量很少，可以忽略不计）。

氨基酸（amino acid）是组成蛋白质的基本单位，构成蛋白质的氨基酸有20余种。

其中9种氨基酸是人体内不能合成或合成速度不能满足机体需要而必须由食物蛋白质提供的氨基酸，称为必需氨基酸（essential amino acid，EAA）。对于成人，必需氨基酸有缬氨酸、亮氨酸、异亮氨酸、苏氨酸、甲硫氨酸（又称蛋氨酸）、苯丙氨酸、色氨酸和赖氨酸这8种；对于婴儿，组氨酸在体内也不能合成，因此婴儿的必需氨基酸为9种。

人和动物自身能够合成的氨基酸称为非必需氨基酸（nonessential amino acid，NEAA），包括甘氨酸、丙氨酸、丝氨酸、天冬氨酸、谷氨酸、谷氨酰胺、脯氨酸、精氨酸、组氨酸、酪氨酸、胱氨酸、半胱氨酸，共12种。其中，半胱氨酸和酪氨酸在体内因为可分别由甲硫氨酸和苯丙氨酸转变而来，如果膳食中提供这2种氨基酸，则人体对甲硫氨酸和苯丙氨酸的需要可分别减少约30%和50%，因此半胱氨酸和酪氨酸称为条件必需氨基酸（conditional essential amino acid），又称为半必需氨基酸。

小肠是蛋白质消化的主要部位。食物蛋白质需要水解成氨基酸及短肽后才能被利用，通过小肠主动转运和γ-谷氨酰循环过程吸收进入体内，与机体组织蛋白质降解产生的氨基酸一起组成体内氨基酸代谢池，用于合成机体所需的新的蛋白质和含氮的生命活性物质。

（一）蛋白质的生理功能

1. 构成和修复机体组织　蛋白质是构成人体组织和细胞的重要成分，是生命的存在形式。人体内蛋白质始终处于不断分解和合成的动态平衡中，使机体组织蛋白在不断地更新和修复。正常成人体内蛋白质占体重的16%～19%，每日更新约3%。人体的所有组织和器官以蛋白质为基础。例如，肌肉组织以及心、肝、肾等器官均含有大量蛋白质；骨骼、牙齿中含有大量的胶原蛋白；指甲、趾甲中含有角蛋白；细胞从细胞膜到细胞内的各种结构中均含有大量的蛋白质。

2. 构成体内各种重要的生理活性物质　体内许多重要的生理活性物质是蛋白质、肽或其他含氮物质，是维持生命活动正常运行的基础。例如，蛋白质构成酶，参与机体的物质代谢；蛋白质类激素可调节生理功能；血浆中的蛋白质、肽类物质，维持内环境如渗透压、酸碱平衡的稳定，参与体内许多重要物质的转运。蛋白质是发挥正常免疫功能、维持生理功能稳定必不可少的成分。

3. 供给能量　蛋白质是一种能源物质，但供给能量不是其主要功能。人体能量的主要来源为碳水化合物和脂肪，当它们供应不足时，机体会动用蛋白质氧化分解提供能量。1g 蛋白质在体内产生约 16.74kJ（4kcal）的能量。正常情况下，每日有一部分蛋白质氧化分解，向机体提供的能量占每日所需总能量的 10%～15%。

（二）蛋白质的营养学评价

1. 食物蛋白质的营养学评价 由于氨基酸模式不同，食物蛋白质的营养价值不完全相同。评价食物蛋白质营养价值的方法很多，主要可以从量和质两个方面考虑。

（1）食物蛋白质的含量：食物蛋白质的平均含氮量为 16%。一般采用凯氏定氮法测定食物蛋白质的含量，根据测出的食物蛋白质的含氮量，再乘以换算系数 6.25，即可得出食物蛋白质的含量。

（2）必需氨基酸含量和比值：氨基酸模式（amino acid pattern）指构成蛋白质的必需氨基酸种类、数量和相互比值。氨基酸模式计算：以蛋白质中色氨酸的含量定为 1，分别计算出其他必需氨基酸的相应比值。常见食物蛋白质和人体氨基酸模式见表 1-3。

表 1-3 常见食物蛋白质和人体氨基酸模式

氨基酸	人体	全鸡蛋	鸡蛋白	牛乳	瘦猪肉	牛肉	大豆	面粉	大米
异亮氨酸	4.0	3.2	3.3	3.4	3.4	4.4	4.3	3.8	4.0
亮氨酸	7.0	5.1	5.6	6.8	6.3	6.8	5.7	6.4	6.3
赖氨酸	5.5	4.1	4.3	5.6	5.7	7.2	4.9	1.8	2.3
甲硫氨酸 + 半胱氨酸	3.5	3.4	3.9	2.4	2.5	3.2	1.2	2.8	2.8
苯丙氨酸 + 酪氨酸	6.0	5.5	6.3	7.3	6	6.2	3.2	7.2	7.2
苏氨酸	4.5	2.8	2.7	3.1	3.5	3.6	2.8	2.5	2.5
缬氨酸	5.0	3.9	4	4.6	3.9	4.6	3.2	3.8	3.8
色氨酸	1.0	1.0	1.0	1.0	1.0	1.0	1.0	1.0	1.0

当食物氨基酸模式与人体氨基酸模式越接近时，必需氨基酸被充分利用的程度越高，食物蛋白质的营养价值相对较高。动物蛋白如蛋、乳、肉、鱼及大豆的氨基酸模式与人体最接近，称为优质蛋白。其中鸡蛋与人体氨基酸模式最接近，在实验中常把它作为参考蛋白（reference protein），即用来测定其他蛋白质质量的标准蛋白。

食物蛋白质中所含的必需氨基酸与人体氨基酸模式相比，相对不足的氨基酸称为限制性氨基酸（limiting amino acid，LAA），即不同食物氨基酸模式不同，因某种必需氨基酸含量相对较低或缺乏而导致其他氨基酸在体内合成蛋白质过程中的利用程度降低，从而使生物价降低。其中最缺乏的氨基酸称为第一限制性氨基酸，以后依次称为第二限制性氨基酸、第三限制性氨基酸等。例如，谷类中第一限制性氨基酸为赖氨酸，第二限制性氨基酸为甲硫氨酸，第三限制性氨基酸为色氨酸。豆类中的甲硫氨酸为限制性氨基酸。

由于各种食物氨基酸模式不同，所含的氨基酸比例不可能与人体所需的完全一致，故将富含某种必需氨基酸的食物与缺乏该种必需氨基酸的食物互相搭配混合食用，使混合后食物氨基酸模式更接近人体的需要，从而提高生物价，这种作用称为蛋白质互补作用（supplementary action of protein）。例如，谷类食物中赖氨酸含量低，与富含赖氨酸的大豆或肉类混合食用，可使生物价明显提高。如将约 33% 的大豆（生物价 57%）和 67% 的小麦（生物价 67%）混合，可使混合食物生物价提高至 77%。

（3）蛋白质消化率（digestibility）：指摄入的食物在消化道内被吸收的蛋白质占摄入蛋白质的百分比，是评价食物蛋白质营养价值的一项重要指标，反映了蛋白质在人体消化道内被消化和吸收的程度。蛋白质消化率越高，表明蛋白质被机体吸收的程度越高，其营养价值就越高。

蛋白质消化率除受人体因素影响之外，还受食物因素的影响，如食物的属性、抗营养因子的存在、加工的条件及同时食入的营养素等。例如，进食整粒大豆，其蛋白质消化率为 60%，将大豆加工成豆腐后则提高到90%。鸡蛋蛋白质消化率约98%，牛乳97%～98%，肉类92%～94%，大米约82%。

（4）食物蛋白质利用率：指食物蛋白质被消化吸收进入人体后被利用的程度。反映食物蛋白质利用率的指标很多，各指标均从不同方面评价食物蛋白质被机体利用的程度。常用指标：

1）生物价（biological value，BV）：指食物蛋白质被吸收后在体内潴留的氮与被吸收氮的比值，反映食物蛋白质消化吸收后在体内被利用的程度。生物价的高低与氨基酸模式有关。食物蛋白质中的必需氨基酸模式越接近于人体合成蛋白质必需氨基酸需要量模式，其被利用的效价就越高，即生物价越高，蛋白质被机体利用的程度越高。

$$\text{生物价}(\%)=\frac{\text{储留氮}}{\text{吸收氮}}\times 100\%$$

$$\text{储留氮}=\text{氮吸收量}-(\text{尿氮}-\text{尿内源氮})$$

$$\text{吸收氮}=\text{摄入氮}-(\text{粪氮}-\text{粪代谢氮})$$

2）蛋白质净利用率（net protein utilization，NPU）：指食物蛋白质被机体利用的程度，是反映食物蛋白质营养价值的综合指标。它既考虑了食物的消化吸收率，又考虑了吸收后被利用的程度。

$$\text{蛋白质净利用率}(\%)=\text{生物价}\times\text{消化率}=\frac{\text{储留氮}}{\text{食物氮}}\times 100\%$$

3）蛋白质功效比值（protein efficiency ratio，PER）：是通过动物实验来测定食物蛋白质被利用程度的方法，指在实验期内，实验动物平均每摄入1g蛋白质时所增加的体重。蛋白质功效比值越高，食物蛋白质被利用的程度越高，营养价值也越高。

$$\text{蛋白质功效比值}=\frac{\text{动物体重增加(g)}}{\text{摄入食物蛋白质(g)}}$$

4）氨基酸评分（amino acid score，AAS）：又称为蛋白质化学评分，指被测食物蛋白质的必需氨基酸组成与推荐的理想蛋白质或参考氨基酸模式进行比较，计算氨基酸分值的方法。比值最低的氨基酸为第一限制氨基酸，被测食物蛋白质的第一限制氨基酸含量与参考蛋白质中同种氨基酸含量的比值为该种食物蛋白质的氨基酸评分。氨基酸评分越高，被机体利用的程度越高，营养价值越高。

氨基酸评分计算公式：

$$\text{氨基酸评分}=\frac{\text{被测蛋白质每克氮(或蛋白质)中第一必需氨基酸含量(mg)}}{\text{理想模式或参考蛋白质中每克氮(或蛋白质)中该必需氨基酸量(mg)}}\times 100$$

2. 人体蛋白质的营养状况评价 主要指标种类很多，实际应用需结合膳食史和临床观察进行综合评价。评价蛋白质营养状况的主要指标：膳食蛋白质摄入量；人体测量指标，如身高、体重、上臂中围、胸围等；生化检测指标，如血清蛋白质、血清运铁蛋白、视黄醇结合蛋白等血液蛋白质评价指标，以及尿液指标（包括尿肌酐、尿三甲基组氨酸、尿羟脯氨酸等）。具体内容见第四章。

（1）蛋白质营养不良：正常情况下，人体内蛋白质的含量处于动态平衡状态，人体蛋白质摄入缺乏或过量都会影响人体健康。

1）蛋白质摄入缺乏：常见症状是代谢率下降，对疾病抵抗力减退，易患病；远期症状是器官的损害。蛋白质的缺乏，往往与能量的缺乏共存，即蛋白质-能量营养不良（protein-energy malnutrition，PEM）。蛋白质-能量营养不良分为两类：

以消瘦为特征的混合型蛋白质-能量缺乏：具体指蛋白质和能量摄入均严重不足的营养缺乏病，临床表现主要为体重下降、消瘦、血浆蛋白下降、免疫力下降、贫血、血红蛋白下降等。

以水肿为特征的蛋白质缺乏：具体指能量摄入基本满足，但蛋白质摄入严重不足的营养缺乏病，临床表现主要为全身水肿、虚弱、表情淡漠、生长滞缓、头发变色、头发变脆、头发易脱落、易感染等。

2）蛋白质摄入过量：会产生许多对人体有毒副作用的代谢物，进而引起营养缺乏、酸碱度失衡、尿酸蓄积，可致多种疾病（如痛风等）。过多动物蛋白的摄入会造成含硫氨基酸摄入过多，加速骨骼中钙质的丢失，易产生骨质疏松，同时会加重肾的负荷。蛋白质摄入过多，还会导致心脏病、动脉硬化，增加癌症（如直肠癌、胰腺癌、肾癌及乳腺癌）的患病风险等。

（2）氮平衡（nitrogen balance）：由于蛋白质是氮的唯一来源，所以营养学上把反映机体摄入氮和排出氮的代谢关系称为氮平衡。氮平衡常用于描述体内蛋白质的营养状况，关系式如下：

$$B=I-(U+F+S)$$

式中，B：氮平衡；I：摄入氮；U：尿氮；F：粪氮；S：皮肤等氮损失。

根据B值大小，氮平衡又分为零氮平衡（zero nitrogen balance）、正氮平衡（positive nitrogen balance）、负氮平衡（negative nitrogen balance）。

氮平衡意义：

1）零氮平衡（$B=0$）：指摄入氮等于排出氮。此时表明体内蛋白质的合成量和分解量处于动态平衡。一般营养正常的健康成人属于这种情况。

2）正氮平衡（$B>0$）：指摄入氮大于排出氮。此时表明体内蛋白质的合成量大于分解量。

3）负氮平衡（$B<0$）：指摄入氮小于排出氮。负氮平衡表明此时体内蛋白质的合成量小于分解量。慢性消耗性疾病、组织创伤和饥饿等属于这种情况。

（三）蛋白质的食物来源及参考摄入量

1. 蛋白质的食物来源 膳食中蛋白质的来源主要有动物性食物和植物性食物。

动物蛋白含量高，质量好，如肉类、乳类、蛋类、鱼类等。其中，畜禽肉蛋白质含量为10%～20%，鱼类为16%～18%，蛋类为11%～14%，是优质蛋白的重要来源。乳类（如牛乳）一般含蛋白质3.0%～3.5%，其生物价很高。

植物蛋白含量一般不如动物蛋白含量高，也不如其质量好，但仍是人体蛋白质的主要来源。谷类作为我国的主食，是膳食蛋白质的主要来源，蛋白质含量居中（约10%），但由于赖氨酸含量低，而影响生物价。豆类含有丰富的蛋白质，特别是大豆含蛋白质高达30%～40%，且必需氨基酸组成与动物蛋白相近，在体内的利用率较高，是植物蛋白的良好来源。坚果类蛋白质含量为15%～25%，营养价值优于谷类蛋白质。蔬菜和水果等食物蛋白质含量较低。

2. 膳食蛋白质参考摄入量 《中国居民膳食指南（2022）》建议一般老年人应平均摄入1.0～1.2g/(kg·d)的蛋白质，日常进行抗阻训练的老年人蛋白质的摄入量为1.2～1.5g/(kg·d)。在《中国居民膳食营养素参考摄入量（2023版）》中提出65岁以上的老年人每日膳食蛋白质RNI，男性为72g/d，女性为62g/d。膳食蛋白质或氨基酸补充剂可促进老年人蛋白质的合成，并增强身体功能。优质蛋白来源和氨基酸的补充可增强老年人对蛋白质的吸收，应要求蛋白质供给中有一半来自优质蛋白。

知识拓展

老年肌少症的蛋白质指导

食物蛋白质能促进肌肉蛋白质的合成，有助于预防老年肌少症。老年人蛋白质的推荐摄入量应维持在1.0～1.5g/(kg·d)。优质蛋白比例最好能达到50%，并均衡分配到一日三餐中。富含亮氨酸等支链氨基酸的优质蛋白，如乳清蛋白及其他动物蛋白，更有益于预防老年肌少症。良好的营养结合积极运动的生活方式有利于延缓老年肌少症。

二、脂类

脂类（lipids）是脂肪和类脂的总称，不溶于水可溶于有机溶剂。大多数脂类的化学本质是脂肪酸和醇所形成的酯类及其衍生物。脂类的元素组成主要是碳、氢、氧，有些还含有氮、磷及硫。

（一）脂类的分类

1. 脂肪 是由碳、氢、氧三种元素组成的有机化合物，由1分子的甘油和3分子的脂肪酸组成，又称为三酰甘油、甘油三酯。脂肪是人体内重要的储能和供能物质，约占人体内脂类总量的95%。

来自动物性食物的脂肪，由于碳链长、饱和程度高、熔点高，常温下呈固态，故称为脂；来自植物性食物中的脂肪，由于不饱和程度高、熔点低，常温下呈液态，故称为油。

2. 类脂 包括磷脂和固醇类等，是细胞膜、机体组织器官，尤其是神经组织的重要组成成分。磷脂主要为磷酸甘油酯和神经鞘脂，在脑、神经组织和肝中含量丰富。固醇类主要为胆固醇和植物固醇。动物内脏、蛋黄等食物中富含胆固醇。植物固醇主要来自植物油、种子、坚果等食物。

（1）磷脂（phospholipid）：指含有磷酸的脂类，具有亲水性和亲脂性的双重特性。磷脂是除甘油三酯外，在体内含量较多的脂类。磷脂按其组成结构可以分为两类：

1）磷酸甘油酯：即甘油三酯中 1 个或 2 个脂肪酸被磷酸或含磷酸的其他基团所取代的一类脂类物质，常见的有卵磷脂、脑磷脂、肌醇磷脂等。其中最重要的是卵磷脂，它是由一个磷酸胆碱基团取代甘油三酯中一个脂肪酸而形成的。

2）鞘磷脂：其分子结构中含有脂肪酰基、磷酸胆碱和神经鞘氨醇，但不含甘油，是构成生物膜的重要组分，与卵磷脂并存于细胞膜的外侧。

（2）固醇类：常见的有动物组织中的胆固醇和植物组织中的植物固醇。人体内胆固醇来源有外源性和内源性。外源性胆固醇来源于动物性食物（如脑、内脏和蛋黄等），膳食胆固醇的吸收率为 30%。内源性胆固醇来源于人体自身合成。肝和肠壁细胞是体内合成胆固醇最旺盛的组织。大脑虽然含有丰富的胆固醇，但合成能力较低，主要由血液提供。人体胆固醇合成代谢受能量、胆固醇摄入的多少、膳食脂肪摄入的种类、甲状腺素水平、雌激素类水平、胰岛素水平等影响和调节。当人体内胆固醇增多时，可负反馈抑制肝及其他组织中胆固醇合成限速酶的活性，使胆固醇的合成降低。碳水化合物和脂肪等分解产生的乙酰辅酶 A 是人体内各组织合成胆固醇的主要原料。

由于人体既可从食物中获得胆固醇，也可利用内源性胆固醇，因此一般不存在胆固醇缺乏。适量的胆固醇可以帮助修复受损的血管壁。但是，对膳食胆固醇敏感的人群、代谢障碍（如糖尿病、高脂血症、动脉粥样硬化、冠心病等）的人群，必须强调严格控制膳食胆固醇和饱和脂肪的摄入。

（二）脂肪酸的分类

脂肪酸是脂类的重要结构成分，是具有甲基端（$-CH_3$）和羧基端（—COOH）的碳氢链。大多数脂肪酸含有排列成一条直链的偶数碳原子。目前已知存在于自然界的脂肪酸有 40 余种。

1. 按照是否能在人体内合成分类 脂肪酸可分为非必需脂肪酸和必需脂肪酸。非必需脂肪酸是人体及哺乳动物能够自己合成而不必从膳食中获取的脂肪酸，如饱和脂肪酸及单烯脂肪酸。必需脂肪酸（essential fatty acid，EFA）是人体生命活动必不可少，但人体自身不能合成，必须由食物供给的多不饱和脂肪酸，主要包括 *n*-3 脂肪酸中的 α 亚麻酸和 *n*-6 脂肪酸中的亚油酸。

2. 按照饱和程度分类 脂肪酸可分为饱和脂肪酸和不饱和脂肪酸。

（1）饱和脂肪酸（saturated fatty acid，SFA）：是一类碳链中没有不饱和键的脂肪酸，是构成脂质的基本成分之一，可显著升高血清总胆固醇（total cholesterol，TC）和低密度脂蛋白胆固醇（low-density lipoprotein cholesterol，LDL-C）的水平，是导致慢性病死亡率高的重要原因。一般较多见的饱和脂肪酸有辛酸、癸酸、月桂酸、豆蔻酸、软脂酸、硬脂酸、花生酸等。有少数植物如椰子油、可可油、棕榈油等中也多含此类脂肪酸。

（2）不饱和脂肪酸（unsaturated fatty acid，USFA）：指含有 1 个或多个不饱和键的脂肪酸。根据不饱和键的数量，可分为单不饱和脂肪酸和多不饱和脂肪酸。

1）单不饱和脂肪酸（monounsaturated fatty acid，MUFA）：指含有 1 个不饱和键的脂肪酸，最常见的为油酸（oleic acid），即 *n*-9 不饱和脂肪酸。

2）多不饱和脂肪酸（polyunsaturated fatty acid，PUFA）：指含有 2 个及 2 个以上不饱和键的脂肪酸。膳食中最主要的多不饱和脂肪酸为亚油酸（linoleic acid）和 α- 亚麻酸（α-linolenic acid，α-LNA），主要存在于植物油中。

n-6 系列多不饱和脂肪酸：亚油酸和花生四烯酸（arachidonic acid，ARA）是 *n*-6 系列多不饱和脂

肪酸中重要的脂肪酸，对于哺乳动物而言是必需的。

n-3 系列多不饱和脂肪酸：α- 亚麻酸是 *n*-3 系列脂肪酸的母体。它的碳链能被延长为更长链的多不饱和脂肪酸，如二十碳五烯酸（eicosapentaenoic acid，EPA）和二十二碳六烯酸（docosahexaenoic acid，DHA）。植物油（含有亚麻酸）和鱼油（主要包含 EPA、DHA）是 *n*-3 系列多不饱和脂肪酸的主要来源。

3. 按照碳链长短分类 脂肪酸可分为长链脂肪酸、中链脂肪酸和短链脂肪酸。

（1）长链脂肪酸（long-chain fatty acid，LCFA）：是碳链长 14 个以上碳原子的脂肪酸，食物中主要以 18 碳原子脂肪酸为主，自然界中的脂肪酸几乎是含双数碳原子的脂肪酸。人体含有的各种脂肪酸大多数是长链脂肪酸。

（2）中链脂肪酸（medium-chain fatty acid，MCFA）：是碳链长 8～12 个碳原子的脂肪酸，是自然界中含量较少的脂肪酸，主要来源于母乳、牛乳及乳制品、棕榈仁油、椰子油等。中链脂肪酸可直接与甘油酯化形成甘油三酯，不需要胆汁乳化，可直接被小肠吸收，吸收后无须形成乳糜微粒，可由门静脉直接入肝，并在细胞内快速氧化产生能量。中链脂肪酸常用在运动员食品等特殊食品的生产加工，以及临床的特殊疾病（如高脂蛋白血症、急性肾衰竭、慢性肾功能不全等）的饮食治疗。中链脂肪酸进入体内后，会被氧化产生较多的酮体，因此糖尿病酮症酸中毒、肝硬化等疾病患者不宜大量使用。中链脂肪酸不可过量使用。

（3）短链脂肪酸（short-chain fatty acid，SCFA）：是碳链长小于或等于 6 个碳原子的脂肪酸，主要包括乙酸、丙酸、丁酸等。人体内短链脂肪酸主要来源于食物中膳食纤维、抗性淀粉、低聚糖和糖醇等在结肠内被肠道微生物发酵的产物。短链脂肪酸对预防和治疗溃疡性结肠炎，预防结肠肿瘤，以及对内源性胆固醇的合成有抑制作用。

4. 按照空间结构分类 脂肪酸可分为顺式脂肪酸和反式脂肪酸。脂肪酸的空间构象中，若氢原子分布在不饱和键的同侧，称为顺式脂肪酸；反之，氢原子在不饱和键的两侧，称为反式脂肪酸。天然食物中，油脂的脂肪酸结构多为顺式脂肪酸，如食用植物油。植物油经氢化处理后，双键与氧结合变成饱和键，并使其形态由液态变为固态，结构也由顺式变为反式，如氢化油脂、人造奶油、人造黄油、起酥油、植脂末中都含有一定量的反式脂肪酸。反式脂肪酸可升高 LDL-C，降低高密度脂蛋白胆固醇（high-density lipoprotein cholesterol，HDL-C）水平，从而增加冠心病的风险；摄入来源于氢化植物油的反式脂肪酸会使冠心病发病风险增加。

（三）脂肪的生理功能

1. 体内脂肪的生理功能

（1）储存和供给能量：脂肪是人体的主要储能物质，脂肪占正常成人体重的 10%～30%（男性 10%～20%，女性 20%～30%），主要存在于脂肪组织，当人体需要时，可释放能量用于代谢。脂肪在宏量营养素中产能最高，1g 脂肪在体内氧化产生 37.56kJ（9kcal）的能量。人体正常生命活动能量消耗的 20%～30% 是由脂肪提供的。

（2）构成机体组织：细胞膜中含有大量脂类，是细胞维持正常的结构和功能的重要成分。

（3）保温及润滑作用：皮下脂肪不易传热，故能防止散热，可维持体温恒定，有抵御寒冷的作用。肥胖的人由于在皮肤下及肠系膜等处储存大量脂肪，体温散发较慢，在冬天不觉得冷，但在夏天因体温不易散发而怕热。脂肪组织较为柔软，存在于器官组织间，使器官与器官间减少摩擦，保护机体免受损伤。

（4）蛋白质节约作用：脂肪在体内代谢分解的产物，可以促进碳水化合物的能量代谢，使其更有效地释放能量。充足的脂肪可保护体内蛋白质不被用来作为能源物质，而使其有效地发挥其他生理功能。脂肪的这种功能被称为蛋白质节约作用。

（5）脂肪组织内分泌功能：人体的脂肪组织具有内分泌作用。现已发现的由脂肪组织所分泌的因子有瘦素、肿瘤坏死因子 -α、白细胞介素 -6、白细胞介素 -8、雌激素、胰岛素样生长因子 -1、胰岛素样生长因子结合蛋白 3、脂联素、抵抗素等。这些脂肪组织来源的因子参与机体的代谢、免疫、生长发育等生理过程。

2. 膳食脂肪的生理功能

（1）促进脂溶性维生素的吸收：脂肪是脂溶性维生素的良好载体，可刺激胆汁分泌，协助脂溶性维生素吸收和利用。例如，动物肝脏脂肪含有丰富的维生素 A 和维生素 D，麦胚油富含维生素 E。膳食脂肪缺乏或脂肪吸收障碍时，会引起体内脂溶性维生素缺乏，造成维生素缺乏症。

（2）促进食欲及增加饱腹感：烹调时使用油脂，可增加食物的色、香、味，促进食欲。膳食中油脂多，可延长胃排空时间，增加饱腹感。

（四）类脂的生理功能

1. 维持生物膜的结构与功能 磷脂构成生物膜，如细胞膜、内质网膜、线粒体膜、核膜、神经髓鞘膜的基本骨架。磷脂上的多不饱和脂肪酸赋予膜流动性。例如，卵磷脂是细胞膜的主要结构脂，也是体内胆碱的储存形式。人红细胞膜 20%～30% 为鞘磷脂。鞘磷脂和鞘糖脂不仅是生物膜的重要组分，还参与细胞识别和信息传递。

2. 参与脑和神经组织的构成 磷脂是脑和神经组织的结构脂，约占脑组织干重的 25%；神经髓鞘干重的约 97% 也是脂类，其中约 11% 为卵磷脂、约 5% 为鞘磷脂。胆固醇作为神经纤维的重要绝缘体富含于神经髓鞘中，其生物学作用是防止神经冲动从一条神经纤维向其他神经纤维扩散，是神经冲动定向传导的结构基础。

3. 运输脂肪 磷脂与蛋白质结合形成的脂蛋白，通过血液，运输脂类至身体各组织器官利用。胆固醇与必需脂肪酸或其衍生物结合形成胆固醇酯，在体内运输代谢。如果脂类及衍生物在体内运输发生障碍，则沉积于血管壁，导致动脉粥样硬化。由此可见，磷脂能有效防止胆固醇在血管内沉积、降低血液的黏度、促进血液循环，对老年人预防心血管疾病具有一定作用。

4. 乳化剂作用 磷脂可以使体液中的脂肪悬浮在体液中，有利于其吸收、转运和代谢。在食品加工中，卵磷脂在人造奶油、蛋黄酱和巧克力生产中常作为乳化剂。

5. 合成维生素和激素的前体 胆固醇是体内合成维生素 D 及胆汁酸的前体，维生素 D 调节钙磷代谢，胆汁酸能乳化脂类使之与消化酶混合，是脂类和脂溶性维生素消化与吸收的必需条件。胆固醇在体内可以转变成多种激素，包括影响蛋白质、糖和脂类代谢的皮质醇，与水和电解质体内代谢有关的醛固酮，以及性激素睾酮和雌二醇。

（五）必需脂肪酸的生理功能

1. 构成机体组织 必需脂肪酸参与细胞膜及细胞器磷脂的合成，组成细胞组织。必需脂肪酸缺乏，可导致线粒体肿胀、细胞膜结构和功能改变、膜通透性和脆性增加。皮肤细胞膜对水通透性增加可发生鳞屑样皮炎、湿疹，红细胞渗透脆性增加，易于破裂造成溶血。

2. 合成前列腺素的前体 当缺乏亚油酸时，组织细胞形成前列腺素能力减退，影响血管扩张和收缩、神经传导、肾对水的排泄、睡眠和疼痛的调节，减少血栓形成和血小板聚集。必需脂肪酸在调节细胞间生理学作用中起重要作用，如调节血压、血脂、血栓的形成，调节机体对伤害、感染的免疫反应等。

3. 参与胆固醇代谢 体内胆固醇与必需脂肪酸结合才能进行正常代谢。当必需脂肪酸缺乏时，体内胆固醇转运障碍，不能进行正常代谢，在体内沉积而导致疾病，如动脉粥样硬化、脂肪肝等。但过多摄入多不饱和脂肪酸，也可使体内有害的氧化物、过氧化物、能量等增加，对机体产生多种慢性危害。

体内约 70% 的胆固醇与脂肪酸酯化成酯，胆固醇与亚油酸形成亚油酸胆固醇酯，然后被转运和代谢。高密度脂蛋白可将胆固醇运往肝而被代谢分解。二十碳五烯酸具有降低胆固醇和甘油三酯的作用，可降低血液黏度，预防动脉粥样硬化等心血管疾病。长期全胃肠外营养、慢性肠道疾病患者由于必需脂肪酸的缺乏会引起生长迟缓、生殖障碍、皮肤损伤（如出现皮疹），以及肾、肝、神经和视觉疾病。二十二碳六烯酸是视网膜光受体中最丰富的多不饱和脂肪酸，是维持视紫红质正常功能所必需的；还具有促大脑发育的作用。*n*-3 系列脂肪酸在冠心病、高血压、关节炎、肿瘤、其他炎症性和自身免疫病防治中具有一定生物活性。

4. 其他作用 必需脂肪酸对 X 射线引起的皮肤损害有保护作用，缺乏时皮肤易发生放射线照射性损伤。

（六）脂类营养价值评价

1. 膳食脂类营养价值评价

（1）脂肪的消化率：与其熔点密切相关。熔点低于体温的脂肪消化率可高达 97%～98%；高于体温的脂肪消化率约 90%。熔点高于 50℃的脂肪较难消化，多见于动物脂肪。含不饱和脂肪酸和短链脂肪酸越多的脂肪，熔点越低，越容易消化，多见于植物脂肪。一般植物脂肪的消化率要高于动物脂肪。

（2）脂溶性维生素含量：植物油中富含维生素 E，特别是谷类种子的胚芽油（如麦胚油）维生素 E 的含量非常丰富。动物皮下脂肪几乎不含维生素；而器官脂肪，如肝脂肪中含有丰富的维生素 A、维生素 D，某些海产鱼肝脂肪中维生素 A、维生素 D 中含量更高。脂溶性维生素含量高的脂类其营养价值也高。

2. 人体脂类营养价值评价

（1）人体测量：包括体重指数、腰臀比、体脂含量等。

（2）血液中必需脂肪酸水平：测定血液中二十碳三烯酸和花生四烯酸，以二者比值来判断必需脂肪酸是否缺乏。血液中脂肪酸的测定方法，可采用气相色谱分析法检测。

（3）血脂的测定：通常包括血清总胆固醇、甘油三酯、LDL-C 和 HDL-C。

（4）红细胞膜磷脂脂肪酸的构成：随着对长链多不饱和脂肪酸认识的深入，红细胞膜磷脂脂肪酸的构成，被认为是评价体内 *n*-6 和 *n*-3 系列多不饱和脂肪酸营养状况的生物标志，可用气相法测定红细胞膜磷脂脂肪酸。

（七）老年人脂类缺乏与过量

1. 老年人脂类缺乏 老年人体内脂肪若长期供给不足，会发生营养不良和各种脂溶性维生素缺乏症，特别是危及皮肤健康的维生素 A 缺乏症。脂肪长期摄入不足会导致必需脂肪酸缺乏，从而导致皮肤角化不全、皮肤损伤（如出现皮炎、湿疹、脱屑、伤口愈合障碍等）、对疾病抵抗力减弱、心肌收缩力降低，以及中枢神经系统功能异常、眼及视网膜病变、肾疾病、肝疾病等多种疾病。*n*-3 系列多不饱和脂肪酸缺乏会导致血脂水平异常、慢性炎症反应，增加心血管疾病、糖尿病、癌症等疾病的发病风险。

2. 老年人脂类过量 脂肪摄入过高，尤其饱和脂肪酸摄入过高，是导致血胆固醇、甘油三酯和 LDL-C 升高的主要原因，会导致动脉粥样硬化，增加冠心病的患病风险。

（八）脂类的食物来源及参考摄入量

1. 脂类的食物来源 膳食脂类主要来源于各种食用油脂。其他脂肪含量丰富的食物为动物性食物和坚果类。

各种植物油类含有比较丰富的必需脂肪酸。橄榄油中含有非常丰富的单不饱和脂肪酸。玉米油、米糠油中油酸的含量占脂肪总含量的 50% 以上。花生油中亚油酸含量约占脂肪总含量的 38%。坚果类是必需脂肪酸的重要来源，如核桃仁、花生仁中亚油酸含量均达到 38%，核桃仁的亚麻酸含量达到 12%。

动物性食物如畜肉、禽肉、鱼类、动物内脏、乳类、蛋类及其相关制品中均含有脂肪，多为饱和脂酸。蛋类脂肪大部分存在于蛋黄中，以单不饱和脂肪酸为多。*n*-3 系列脂肪酸多由寒冷地区的水生植物合成，以这些植物为食的海洋鱼类中含有丰富的 *n*-3 脂酸，如鲑鱼、鲱鱼和鳕鱼等。食物中含有的磷脂主要是卵磷脂和脑磷脂。磷脂主要来源于蛋黄、瘦肉，以及动物的脑、肝和肾中。机体自身也能合成需要的磷脂。胆固醇主要来源于动物性食物，尤其是脑组织中含量丰富，蛋类、鱼子中含量也较高；但鱼肉和乳类中含量较低。部分食物的脂肪含量见表1-4。

表1-4　部分食物的脂肪含量　　单位：g/100g

食物名称	脂肪含量	食物名称	脂肪含量
猪肉（肥）	88.6	鸡腿	7.2
猪肉（瘦）	6.2	鸭	19.7
猪肉（后臀尖）	30.8	草鱼	5.2
猪肉（后肘）	28.0	带鱼（切段）	4.2
猪肉（里脊）	7.9	黄鱼（大黄花鱼）	2.5
猪蹄	18.8	海鳗	5.0
猪肝	4.7	鲤鱼	4.1
猪大肠	18.7	鸡蛋	8.6
牛肉（后腿）	2.0	鸡蛋黄	28.2
羊肉（后腿）	3.2	鸭蛋	13.0
鹌鹑	3.1	核桃（干）	58.8
鸡	6.7	花生（炒）	48.0
鸡翅	11.5	葵花籽（炒）	52.8

2. 膳食脂类参考摄入量　中国营养学会推荐我国老年人*n*-6 PUFA的AI为4%E（%E指占总能量的百分比），AMDR为2.5%E～9%E。*n*-3 EPA+DHA的AMDR定为0.25～2g/d。不设定我国老年人MUFA的AMDR，仅提出原则，即在控制总脂肪供能<30%，SFA在<10%E或<8%E，满足*n*-6 PUFA、*n*-3 PUFA适宜摄入量前提下，其余膳食脂肪供能由MUFA提供。建议反式脂肪酸的UL<1%E。老年人脂肪摄入量一般应控制在体重1g/(kg·d)以下，2016年中国营养学会取消了胆固醇的上限，但有慢性病的老年人还是应适当控制在300mg以下。必需脂肪酸的摄入量每日应不少于总能量的3%。

老年人新陈代谢减缓，体脂成分增加。但由于进食能力降低，消化吸收减缓，老年人营养不良的风险也在增加。

三、碳水化合物

碳水化合物（carbohydrate）是由碳、氢和氧三种元素组成的有机化合物，因分子式$C_n(H_2O)_m$中氢和氧的比例恰好与水相同为2∶1而得名。碳水化合物是最早被发现的营养素之一，广泛存在于动植物中，包括构成生命结构的骨架物质如膳食纤维、果胶、糖胺聚糖和壳多糖，以及为能量代谢提供原料的物质如淀粉、糊精和糖原等。碳水化合物是人类膳食能量的主要来源，有重要作用。

（一）碳水化合物的分类

根据碳水化合物的聚合度，膳食中主要碳水化合物可分为糖、寡糖和多糖三类，见表1-5。

1. 糖　包括单糖、双糖和糖醇。

（1）单糖（monosaccharide）：是不能被水解的最简单的碳水化合物，结构上由3～7个碳原子构成。食物中主要的单糖有葡萄糖、半乳糖、果糖。单糖是体内糖的运输和利用形式。食物中各种糖类都必须水解成单糖才能被机体吸收利用。

表 1-5 碳水化合物的分类和组成

分类(含单糖分子数)	亚组	组成
糖(1～2 个单糖)	单糖	葡萄糖、半乳糖、果糖
	双糖	蔗糖、乳糖、麦芽糖
	糖醇	山梨醇、甘露醇、木糖醇
寡糖(3～9 个单糖)	异麦芽低聚寡糖	麦芽糊精
	其他寡糖	棉子糖、水苏糖、低聚果糖
多糖(≥10 个单糖)	淀粉	直链淀粉、直链淀粉、变性淀粉
	非淀粉多糖	纤维素/半纤维素、果胶、亲水胶质物

1）葡萄糖是一类具有右旋性和还原性的醛糖，在人体禁食情况下，是体内唯一的游离存在的单糖，葡萄糖是细胞用来产生能量的主要碳水化合物，是大脑主要的能量来源。

2）半乳糖由乳糖分解而来，是白色结晶，具有甜味，在人体内转变成肝糖后被利用。

3）果糖是无色结晶，与葡萄糖是同分异构体。大多数果糖与葡萄糖同时存在于植物中，尤其是菊科植物如洋蓟和菊苣中；除此，蜂蜜中也含有大量果糖。果糖易于被动物吸收。在糖类中，果糖最甜，其甜度是蔗糖的 1.2～1.5 倍。食物中的果糖在人体内转变为肝糖，然后再分解为葡萄糖。

（2）双糖（disaccharide）：是由两个单糖分子缩合失去一分子水形成的化合物。双糖不能直接被人体所吸收，必须经过酸或酶的水解作用生成单糖后方能被人体所吸收。天然食物中主要的双糖有蔗糖、麦芽糖、乳糖、海藻糖。

1）蔗糖：由一分子葡萄糖和一分子果糖失去一分子水缩合而成，无还原性，广泛存在于植物的叶、花、根、茎、种子、果实中，甘蔗、甜菜中含量最多。

2）麦芽糖：主要来自淀粉水解，由两分子葡萄糖构成，无还原性，食用的麦芽糖主要由淀粉经酶的作用分解生成。

3）乳糖：是仅存在于乳制品中的双糖，由葡萄糖和 β- 半乳糖结合，有还原性。乳糖不耐受指由于缺乏乳糖酶，乳类（如牛乳、羊乳等）中的乳糖不能充分被分解，部分乳糖可从小肠直接进入大肠。在肠道内，乳糖经细菌分解而引起发酵、水解，从而出现腹胀、肠鸣、腹泻等代谢紊乱症状。每个人的乳糖不耐受程度是不同的。乳糖不耐受者应尽量避免空腹喝牛乳，可以在喝牛乳前先吃一点饼干、面包等食物；不要一次性喝下大量的牛乳，每次饮用量不宜超过 100ml。

（3）糖醇：是糖的衍生物，是单糖还原后的产物，广泛存在于生物界特别是在植物中。因为糖醇的代谢不需要胰岛素，所以常用于糖尿病患者膳食。根据糖苷键的不同，糖醇有不同的名称。目前已知的几种重要的功能性低聚糖有低聚果糖、异麦芽低聚糖、低聚木糖及大豆低聚糖等，一些低聚糖存在于水果和蔬菜中，多数低聚糖不能或只能部分被吸收，能被结肠益生菌利用，产生短链脂肪酸，具有改善肠道功能、增强机体免疫力、预防龋齿、生成并改善营养素吸收的作用。

2. 寡糖 又称为低聚糖，是由 3～9 个单糖分子通过糖苷键构成的聚合物。某些寡糖如低聚果糖，可以刺激肠道中有益菌群的生长繁殖，抑制有害菌的生长，对人体有益，被称为益生元（prebiotics）。

3. 多糖（polysaccharide） 含有 10 个或 10 个以上单糖分子，是通过 1，4- 糖苷键或 1，6- 糖苷键相连而成的聚合物。多糖分为可利用的多糖（包括淀粉、糖原、菊粉等），以及不可利用的多糖（如结构多糖，包括纤维素、半纤维素、木质素、果胶等非淀粉多糖）。多糖的性质与单糖和低聚糖不同，一般不溶于水，无甜味，不形成结晶，无还原性；在酶或酸的作用下，可水解成单糖残基数不等的片段，最后成为单糖。

主要的多糖有糖原、淀粉、纤维素，均由葡萄糖分子构成。临床主要运用的多糖有植物多糖，如香菇多糖、枸杞多糖、黄芪多糖、灵芝多糖等，有调节免疫、抑制肿瘤、降低血糖、延缓衰老、抗疲劳、抗辐射、抗菌、抗病毒及保肝等作用，对老年人防病治病起重要作用。

（二）碳水化合物的生理功能

1. 提供能量 糖类是人体最主要、最经济的供能营养素，在体内被消化吸收后，可迅速为机体氧化供能。1g 糖类在体内氧化可产生 16.81kJ（4kcal）的能量。

2. 构成人体组织及生理活性物质 碳水化合物是构成机体组织的重要物质，并参与细胞的组成和多种活动。每个细胞都有碳水化合物，其含量为 2%～10%，主要以糖脂、糖蛋白和蛋白多糖的形式存在，分布在细胞膜、细胞器膜、细胞质及细胞间质中。核糖和脱氧核糖参与构成遗传物质。另外，糖蛋白也是抗体、酶及激素的构成成分。

3. 蛋白质节约作用 当碳水化合物摄入不足时，蛋白质会有一部分通过糖异生转变成葡萄糖供能。摄入充足的碳水化合物能预防体内或膳食蛋白质的消耗，不需要动用蛋白质供能，称为碳水化合物的蛋白质节约作用（protein sparing action）或节氮作用。

4. 抗生酮作用 脂肪在体内代谢也需要碳水化合物参与，因为脂肪代谢所产生的乙酰基需要与草酰乙酸结合进入三羧酸循环，才能最终被彻底氧化。草酰乙酸是葡萄糖在体内氧化的中间产物，如果膳食中碳水化合物供应不足，体内的草酰乙酸相应减少，脂肪酸不能被完全氧化而产生大量的酮体，酮体不能及时被氧化而在体内蓄积，会导致酮血症和酮尿症。膳食中充足的碳水化合物可避免脂肪不完全氧化而产生过量的酮体，这一作用称为碳水化合物的抗生酮作用。

5. 维持神经系统正常功能 正常生理情况下，中枢神经系统主要依赖糖类供能。葡萄糖是脑细胞唯一可以利用的能量形式，缺乏糖类会影响脑细胞的代谢。

6. 保肝解毒作用 经糖醛酸途径生成的葡糖醛酸，是体内一种重要的结合解毒剂，在肝中能与许多有害物质如细菌毒素、酒精、砷等结合，以消除或减轻这些物质的毒性或生物活性，从而起到解毒作用。当肝糖原不足时，肝对有害物质（如酒精和砷等）的解毒作用会明显下降，因此碳水化合物具有一定的保肝解毒的作用，其解毒作用的大小和肝糖原的数量有明显关系。

7. 调节血糖作用 食物对于血糖的调节作用主要在于食物消化吸收率和利用率。碳水化合物的含量、类型和摄入总量是影响血糖的主要因素。不同类型的碳水化合物，即使摄入的总量相同，也会产生不同的血糖反应。食物中消化快的淀粉、糖等成分，可以很快在小肠吸收并升高血糖水平；而一些抗性淀粉、寡糖或其他形式的膳食纤维，则不能显著升高血糖，而是一个持续缓慢释放过程。这是因为抗性淀粉只有进入结肠，经细菌发酵后才能吸收，对血糖的应答影响缓慢而平稳。因此在糖尿病患者膳食中，合理使用碳水化合物的种类及数量是关键。

（三）血糖指数与血糖负荷

1. 血糖指数（glycemic index，GI） 指某种食物升高血糖效应与标准食物（通常为葡萄糖）升高血糖效应之比，是反映食物引起人体血糖升高程度的指标，是人体进食后机体血糖生成的应答状况。血糖指数反映食物被消化吸收后升高血糖的程度，血糖指数高的食物或膳食，进入胃肠后消化快、吸收率高，葡萄糖迅速进入血液，进入血液后峰值高，血糖升高较快。血糖指数低的食物或膳食，在胃肠内停留时间长，释放缓慢，葡萄糖进入血液后峰值低，下降速度慢。

$$\text{血糖指数}=\frac{\text{某食物在食后 2h 血糖曲线下面积}}{\text{相当含量葡萄糖在食后 2h 血糖曲线下面积}}\times 100\%$$

一般血糖指数>70 为高血糖指数食物，55～70 为中血糖指数食物，<55 为低血糖指数食物；详见附录 2。

食物血糖指数可作为糖尿病患者选择碳水化合物食物的参考依据，也可广泛用于高血压等慢性病患者与肥胖者的膳食管理、运动员膳食管理、居民营养教育等。

2. 血糖负荷（glycemic load，GL） 指某种食物的血糖指数与其含糖量的乘积。反映食物本身的特性及其葡萄糖含量对血糖的影响。了解某些食品的血糖负荷 GL 值对预防 2 型糖尿病具有一定的指导意义。在摄入高血糖负荷食物时，会导致血糖水平急剧提高。在频繁和持续升高的情况下，发展成2型糖尿病的风险会增加。对于已经诊断为糖尿病的患者而言，血糖负荷也是一种选择适当食物避免血糖水平升高的常用工具。计算公式：

$$血糖负荷=摄入食品中碳水化合物的重量\times食物的血糖指数$$

一般认为血糖负荷<10为低血糖负荷食物，11～19为中血糖负荷食物，GL>20为高血糖负荷食物，提示食用相应重量的食物对血糖的影响不同。血糖负荷与血糖指数结合使用，可反映特定食品的一般摄入量中所含可消化碳水化合物的数量和质量，因此更接近实际。

例如，一份包含5.5%碳水化合物的西瓜血糖指数是72，血糖负荷则为72×5.5/100=3.96；一份含76%碳水化合物的苏打饼干的血糖指数是72，血糖负荷则为72×76/100=54.72。

（四）老年人碳水化合物缺乏与过量

1. 老年人碳水化合物缺乏 在饥饿、禁食或某些病理状态下容易导致老年人碳水化合物缺乏，当细胞中的碳水化合物储备（如糖原）耗竭时，为了维持血糖浓度的稳定和满足脑部的供能，体内的糖异生反应激活，脂肪动员加强，大量脂肪酸经过β-氧化提供能量的同时，易不完全氧化，产生酮体，过量酮体在体内堆积，导致酮症酸中毒。如果老年人碳水化合物长期摄入不足，身体为维持正常的生理活动，只能将从膳食中吸收的为数不多的蛋白质转化为能量，从而引起蛋白质缺乏，特别是必需氨基酸的缺乏。由于能量及蛋白质不足，老年人容易出现体重减轻、容易疲劳、抵抗力和耐力降低、肌肉衰减等情况。

2. 老年人碳水化合物过量 碳水化合物的摄入量对血脂、LDL-C浓度有明显影响。过量的碳水化合物摄入可引起机体碳水化合物氧化率增加。

老年人长期摄入高碳水化合物会导致能量摄入过多，多余的能量会转化成脂肪，从而引起动脉硬化、肥胖症、高血压病等疾病。碳水化合物可以快速升高血糖，若碳水化合物摄入过多，会导致血糖升高，长此以往会增加老年人糖尿病的发生风险。碳水化合物中含有大量的膳食纤维，这种物质不易被老年人消化和吸收，若碳水化合物摄入过多，会导致老年人胃肠道负担加重，从而引起消化不良，出现腹胀、腹痛等不适症状。同时如果长期碳水化合物摄入过多，会导致老年人对其他营养物质的摄入减少，从而导致营养不良。

（五）碳水化合物的食物来源及参考摄入量

1. 食物来源 碳水化合物主要来源为淀粉。富含碳水化合物的食物主要有面粉、大米、玉米、马铃薯、红薯等。粮谷类一般含碳水化合物60%～80%，薯类含量为15%～29%，豆类为40%～60%。单糖和双糖的来源主要是白糖、糖果、甜食、糕点、水果、含糖饮料和蜂蜜等。

由于老年人激素分泌减少，器官功能减退，胰岛素分泌量减少且对血糖的调节能力弱，容易出现血糖升高。因此，在碳水化合物的摄入中，应该适量减少糖、甜食等含糖量高的食品，多吃新鲜蔬菜和水果，选用粗粮而不是精加工过的大米等，将会更有利于老年人对营养素的吸收利用。

2. 膳食碳水化合物参考摄入量 中国营养学会推荐老年人添加简单糖提供的能量不超过总能量的10%，最好不超过总能量的5%。控制添加糖的摄入量，不超过50g/d，最好控制在25g/d以下。碳水化合物的摄入量一般应占总能量的50%～65%。

（刘丹丹）

第三节 微量营养素

案 例

王爷爷，65岁，因眼睛不适就诊。医生经检查发现，王爷爷暗适应试验异常，中心视野生理盲点面积扩大，角膜上皮细胞学检查见角质上皮细胞，血清维生素A水平低于1.5μmol/L（正常1.5～

3.0μmol/L)。医生结合患者膳食习惯和既往病史，诊断其为维生素A缺乏症，并建议在日常膳食中注意补充。

请问：

1. 维生素A缺乏症的主要表现有哪些？
2. 王爷爷可以通过摄入哪些食物补充维生素A？

微量营养素包括无机盐和维生素。无机盐分为常量元素和微量元素。维生素分为脂溶性维生素和水溶性维生素。

一、维生素

维生素(vitamin)是维持机体生命活动所必需的一类低分子有机化合物。通常以其本体形式或以能被机体利用的前体形式存在于天然食物中，在机体内不能合成或合成量不足，也不能大量储存，必须经由食物提供；既不是构成组织的原料，也不提供能量，且需求量较小，常以辅酶或辅基形式参与酶的功能，在有机物质和能量代谢中发挥着重要作用。

在营养缺乏中，缺乏维生素较为多见。常见原因：①摄入不足。食物短缺，食物选择不当，食物运输、加工、烹调、储藏不当导致维生素丢失或破坏等。②吸收利用降低。例如，老龄化、消化道疾病、药物拮抗作用、饮食中存在抗维生素物质等会影响维生素的吸收利用率。③需要量相对增加。例如，特殊生活或工作环境的人群、疾病恢复期患者等对维生素的需要量相对增加。

目前所发现的维生素化学结构不同、功能各异。维生素通常根据其溶解性的不同，可分为脂溶性维生素和水溶性维生素两大类。

脂溶性维生素(lipid-soluble vitamin)指不溶于水而溶于脂肪或有机溶剂(如石油醚、乙醚、氯仿等)的维生素，包括维生素A、维生素D、维生素E、维生素K。它们在食物中常与脂类共存，其吸收与肠道中的脂类密切相关，易储存在肝脏和脂肪组织中，摄取过多时易在体内蓄积而导致毒性作用。如长期摄入大剂量维生素A和维生素D，易出现中毒症状；若摄入过少，可缓慢地出现缺乏症状。

水溶性维生素(water-soluble vitamin)指可溶于水的维生素，包括维生素B族(如维生素B_1、维生素B_2、烟酸、维生素B_6、叶酸、维生素B_{12}、泛酸、生物素等)和维生素C。水溶性维生素在体内没有非功能性的单纯储存形式，当机体需要量饱和后，多摄入的维生素从尿液中排出，几乎无毒；反之，若组织中水溶性维生素缺乏时，则摄入的维生素将大量被组织摄取利用，故从尿液中排出量减少，因此可利用尿负荷试验对水溶性维生素的营养水平进行鉴定。

(一)脂溶性维生素

1. 维生素A(vitamin A) 是第一个被发现的维生素，是含有视黄醇结构并具有生物活性的一大类化合物的总称，包括维生素A、维生素A原及其代谢产物。维生素A在机体中的活性形式有视黄醛、视黄醇、视黄酸，计量单位多用视黄醇活性当量(retinol activity equivalents，RAE)表示。

植物中通常不含维生素A，某些深色(如黄、橙、红色和深绿色)植物中含有类胡萝卜素，其中小部分可以在小肠和肝细胞内转变成视黄醇和视黄醛，被称为维生素A原。维生素A原中最具活性的是β-胡萝卜素，但在人体中的吸收利用率仅为维生素A的1/6。

大多数天然的维生素A不溶于水而易溶于脂肪或有机溶剂，易被氧气、酶、氧化剂等氧化，光照、金属元素(如铜、铁、锰等)和过氧化物可加速其氧化，当食物中存在磷脂、维生素E、维生素C和其他抗氧化剂时可减缓其氧化速率。维生素A对酸、碱、热较稳定，一般烹调加工不易破坏。

(1)维生素A的生理功能

1)维持正常的视觉功能：视黄醛与视网膜上的感光物质视紫红质的合成与再生有关，有维持弱光下视力的作用。若维生素A充足时，人体的暗适应恢复时间短；反之则暗适应恢复慢，严重时可产生夜盲症。类胡萝卜素中的叶黄素和玉米黄素存在于视网膜黄斑部位，有避免光损伤的作用，可预防老年性黄斑变性和白内障的发生。

2）维护上皮组织细胞：维生素 A 可稳定上皮细胞的细胞膜，维持其形态完整和功能健全。当维生素 A 充足时，皮肤和机体保护层（如肺、肠道、阴道、泌尿道、膀胱上皮层等）才能维持正常的抗感染和抵御外来侵袭的天然屏障作用；反之则可导致糖蛋白合成异常，上皮基底层增生变厚，表层角化、干燥等，削弱机体屏障作用，易于感染，以眼睛、皮肤、呼吸道等最为显著，可导致眼干燥症，甚至失明，故维生素 A 又称为抗眼干燥症因子。

3）维持细胞的生长与分化：维生素 A 及其代谢产物在细胞生长、分化、增殖及凋亡过程中起着十分重要的调节作用，通过参与体内 DNA 的转录和蛋白质的表达，调节机体多种组织细胞的生长和分化，包括神经系统、心血管系统、眼睛、骨骼和上皮组织等。

4）维持和增强免疫功能：维生素 A 被称为抗感染维生素，可以通过调节细胞和体液免疫而提升免疫功能，该作用可能与增强巨噬细胞和自然杀伤细胞的活力以及改变淋巴细胞的生长或分化有关。

5）其他：类胡萝卜素能捕捉自由基、猝灭单线态氧，对机体起抗氧化的功能，对于防止脂质过氧化、预防心血管疾病和肿瘤等都具有积极的意义。另外，维生素 A 可能通过其解毒、抗氧化以及调节细胞的分化、增殖、凋亡等起着抑制肿瘤的作用。

（2）维生素 A 缺乏与过量

1）维生素 A 缺乏症：维生素 A 的吸收和代谢受到很多因素的影响，如膳食摄入不足、特殊人群机体需要量增加、疾病引起的吸收利用障碍和 / 或代谢障碍、其他营养素或药物的干扰。维生素 A 缺乏症最早的症状是暗适应能力下降，进一步发展为夜盲症，严重者可致眼干燥症，甚至失明，老年人易出现老年性黄斑变性和白内障；还会引起机体不同组织上皮干燥、增生及角化，出现皮脂腺及汗腺角质化，导致皮肤干燥、毛囊角质化过度、囊丘疹与毛发脱落等症状，食欲降低，易感染，特别是老年人容易引起呼吸道炎症，严重时可引起死亡；可引起血红蛋白合成代谢障碍，免疫功能低下。

2）维生素 A 摄入过量：可引起急性毒性、慢性毒性及致畸毒性。急性毒性产生于一次或多次连续摄入大剂量的维生素 A（成人使用剂量 > RNI 约 100 倍），症状体现为恶心、呕吐、头痛、眩晕、视物模糊、肌肉失调、嗜睡、厌食、少动、反复呕吐，甚至死亡。慢性毒性（成人使用剂量 ≥ RNI 10 倍）较常见症状是头痛、食欲降低、脱发、肝大、长骨末端外周部分疼痛、肌肉疼痛和僵硬、皮肤干燥瘙痒、复视、出血、呕吐和昏迷等；过量的维生素 A 还可引起细胞膜的不稳定和某些基因表达改变。

大剂量的类胡萝卜素摄入可导致高胡萝卜素血症，出现类似黄疸的皮肤症状，但停止食用类胡萝卜素后，症状会慢慢消失。日常膳食摄入量一般不会引起维生素 A 或类胡萝卜素中毒。

（3）营养状况评价：维生素 A 营养状况可分为五类，即缺乏、较少（边缘状态）、充足、过多和中毒。其营养状况应根据生化指标、临床表现，结合生理情况、膳食摄入情况综合予以判定。维生素 A 常用的营养状况评价方法：

1）血清维生素 A 水平：成人血清维生素 A 的正常含量范围为 1.5～3.0μmol/L。根据 WHO 建议标准：成人血清维生素 A 水平 < 0.35μmol/L，可判断为维生素 A 缺乏症；0.35μmol/L ≤ 血清维生素 A 水平 < 0.70μmol/L，可判断为维生素 A 边缘性缺乏。

2）相对剂量反应（relative dose response test，RDR）试验：是一种间接估计肝维生素 A 储备相对充足程度的方法；根据 WHO 建议标准，RDR（%）≥ 20%，可判断为维生素 A 缺乏症。

3）其他方法：视觉暗适应功能测定、血浆视黄醇结合蛋白、稳定同位素测定、眼结膜印迹细胞学法、眼部症状检查（WHO 将维生素 A 缺乏症引起的眼干燥症予以分级，其中角膜干燥、溃疡、角化定为诊断维生素 A 缺乏症有效的体征）。

（4）食物来源及参考摄入量：维生素 A 在动物性食物如动物肝脏、蛋类、乳类中含量丰富。植物性食物可提供类胡萝卜素。维生素 A 在深色蔬菜中含量较高，如西蓝花、胡萝卜、菠菜、苋菜等；水果，如芒果、橘子和枇杷中类胡萝卜素含量较为丰富。除膳食来源之外，也可以在医生的指导下使用维生素 A 营养素补充剂。

在《中国居民膳食营养素参考摄入量(2023版)》中，针对65岁以上人群的维生素A RNI，男性为730μgRAE/d，女性为640μgRAE/d；75岁以上人群的维生素A RNI，男性为710μgRAE/d，女性为600μgRAE/d；UL为3 000μgRAE/d。

2. 维生素D(vitamin D) 指含环戊氢烯菲环结构并具有钙化醇生物活性的一大类物质，以维生素D_2(麦角钙化醇)和维生素D_3(胆钙化醇)最为常见，因其具有抗佝偻病的作用，故又被称为抗佝偻病维生素。维生素D_2是由酵母菌或麦角中的维生素D原(麦角固醇)经日光或紫外线照射形成的产物，能够被人体吸收，但其活性仅为维生素D_3的1/3。维生素D_3由皮肤表皮和真皮内的维生素D原(7-脱氢胆固醇)经紫外线照射转变而来，因此健康成人通过经常接触阳光，在普通膳食条件下产生的维生素D_3即可满足机体需要。

(1) 维生素D的生理功能

1) 促进肠道对钙磷的吸收：维生素D作用的最原始点是肠细胞的刷状缘表面，使钙在肠腔中进入细胞内，有助于钙通过肠黏膜。维生素D也能激发肠道对磷的转运和吸收，起着调节体内钙、磷代谢的作用。

2) 促进骨组织的钙化：维生素D与甲状旁腺激素协同，能使破骨细胞前体转变为成熟的破骨细胞，促进骨质吸收，使原来骨中的钙盐溶解，钙磷转运至血液，以提高血钙和血磷的浓度，同时还能刺激成骨细胞，促进骨样组织成熟和骨盐沉着。

3) 促进肾小管对钙磷的重吸收：1，25-二羟维生素D_3[1，25-$(OH)_2D_3$]对肾有直接作用，可通过促进肾脏对钙、磷的重吸收，减少钙磷的流失，保持血浆中钙磷的浓度。

4) 增加肌肉力量和功能：维生素D通过与骨骼肌细胞表面特异性的受体结合，促进肌纤维合成；使肌质网内钙储存量增加，从而促进肌肉收缩功能。因此，老年人维持正常的维生素D水平有助于预防肌少症。

5) 其他：通过维生素D内分泌系统调节血钙平衡；维生素D具有激素的功能，可参与机体多种功能的调节，如调节生长发育、细胞分化、免疫、炎症反应等，有助于降低心血管疾病、糖尿病等慢性疾病的发生率。

(2) 缺乏与过量

1) 维生素D缺乏的原因有阳光照射不足、维生素D及钙磷的摄入不足与吸收障碍、肝肾疾病或药物等。常见症状有骨痛、肌无力和骨压痛，患者步态呈现肌病步态(俗称鸭步)，重度者脊柱压迫性弯曲，身材变矮，骨盆变形，出现自发性、多发性或假性骨折。老年人通过日照从皮肤合成维生素D的能力下降约40%，加上肝肾功能下降，对维生素D的强化作用减弱，易导致维生素D的缺乏症，如骨质软化、骨质疏松等，而骨质疏松症及其引起的骨折是威胁老年人健康的主要疾病之一。此外，血清维生素D水平降低还与肌肉质量减少、握力下降、体力活动受限以及衰弱等有关。

治疗维生素D缺乏可采取增加户外活动、选用维生素D含量丰富的食品、在医生的指导下补充维生素D制剂等方法。

2) 长期大量摄入维生素D制剂可引起中毒。临床表现为食欲减退，烦躁，精神不振，多有低热，恶心呕吐，烦渴尿频。长期慢性中毒可致骨骼及非钙化组织如肾脏、血管和皮肤出现钙化，严重者可致死。日常膳食摄入量一般不会引起维生素D中毒。治疗应首先停用维生素D制剂及钙剂，同时避免晒太阳；采用低钙饮食、重症者加服利尿剂加速钙的排出、口服肾上腺皮质激素以减弱维生素D的作用。

(3) 营养状况评价：1，25-$(OH)_2D_3$是维生素D在血液中的主要存在形式，且在血液中受机体调节影响较小，因而作为首选评价机体维生素D状况的指标。通常认为血液中1，25-$(OH)_2D_3$ 21～29ng/ml为不足，≥30ng/ml为充足；正常值上限为100ng/ml，当>150ng/ml时可发生中毒；<10ng/ml，为严重缺乏；<20ng/ml，为缺乏。此外，血清钙磷乘积、血清碱性磷酸酶活性的指标也可用于鉴定体内维生素D水平。

（4）食物来源及参考摄入量：维生素 D 主要存在于深海鱼类、肝脏、蛋黄等动物性食物及鱼肝油制剂中。我国不少地区食用维生素 D 强化牛乳，使维生素 D 缺乏症得到了有效的控制，因此营养强化食品也是重要的食物来源。

在《中国居民膳食营养素参考摄入量（2023 版）》中，针对 65 岁以上人群的维生素 D RNI 为 15μg/d，UL 为 50μg/d。

3. 维生素 E（vitamin E） 指含苯并二氢吡喃结构且具有 α- 生育酚生物活性的一类物质。它包括生育酚和生育三烯酚两大类，其构型均为 α、β、γ 和 δ，其中 α- 生育酚生物活性最高。α- 生育酚是黄色油状液体，溶于脂肪和有机溶剂，对酸、热稳定，对碱不稳定，对氧极为敏感，油脂酸败会加速维生素 E 的破坏。食物中维生素 E 在一般烹调时损失不大，但高温油炸会使其活性明显降低。

（1）生理功能

1）抗氧化作用：人体组织氧化反应可产生自由基，自由基与细胞膜上的多不饱和脂肪酸反应生成脂质过氧化物，主要有丙二醛、脂褐素。脂褐素如大量堆积在皮肤细胞中，可形成老年斑；如沉积于脑、脊髓神经细胞则可引起神经功能障碍。维生素 E 是氧自由基的清除剂，可与其他抗氧化物质（如维生素 C、类胡萝卜素、硒、谷胱甘肽等）、抗氧化酶（如超氧化物歧化酶、谷胱甘肽过氧化物酶、过氧化氢酶等）一起保护生物膜及其他蛋白质免受自由基攻击，从而减少老年人体内的氧化应激损伤。维生素 E 充足摄入还可改善皮肤弹性。

2）调节血小板的黏附力和聚集作用：维生素 E 缺乏时血小板聚集和凝血作用增强，可增加心肌梗死、脑卒中的危险性。这是因为维生素 E 可抑制磷脂酶 A_2 的活性，减少血小板血栓素 A_2 的释放，从而抑制血小板的聚集。

3）其他：维持正常免疫功能；与动物的生殖功能和精子形成有关，维生素 E 的摄入可使性腺萎缩减轻。

（2）缺乏与过量

1）当维生素 E 缺乏时，可出现视网膜退行性病变、蜡样质色素积聚、溶血性贫血、肌无力、神经退行性病变、小脑共济失调等。维生素 E 缺乏引起神经 - 肌肉退行性病变可能是因为神经 - 肌肉组织抗氧化能力减弱，无法抵抗自由基对机体的损伤。

2）在脂溶性维生素中维生素 E 的毒性相对较小。但大剂量摄入维生素 E 可能出现中毒症状，如肌无力、视物模糊、复视、恶心、腹泻以及维生素 K 的吸收和利用障碍。

（3）营养状况评价

1）血清（浆）维生素 E 水平：用血清（浆）α- 生育酚浓度可直接反映人体维生素 E 的营养状况。健康成人若其血脂值正常，则血浆 α- 生育酚的范围为 11.6～46.4μmol/L。

2）溶血试验：红细胞与 2.0%～2.4% H_2O_2 溶液温育后出现溶血，测得的血红蛋白量（H_1）占红细胞与蒸馏水保温后测得的血红蛋白量（H_2）的百分比可反映维生素 E 的营养状况。维生素 E 水平正常者比值 $<10\%$，偏低者为 10%～20%，缺乏者 $>20\%$。

（4）食物来源及参考摄入量：在自然界广泛存在富含维生素 E 的食物，包括植物油、谷类胚芽、坚果、植物种子类、豆类等。除膳食来源之外，也可以在医生的指导下使用维生素 E 营养素补充剂。

在《中国居民膳食营养素参考摄入量（2023 版）》中，针对 65 岁以上人群的维生素 E AI 为 14mg α-TE/d，UL 为 700mg α-TE/d（α- 生育酚当量：alpha-tocopherol equivalents，α-TE）。

4. 维生素 K（vitamin K） 是具有叶绿醌生物活性的异戊二烯类侧链的萘醌类化合物，包含维生素 K_1、维生素 K_2、维生素 K_3 和维生素 K_4，其中维生素 K_1 和维生素 K_2 是天然存在的，属于脂溶性维生素，具有较强的生物活性。维生素 K 的化学性质比较稳定，能耐酸、热，正常烹调中损失较少，但对光敏感，也易被碱和紫外线分解，故需要避光保存。

（1）生理功能

1）促进凝血：维生素 K 是凝血因子 γ- 羧化酶的辅酶，对 γ- 羧基谷氨酸的合成具有辅助作用，如果缺乏则肝合成的凝血因子为异常蛋白质分子，催化凝血作用的能力将大大下降。

2）参与骨骼代谢：维生素 K 参与合成维生素 K 依赖蛋白质，维生素 K 依赖蛋白能调节骨骼中磷酸钙的合成。特别是老年人，骨密度与维生素 K 呈正相关。

（2）缺乏与过量

1）成人维生素 K 缺乏常见于吸收不良综合征和其他胃肠疾病如囊性纤维化、溃疡性结肠炎、胰腺功能不全等。维生素 K 缺乏会减少机体中凝血酶原的合成，引起低凝血酶原血症，可导致凝血时间延长，出血不止、贫血甚至死亡。低水平的维生素 K 在骨骼中产生较低的钙结合力，而在血管壁中产生更多的钙沉积，这可能导致骨量丢失和血管僵硬。

2）维生素 K 摄入过量引起的中毒较为罕见，但有特异性体质的老年人，过量服用维生素 K 后，可诱发溶血性贫血、过敏性皮炎等。

（3）营养状况评价：维生素 K 的机体营养状况评价指标主要有凝血酶原时间，即用新鲜血加到一定量的促凝血酶原激酶溶液中，观察其凝固时间，为 25～40s；凝固时间，即新鲜血凝固时间及形成凝块的时间，正常人血凝固时间约 10min。

（4）食物来源及参考摄入量：维生素 K 的来源主要包括肠道细菌合成和通过食物摄入，其在绿叶蔬菜中含量丰富，成人可自由摄取。

在《中国居民膳食营养素参考摄入量（2023 版）》中，针对 65 岁以上人群的维生素 K AI 为 80μg/d。

（二）水溶性维生素

1. 维生素 B_1（vitamin B_1） 又称为硫胺素，是由含有氨基的嘧啶环和含硫的噻唑环通过亚甲基桥相连而成的一类化合物，在体内以焦磷酸硫胺素（TPP）、三磷酸硫胺素（TTP）和单磷酸硫胺素（TMP）三种形式存在且可以相互转化。维生素 B_1 易溶于水，微溶于酒精。在固体形态时不易被破坏，水溶液在酸性环境下较稳定，中性和碱性环境中易被氧化失活，不耐热，在高温条件下易被破坏。

（1）生理功能

1）辅酶功能：在硫胺素焦磷酸激酶的作用下，维生素 B_1 与 ATP 结合形成 TPP，TPP 为维生素 B_1 的活性形式，构成 α- 酮酸脱氢酶和转酮醇酶的辅酶，参与葡萄糖、脂肪酸和支链氨基酸衍生物的代谢。

2）促进胃肠蠕动：乙酰胆碱具有促进胃肠蠕动和腺体分泌的功能，其可被胆碱酯酶水解而失去活性，维生素 B_1 可抑制乙酰胆碱酯酶活性，避免乙酰胆碱水解。所以临床上将维生素 B_1 作为辅助消化药使用。

3）对神经组织的保护作用：神经组织中 TPP 含量较高，而 TTP 可能与钠离子通道有关，当 TTP 缺乏时无法维持渗透梯度，可引起电解质与水转移。因此，当维生素 B_1 缺乏时，可引起神经系统病变和功能异常。

（2）缺乏与过量

1）维生素 B_1 缺乏的原因有膳食摄入不足、吸收利用障碍、需要量增加、抗硫胺素因子存在及慢性酒精中毒患者等。

维生素 B_1 缺乏主要损害神经系统和心血管系统，引起脚气病。成人脚气病早期症状主要表现有疲乏、淡漠、食欲缺乏、恶心、忧郁、急躁、沮丧、腿沉重麻木和心电图异常，根据症状特点、严重程度与维生素 B_1 缺乏程度和发病急缓相关。

一般将脚气病分成三型：①干脚气以多发性周围神经炎症为主，表现为指（趾）端麻木、肌肉酸痛、压痛，尤以腓肠肌为甚，跟腱及膝反射异常。②湿脚气多以水肿和心脏症状为主，由于心血管系统功能障碍，出现水肿，右心室可扩大，出现心悸、气短、心动过速，如处理不及时，常致心力衰竭。③混合脚气的特征是既有神经炎又有心力衰竭和水肿。此外，长期酗酒的人群还极易因酒精中毒导致维生素 B_1 缺乏，继而引起韦尼克脑病（Wernicke encephalopathy），临床表现包括精神错乱、共济失调、眼肌麻痹、假记忆和逆行性健忘甚至昏迷，是一种神经脑病综合征，又称为脑型脚气病。老年人缺乏维生素B_1将进一步导致胃肠蠕动减慢，影响胃肠功能。

2）维生素B_1属于水溶性维生素，可随尿从肾脏排出，因此罕见其过量或中毒。偶有病例报道大剂量服用维生素B_1可致头痛、抽搐、衰弱、麻痹、心律失常和过敏反应等症状。

（3）营养状况评价：维生素B_1的机体营养状况评价指标主要有尿负荷试验、尿中维生素B_1和肌酐含量比值、红细胞转酮醇酶活性系数等。

1）尿负荷试验：一般认为，4h 尿液中排出的维生素B_1<100μg 为缺乏，100～199μg 为不足，≥200μg 为正常，≥400μg 为充裕。亦可测定 24h 尿液中维生素B_1含量，40～150μg 为不足，<40μg 为缺乏。

2）尿中维生素B_1和肌酐含量比值：评定标准是比值<27 为维生素B_1缺乏，27～65 为不足，66～129 为正常，≥130 为充足。

3）红细胞转酮醇酶活性系数：一般认为红细胞转酮醇酶活性系数≤15% 为正常，16%～24% 为不足，≥25% 为缺乏。

（4）食物来源及参考摄入量：维生素B_1广泛存在于各种食物中，最为丰富的来源为葵花籽仁、花生、大豆粉和瘦猪肉；其次为粗粮、小麦粉等谷类食物；鱼类、蔬菜和水果中含量较少。

在《中国居民膳食营养素参考摄入量（2023 版）》中，针对 65 岁以上人群的维生素B_1 RNI，男性为 1.4mg/d，女性为 1.2mg/d。

2. 维生素B_2（vitamin B_2） 又称为核黄素，是具有一个核糖醇侧链的异咯嗪类衍生物。食物中的核黄素有游离态和结合态两种形式，以结合态为主，分别是黄素单核苷酸（FMN）、黄素腺嘌呤二核苷酸（FAD）与黄素蛋白的结合物，各占 60%～95% 和 5%～22%，游离态占 2% 以下。维生素B_2易溶于水和碱性溶液中，在中性及酸性环境中对热稳定，但在碱性环境中易被热和光照（紫外线）破坏。

（1）生理功能

1）辅酶功能：维生素B_2以 FMN 和 FAD 辅酶形式与特定蛋白结合形成黄素蛋白，黄素蛋白通过呼吸链参与机体蛋白质、脂肪、碳水化合物和能量代谢，促进正常的生长发育。

2）参与烟酸和维生素B_6的代谢：FAD 和 FMN 分别作为辅酶参与色氨酸转变为烟酸、维生素B_6转变为磷酸吡哆醛的反应。

3）促进黏膜细胞正常生长：皮肤黏膜损伤后的再生需要维生素B_2的参与，以维护皮肤和黏膜的完整性。如果维生素B_2缺乏，则损伤不易愈合。

4）其他：FAD 作为谷胱甘肽还原酶的辅酶，参与体内抗氧化防御系统，维持还原型谷胱甘肽的浓度；提高机体对环境应激适应能力；FAD 与细胞色素 P450 结合，参与药物代谢；还与肾上腺皮质激素的产生，骨髓中红细胞的生成以及铁的吸收、储存和动员有关。

（2）缺乏与过量

1）维生素B_2缺乏常见于膳食摄入不足、吸收障碍、需要量增加或消耗过多以及机体药物影响等。其缺乏主要导致口腔、皮肤和眼的炎症反应，临床表现为舌炎、地图舌、唇炎和口角炎、脂溢性皮炎、阴囊炎及视物模糊、畏光、流泪、视力疲劳、角膜充血等，临床上称为眼 - 口 - 生殖器综合征。此外，维生素B_2缺乏常伴有其他营养素缺乏，如烟酸和维生素B_6缺乏；还会干扰体内铁的吸收、储存及动员，致使储存铁量下降，严重时可造成缺铁性贫血。

2）一般，维生素B_2不会引起过量中毒。

（3）营养状况评价

1）红细胞谷胱甘肽还原酶活性系数（erythrocyte glutathione reductase activation coefficient，EGRAC）：<1.2 为正常，1.2～1.4 为不足，>1.4 为缺乏。

2）尿负荷试验：4h 尿中排出量<400μg 为缺乏，400～799μg 为不足，800～1 300μg 为正常，>1 300μg 为充足。

3）尿中维生素B_2和肌酐含量比值：测任意一次尿液中维生素B_2与肌酐比值，<27 为缺乏，27～

79 为不足，80～269 为正常，≥270 为充足。

4）红细胞维生素 B_2 类物质含量：>150μg/L 为正常，<100μg/L 为缺乏。

（4）食物来源及参考摄入量：维生素 B_2 广泛存在于动植物食品中，动物性食物较植物性食物含量高。动物性食物以动物内脏、乳类、蛋类、瘦肉含量尤为丰富。植物性食品以绿色蔬菜、豆类、谷类、坚果含量较高。

在《中国居民膳食营养素参考摄入量（2023 版）》中，针对 65 岁以上人群的维生素 B_2 RNI，男性为 1.4mg/d，女性为 1.2mg/d。

3. 维生素 C（vitamin C） 又称为抗坏血酸（ascorbic acid），是一种含有 6 个碳原子的酸性多羟基化合物。食物中的维生素 C 以 L 型和 D 型两种形式存在，其中 D 型无生物活性。维生素 C 易溶于水，微溶于酒精，几乎不溶于有机溶剂，具有很强的还原性，它对氧非常敏感，是最不稳定的一种维生素，在酸性环境中相对稳定，遇热、光、碱、氧化酶和金属离子极易氧化破坏。

（1）生理功能

1）参与羟化反应：羟脯氨酸和羟赖氨酸是细胞间质胶原蛋白的重要组成成分，当体内维生素 C 缺乏时，脯氨酸和赖氨酸的羟基化过程受阻，会影响胶原蛋白的合成，从而导致创伤愈合延缓、毛细血管壁弹性减小，引起不同程度出血。参与类固醇的羟化反应，促进其代谢，以降低血清胆固醇，起预防动脉粥样硬化的作用。

2）抗氧化作用：维生素 C 具有很强的抗氧化性，在体内物质的氧化还原过程中发挥重要的作用。它可通过还原胱氨酸为半胱氨酸而促进抗体形成；还原三价铁为易吸收的二价铁；将叶酸还原为四氢叶酸并促其吸收；维持巯基酶的活性；维生素 C 与维生素 E、烟酰胺腺嘌呤二核苷酸共同起着清除自由基的作用等。

3）其他：维生素 C 可通过还原体内氧化型谷胱甘肽并与重金属离子结合后将其排出体外，避免机体中毒；维生素 C 可阻断亚硝基化合物合成，预防癌症；参与合成神经递质——去甲肾上腺素和 5- 羟色胺；作为酸性介质，促进钙的吸收等。

（2）缺乏与过量

1）目前维生素 C 缺乏症已较少见，但在老年人中仍有发生。原因多见于膳食摄入不足、各种原因导致需求量增加、慢性消化系统疾病导致吸收障碍、某些药物影响维生素 C 的吸收和代谢、酗酒等。典型临床症状表现为牙龈炎（牙龈肿胀、发炎、出血）、出血（全身点状出血、血肿或瘀斑）、骨质疏松（胶原蛋白合成障碍导致骨有机质形成不良）等。

2）维生素 C 毒性很低，但当一次口服超过 2g 时，可引起渗透性腹泻；超过 4g 时，可使尿中尿酸排出增多 1 倍，且尿酸盐结石形成增多，增加了患尿路结石的风险。

（3）营养状况评价：可根据膳食摄入水平、临床体征、实验室检查等评价机体维生素 C 的营养状况。

1）尿负荷试验：若 4h 尿中排出维生素 C>13mg 为充足，5～13mg 为正常，<5mg 为不足；24h 尿中维生素 C 排出量为口服量的 10% 以上为正常。

2）血浆中维生素 C 含量：血浆维生素 C 浓度≥4mg/L 为正常，2.0～3.9mg/L 为不足，<2mg/L 缺乏。

3）白细胞中维生素 C 浓度：可以反映组织中维生素 C 的储备水平，但不能反映近期维生素 C 的摄入量。一般认为<2μg/10^8 个白细胞为缺乏。

（4）食物来源及参考摄入量：维生素 C 的主要食物来源是新鲜的蔬菜和水果，如辣椒、苦瓜、豆角、菠菜等蔬菜，酸枣、鲜枣、草莓、柑橘、柠檬等水果。对于维生素 C 缺乏症，可以口服或注射维生素 C 制剂进行补充和治疗。

在《中国居民膳食营养素参考摄入量（2023 版）》中，针对 65 岁以上人群的维生素 C RNI 为 100mg/d，UL 为 2 000mg/d。

4. 其他水溶性维生素 生理功能、缺乏症、良好食物来源及参考摄入量简介见表 1-6。

表 1-6 其他水溶性维生素的生理功能、缺乏症、良好食物来源及参考摄入量

名称	生理功能	缺乏症	良好食物来源	参考摄入量
烟酸（又称为尼克酸、维生素 PP，曾称为维生素 B_3）	参与物质和能量代谢；与核酸的合成有关；降低胆固醇水平；葡萄糖耐量因子的组成成分	烟酸缺乏症：皮炎、腹泻、痴呆，即 3D 症状	植物性食物：全谷物、坚果、蘑菇等；动物性食物：肝肾、瘦肉、鱼等	65 岁及以上人群 RNI：男 15mgNE/d、女 12mgNE/d UL：35mgNE/d
维生素 B_6	参与一碳单位的代谢、烟酸和神经递质合成、免疫和内分泌调节、造血	皮肤脂溢性皮炎、口炎、舌炎、唇干裂、神经精神症状、免疫功能受损、低色素小细胞性贫血	植物性食物：豆类、坚果、新鲜的蔬菜和水果 动物性食物：白肉（如禽肉、鱼肉）、肝脏、蛋黄等	65 岁及以上人群 RNI：1.6mg/d UL：55mg/d
维生素 B_{12}（又称为钴铵素）	作为甲硫氨酸合成酶的辅酶参与甲硫氨酸的合成；作为辅酶参与甲基丙二酸 - 琥珀酸的异构化	巨幼细胞贫血、神经系统损害、高同型半胱氨酸血症	动物性食物：畜禽肉类、动物内脏、鱼类、蛋类、乳类等；植物性食物中几乎不含维生素 B_{12}	65 岁及以上人群 RNI：2.4μg/d
叶酸	参与一碳单位的代谢、嘌呤和嘧啶核苷酸的合成；催化二碳氨基和三碳氨基相互转化；在某些甲基化反应中起重要作用	巨幼细胞贫血、高同型半胱氨酸血症、与人类患结肠癌、前列腺癌及宫颈癌有关	动物性食物：肝脏、肾脏、蛋类等；植物性食物：新鲜的蔬菜和水果、坚果等	65 岁及以上人群 RNI：400μg DFE/d UL：1 000μg DFE/d

注：NE 为膳食烟酸当量；DFE 为膳食叶酸当量。

二、无机盐

案　例

王爷爷，65 岁，身高 168cm，体重 52kg，既往体健。王爷爷本次体检显示其血红蛋白值为 110g/L，医生诊断为轻度缺铁性贫血。王爷爷平日饮食自诉喜素食，每月偶尔食肉 1～2 次，每次 50g 左右，2～3d 食用 1 个鸡蛋，2d 饮用 1 次牛乳（200ml）。

请问：

1. 王爷爷的饮食存在哪些问题？
2. 王爷爷可以通过哪些方式改善缺铁性贫血的症状？

无机盐（inorganic salt）又称为矿物质（mineral），是维持人体正常生理功能所必需的无机化学元素，在体内不能合成，必须从外界摄取。按照无机盐在体内的含量和膳食需要量，无机盐分为常量元素和微量元素两大类。

常量元素（macroelement）指含量大于人体体重的 0.01% 的元素，包括钙、磷、钠、钾、氯、镁、硫 7 种元素；微量元素（microelement）指在人体内的含量小于人体体重 0.01% 的元素，其中铁、碘、锌、硒、铜、钼、铬、钴 8 种为人体必需微量元素。

无机盐与蛋白质、脂肪和碳水化合物等营养素不同，其不能在人体内合成，为满足机体需要，必须不断从食物中补充。无机盐是唯一可以通过天然水途径获取的营养素且容易被机体吸收。无机盐在体内分布极不均匀，如钙主要分布在骨骼和牙齿、铁主要分布在红细胞等；它们之间存在协同或拮抗作用，即一种无机盐可影响另一种无机盐的吸收或改变其在体内的分布。某些无机盐在体内的生

理剂量与中毒剂量范围较窄，摄入过多易产生毒性作用。

无机盐是构成人体组织的重要成分，也是组成激素、维生素、蛋白质和多种酶的成分，具有调节细胞膜的通透性，维持神经和肌肉的兴奋性等重要生理功能。根据无机盐在食物中的分布、吸收、人体需要等特点，我国人群比较容易缺乏的有钙、铁、锌，在特殊地理环境或其他特殊条件下，也可能有碘、硒及其他元素的缺乏问题。

无机盐缺乏的常见原因：①地理环境因素，地壳中无机盐分布不均，导致某些地区土壤中某些无机盐含量过低，如占我国国土面积 72% 的土壤中硒元素的含量仅为 0.25～0.95mg/kg，为低硒或缺硒地区，流行病学调查发现硒缺乏与克山病分布一致。②食物成分及加工因素，食物中天然存在的无机盐拮抗物质会影响其在人体的消化吸收利用率，如菠菜中的草酸可与钙结合形成难溶物；食品加工过程会造成无机盐的损失，如粮谷碾磨加工去掉的谷皮和糊粉层中含有大量无机盐。③人体自身因素，由于摄入不足或消耗增加导致无机盐缺乏，如挑食、厌食、疾病状态等；生理需求增加引起无机盐缺乏。

（一）常量元素

1. 钙（calcium，Ca） 是人体含量最多的无机盐，为 1 000～1 200g，占人体体重的 1.5%～2.0%，其中约 99% 的钙沉积在骨骼和牙齿中，其余 1% 的钙存在于细胞外液和全身软组织中，称为混溶钙池。机体具有调节混溶钙池的钙与骨骼钙保持动态平衡的机制，当血液中钙浓度升高或降低时，可通过调节机制使血钙浓度保持相对恒定，以维持钙的内环境稳定（又称为钙稳态）。

（1）生理功能

1）构成骨骼和牙齿：骨骼组织由骨细胞和钙化的骨基质组成，骨基质中约 65% 为无机物质，35% 为有机物质。人体骨骼和牙齿中无机物质的主要成分是钙的磷酸盐，多以羟磷灰石或磷酸钙的形式存在。骨无机盐决定骨的硬度而有机质决定骨的韧性。

2）维持神经和肌肉的正常活动：钙离子与神经和肌肉兴奋、神经冲动传导、心脏搏动等关系密切。当血清中钙离子浓度降低时，肌肉和神经的兴奋性增加可引起手足抽搐；而钙离子浓度过高时肌肉收缩功能受损，引起心脏和呼吸衰竭。

3）血液凝固：钙离子即凝血因子Ⅳ，能够促使活化的凝血因子在磷脂表面形成复合物而促进血液凝固，去除钙离子后血液不能凝固。

4）其他：钙离子参与调控组织和细胞间的反应，促进细胞信息传递；参与调节众多与细胞代谢有关的酶的活性；可通过与细胞膜上某些蛋白质和磷脂的阴离子基团结合，维持细胞膜的稳定性；参与激素的分泌，维持体液酸碱平衡；调节细胞的正常生理功能等。

（2）缺乏与过量

1）钙缺乏常见于膳食摄入不足，各种原因导致的钙吸收障碍（如钙吸收率随着年龄增长而降低，老年人 15% 左右），特殊生理期钙需求量增加等。主要临床表现为骨骼的病变，如成人的骨质软化、中老年人骨质疏松症，还可能出现血凝异常，甲状腺功能减退等症状。

2）钙摄入过量可能出现高钙血症、高钙尿、血管和软组织钙化、增加患肾结石的风险等。老年女性因雌激素水平下降，若大量补充钙制剂，可使细胞外钙浓度升高而降低对心血管的保护性，从而增加其心血管疾病的发病风险。

（3）营养状况评价：一般通过膳食调查、生化指标、临床体征、骨密度和骨强度等了解机体钙的水平及其满足程度，综合评价机体钙的营养状况。

常用的生化指标：血清总钙浓度（正常值 90～110mg/L）、血清离子钙浓度（正常值 45～55mg/L）、血清[Ca]×[P]＞30、血清碱性磷酸酶（正常值 40～150U/L）、24h 尿羟脯氨酸 / 肌酐比值（正常值 10～33）。

（4）食物来源及参考摄入量：不同食物的钙含量有较大差异，钙含量和钙吸收率均会影响其在人体的生物利用率。适量的维生素 D、某些氨基酸、乳糖以及适当的钙磷比例均有助于钙的吸收和利用。

膳食中植酸、草酸、脂肪、部分药物及过量的膳食纤维和蛋白质等是不利于钙吸收的因素。乳及乳制品含钙量丰富且吸收率高，是钙的重要来源。此外，豆类、坚果类、绿色蔬菜、虾皮、海带、发菜、芝麻酱等含钙量也很高。

在《中国居民膳食营养素参考摄入量（2023 版）》中，针对 65 岁以上人群的钙 RNI 为 800mg/d，UL 为 2 000mg/d。

2. 钾（kalium，K） 是人体必需的常量元素，含量为 140～150g，是人体肌肉组织和神经组织中的重要成分之一。人体内的钾 98% 以钾离子的形式存在于细胞液中，其在细胞新陈代谢中起重要作用。

（1）生理功能：维持碳水化合物、蛋白质的正常代谢。葡萄糖和氨基酸经过细胞膜进入细胞合成糖原和蛋白质时，必须有适量的钾离子参与，三磷酸腺苷（adenosine triphosphate，ATP）的生成也需要一定量的钾，当钾缺乏时，碳水化合物、蛋白质的代谢将受到影响。

1）维持细胞内正常渗透压：由于钾主要存在于细胞内，因此对维持细胞内渗透压起重要作用。

2）维持神经肌肉的应激性和正常功能：细胞内的钾离子和细胞外的钠离子联合作用，可激活钠钾 ATP 酶。

3）维持心肌的正常功能：心肌细胞内外的钾离子浓度与心肌的自律性、传导性和兴奋性有密切关系。当钾缺乏时，心肌兴奋性增高；当钾过高时，使心肌自律性、传导性和兴奋性受抑制。二者均可引起心律失常。

4）维持细胞内外酸碱平衡和电解质平衡：当细胞失钾时，细胞外液中钠离子与氢离子进入细胞内，引起细胞内酸中毒和细胞外碱中毒；反之，高钾时细胞外钾离子内移，细胞内氢离子外移，可引起细胞内碱中毒与细胞外酸中毒。

（2）缺乏与过量：老年人钾缺乏与过量的症状与一般人群基本一致。

1）钾缺乏可引起神经肌肉、消化、心血管、泌尿、中枢神经等系统发生功能性或病理改变。消化系统症状，如胃肠功能变差、出现呕吐恶心、食欲缺乏、腹痛、腹胀、肠麻痹、肠梗阻等；心肌兴奋性增强，表现为心跳不规律、心悸心慌、心跳过速等症状；使体内酸碱失衡，可能引起碱中毒；出现尿潴留等。

2）人体钾一般不会过量，但是如果伴有肾功能不全或通过制剂补钾，可能发生高钾血症。钾过量可使神经肌肉的自律性、兴奋性、传导性受到抑制，主要表现为肌肉无力、心律失常、代谢性酸中毒以及伴有的低钙血症和低钠血症等。

（3）营养状况评价：血清钾是了解体内钾贮备的一个重要指标。正常血清钾浓度为 140～210mg/L（3.5～5.3mmol/L），<140mg/L（3.5mmol/L）为钾缺乏，可能出现低钾血症及相应临床症状，>210mg/L（5.3mmol/L）为钾过量，可能出现高钾血症及相应临床症状。

（4）食物来源及参考摄入量：大部分食物都含钾，但蔬菜和水果是其最好的来源，如麸皮、赤豆、杏干、蚕豆、扁豆、冬菇、黄豆、竹笋、紫菜、香蕉、鳄梨、黑枣等。

在《中国居民膳食营养素参考摄入量（2023 版）》中，针对 65 岁以上人群的钾 AI 为 2 000mg/d。

3. 钠（natrium，Na） 是人体重要的常量元素，成人体内钠含量 77～100g，约占体重的 0.15%；主要存在于细胞外液，占总体钠的 44%～50%；骨骼中含量占 40%～47%；细胞内含量较低，仅占 9%～10%。钠主要以食盐的形式广泛应用于食品中，包括各种烹饪调味剂、添加剂。

（1）生理功能

1）调节体内水分：钠是细胞外液中主要的阳离子，构成细胞外液渗透压，调节与维持体内水的恒定。当钠量升高时，水量也增加；反之，当钠量降低时，水量减少。

2）维持酸碱平衡：钠在肾小管重吸收时，与 H^+ 交换，清除体内酸性代谢产物（如 CO_2），保持体液的酸碱平衡。

3）钠钾 ATP 酶：钠离子在钠钾 ATP 酶驱动下主动从细胞内排出，以维持细胞内外渗透压平衡。

4）维持血压：膳食钠摄入与血压有关，减少膳食钠的摄入量，可使原发性高血压患者血压下降。

5）增强神经肌肉兴奋性：钠参与动作电位形成，对骨骼肌的神经冲动传导起着调节的作用，能增强神经肌肉兴奋性、协调肌肉运动。

（2）缺乏与过量：老年人钠缺乏与过量的症状与一般人群基本一致。

1）钠缺乏的早期症状主要为倦怠、淡漠、无神、起立时头晕等；当失钠≥0.50g/kg 体重时，可出现恶心、呕吐、血压下降、痛性肌肉痉挛等，尿中无氯化物检出；当失钠为 0.75～1.20g/kg 体重时，可出现恶心、呕吐、视物模糊、心率加速、脉搏细弱、血压下降、肌肉痉挛、疼痛反射消失，甚至淡漠、木僵、昏迷、外周循环衰竭、休克，最终因急性肾衰竭而死亡。

2）一般情况下，钠摄入过多并不蓄积，但一次大剂量摄入则可引起中毒甚至死亡。急性中毒的主要临床症状表现为水肿、血压上升、血浆胆固醇升高、脂肪清除率降低、胃黏膜上皮细胞受损等。长期钠过量会增加高血压、胃癌的患病风险。

（3）营养状况评价：机体钠的营养状况可以通过膳食调查、测定尿钠和血清钠的含量等指标进行评价。尿钠主要是测定 24h 尿液中钠的浓度，正常成人尿钠的正常值为 130～260mmol/24h；血清钠指血清中 Na^+ 的浓度，正常成人血清钠浓度的正常值为 135～145mmol/L。

（4）食物来源及参考摄入量：钠主要来源于食盐及含盐食物，如酱油、酱腌制品、泡菜、腌熏食品等。此外，味精、苏打饼干、苏打水等食物也含钠。

在《中国居民膳食营养素参考摄入量（2023 版）》中，针对 65～79 岁人群钠的 AI 为 1 400mg/d。

（二）微量元素

1. 铁（ferrum，Fe） 是人体含量最多的必需微量元素，人体中的铁含量随年龄、性别、营养与健康状况等不同而异。正常人体内铁的含量为 4～5g，其中约 70% 存在于血红蛋白、肌红蛋白、各种含铁酶、辅助因子及运铁载体中，被称为功能性铁；其余约 30% 主要以铁蛋白和含铁血黄素形式存在于肝脏、脾和骨髓的网状内皮系统中，被称为储存铁。

（1）生理功能

1）参与氧的运输及组织呼吸过程：铁是血红蛋白、肌红蛋白、细胞色素酶类及含铁触媒的组成成分，起着参与体内氧气和二氧化碳的转运、交换和组织呼吸过程，在肌肉中转运和储存氧气，参与体内氧化还原反应中电子传递并在三羧酸循环中释放能量、供机体需要等作用。

2）维持正常的造血功能：铁在骨髓造血组织中进入幼红细胞内，与卟啉结合形成血红素，后者再与珠蛋白结合形成血红蛋白。当铁缺乏时，可影响血红蛋白的合成，甚至影响 DNA 的合成和幼红细胞的增殖。

3）与机体免疫有关：铁可增加中性粒细胞和吞噬细胞的功能，提高白细胞的杀菌能力，从而提高机体免疫力。但过量铁可促进细菌的生长，对抵御感染不利。

4）其他：铁可催化 β- 胡萝卜素转化为维生素 A；铁在嘌呤和胶原的合成、抗体的产生、脂类的转运中有着重要作用；铁还参与肝脏对药物的解毒过程；与抗脂质过氧化有关。

（2）缺乏与过量

1）铁缺乏常见于膳食摄入不足、吸收不良及需要量增加等。例如，膳食中铁以非血红素铁的形式存在、其他食物组分（如植酸、草酸、单宁等）阻碍铁的吸收、萎缩性胃炎、胃酸缺乏或服用过多抗酸药物导致吸收不良、特殊人群需要量增加等。老年人缺铁的主要临床表现为疲乏无力、心慌气短、头晕、肝脾轻度大，机体免疫功能和抗感染能力下降等，症状与贫血的严重程度相关。

膳食中有很多因素可促进铁的吸收，如充足的蛋白质和氨基酸、维生素（如维生素 C、叶酸、维生素 A、维生素 B_2、维生素 B_{12} 等）、有机酸（如柠檬酸、乳酸）等。

2）铁过量的原因主要有原发性铁过量（如遗传性血色素沉着病）和继发性铁过量（如铁剂治疗、反复输血）。铁过量可引起急慢性中毒。慢性中毒损伤的主要靶器官是肝，可引起肝纤维化和肝细胞瘤。急性中毒前期表现为呕吐、腹痛腹泻、血压降低、代谢性酸中毒等，后期表现为胃瘢痕形成、幽门梗阻、多器官衰竭直至死亡。急性中毒者可给予大量生蛋清、牛乳等以形成铁蛋白复合物，并催吐，然后以碳酸氢钠洗胃和用泻药导泻；严重时可血液透析或腹膜透析，临床也可使用络合剂去除体内过多铁剂。

铁具有催化自由基生成和促进脂质过氧化的作用，可引起线粒体 DNA 损伤，诱发与肝脏、结肠、直肠等器官有关的肿瘤，同时增加患心血管疾病和动脉粥样硬化的风险。

（3）营养状况评价：机体铁的营养状况可通过膳食调查、临床体征、实验室检查等进行综合评价。常规实验室检查指标：

1）血清铁蛋白（serum ferritin，SF）：女性 < 12μg/L 或男性 < 15μg/L 为缺铁；成人，男性 > 200μg/L、女性 > 150μg/L 提示铁负荷过度。

2）血清运铁蛋白受体（serum transferrin receptor，sTfR）：正常值为 0.9～2.3mg/L。

3）红细胞游离原卟啉（free erythrocyte protoporphyrin，FEP）：> 0.9μmol/L（全血）或红细胞游离原卟啉与血红蛋白比值（FEP/Hb）> 4.5μg/gHb 即诊断为贫血。

4）血红蛋白（hemoglobin，Hb）：正常值，男性 120～160g/L、女性 110～150g/L。

（4）食物来源及参考摄入量：铁广泛存在于各种食物中，但吸收率有较大差异。动物性食物中富含易吸收的血红素铁，如动物血、肝脏、畜禽肉、鱼类等，是膳食铁的良好来源，值得注意的是牛乳的铁含量比较低（0.3g/100g），蛋类中的铁含量较高，但卵黄高磷蛋白会干扰铁的吸收，所以补铁效果并不理想。植物性食物中的铁主要以非血红素铁的形式存在，吸收率不高（一般 1%～5%）；也可以在医生的指导下适量补充铁制剂。

在《中国居民膳食营养素参考摄入量（2023 版）》中，针对 65 岁以上人群铁的 RNI，成人男性为 12mg/d，女性为 10mg/d；UL 为 42mg/d。

2. 锌（zinc，Zn） 广泛分布在人体各组织、器官、体液及分泌物中。成人体内锌含量 1.5～2.5g，其中肌肉（含量约 60%）、骨骼（含量约 30%）中含量较高。血液中 75%～85% 的锌分布在红细胞，3%～5% 位于白细胞，其余则在血浆中。

（1）生理功能

1）含锌酶的组成成分或酶的激活剂：目前已知含锌酶有 200 余种，如超氧化物歧化酶、苹果酸脱氢酶、碱性磷酸酶、乳酸脱氢酶等，在参与组织呼吸、能量代谢及抗氧化过程起着重要作用。

2）调节和促进机体免疫功能：锌具有调节基因表达的功能，可通过调节免疫因子的产生和分泌影响蛋白质的合成和代谢。锌可控制外周血单核细胞合成干扰素 -γ、白细胞介素 -1 和白细胞介素 -6、肿瘤坏死因子 -α 和白细胞介素 -2 受体等免疫调节因子，因此，缺锌可引起胸腺萎缩、胸腺激素减少、T 细胞功能受损及细胞介导免疫功能改变。

3）维持细胞膜结构：锌可与细胞膜上各种基团、受体作用，增强膜稳定性和抗氧自由基的能力，减少毒素吸收和组织损伤，对皮肤、视力等起保护作用。因此，缺锌可造成膜的氧化损伤、结构变形、膜内载体和运载蛋白的功能改变，引起皮肤粗糙、上皮角化等。

4）促进食欲：锌可与唾液蛋白酶结合形成味觉素，从而对味觉与食欲产生作用，对口腔黏膜上皮细胞的结构、功能、代谢也具有重要的作用。缺锌可影响味觉和食欲，甚至发生异食癖。

5）其他：锌可参与调节细胞内 DNA 及 RNA 的复制、翻译、转录，以及蛋白质和核酸的合成过程，促进生长发育与组织再生。

（2）缺乏与过量

1）锌缺乏常见于膳食摄入不足、其他膳食成分阻碍锌的吸收、机体营养状况改变、特殊生理时期、疾病状态导致机体吸收利用减少、药物干扰等，主要临床表现为食欲减退、异食癖、性功能减退、精子数减少、皮肤干燥粗糙、脱发、创伤愈合不良、免疫力降低等症状。锌缺乏可通过口服锌制剂或肠外营养支持治疗，可通过皮肤吸收治疗皮肤损伤。

2）锌过量可干扰铜、铁和其他微量元素的吸收和利用，影响中性粒细胞和巨噬细胞活力、抑制免疫细胞杀伤能力，损害免疫功能。当成人一次性锌摄入量超过 2g，可引起急性中毒，表现为发热、腹泻、恶心、呕吐和嗜睡等临床症状。

（3）营养状况评价：目前锌的机体营养状况评价主要通过临床体征、生化指标、功能指标结合膳食状况调查进行判定。锌缺乏的常见临床体征为生长缓慢、皮肤伤口愈合不良、味觉障碍、胃肠道疾患发病率增加、免疫功能低下等。生化指标主要包括血浆锌、尿锌、唾液锌、发锌等；功能指标通过含锌酶活性、味觉、暗适应能力等的变化对锌功能进行评价；通过科学、合理的膳食营养状况调查，了解饮食习惯及食物的锌摄入量，有助于锌营养状况的评价，但要考虑地域水土对食物锌的影响。

（4）食物来源及参考摄入量：锌的来源较广泛，但种类间差异较大，吸收利用率也各不相同。贝壳类海产品（如牡蛎、蛏干、扇贝等）、红肉类及动物内脏等为锌的良好来源。一般植物性食物含锌较低，但豆类、谷类胚芽、燕麦、花生等含量较高。食品加工可导致锌的损失。

在《中国居民膳食营养素参考摄入量（2023 版）》中，针对 65 岁以上人群锌的 RNI，成人男性为 12.0mg/d，女性为 8.5mg/d；UL 为 40mg/d。

3. 碘（iodine，I） 在健康成人体内含碘为 20～50mg，其中 70%～80% 存在于甲状腺组织内，其余分布在骨骼肌、肺、卵巢、肾、淋巴结、肝、睾丸和脑组织中。甲状腺组织含碘量随年龄、摄入量及腺体的活动性不同而有所差异，健康成人甲状腺组织内含碘 8～15mg；血液中含碘 30～60μg/L。

（1）生理功能：碘在体内主要参与甲状腺素的合成，其生理功能主要通过甲状腺素的生理作用来体现。

1）参与物质和能量代谢：碘促进蛋白质、脂类、碳水化合物的生物氧化和氧化磷酸化过程，促进分解代谢、能量代谢，增加耗氧量、加强产热作用，参与体温的调节和维持，以维持正常的新陈代谢和生命活动。

2）垂体激素作用：碘、甲状腺素和腺垂体关系是极为密切。当血浆中甲状腺素含量高时，垂体分泌受到抑制，使甲状腺素分泌减少；反之则促使其分泌增多。这种反馈性的调节作用，对甲状腺功能的稳定很重要，对于碘缺乏病作用也很大。

3）其他：激活体内许多重要的酶，如细胞色素酶系、琥珀酸氧化酶系等；调节组织中的水盐代谢，可避免因甲状腺素缺乏引起的组织水钠潴留和黏液性水肿；可促进烟酸的吸收利用及 β- 胡萝卜素向维生素 A 的转化；促进蛋白质合成和神经系统发育。

（2）缺乏与过量

1）长期碘摄入不足、大量摄入含抗甲状腺素因子的食物（如十字花科植物中的萝卜、甘蓝、花菜中含有 β- 硫代葡萄糖苷等），可干扰甲状腺对碘的吸收利用，均可引起碘缺乏。老年人缺碘的典型临床表现为甲状腺肿大，进而压迫气管，导致出现呼吸困难、吞咽困难、声音嘶哑等；也可表现出表情淡漠、无力、易疲劳、体能下降和生活适应能力差等。碘强化是治疗碘缺乏的重要途径，常用加碘盐、加碘油和加碘自来水等防治措施。

2）长期高碘摄入或一次性大剂量摄入可导致碘过量，主要临床表现为高碘性甲状腺肿、甲状腺功能亢进、甲状腺功能减退、桥本甲状腺炎、甲状腺癌、碘过敏和碘中毒等。

（3）营养状况评价：机体碘的营养状况评价指标主要包括垂体 - 甲状腺轴系激素、尿碘、甲状腺肿大率等。垂体 - 甲状腺轴系激素的异常变化可提示碘缺乏或碘过量；尿碘是评价碘摄入量的良好指标，成人尿碘 $<$ 100μg/L 提示该人群碘营养不良；甲状腺肿大率 $>$ 5%，提示该人群碘营养不良。

（4）食物来源及参考摄入量：食物中碘含量取决于各地区的地质化学状况和食物烹调加工方式。海产品的碘含量高于陆生动植物食物，陆生食物中动物性食物的碘含量高于植物性食物，如蛋、乳、肉类含碘量高于水果、蔬菜。常见的富碘食物有海带、紫菜、海藻、鱼虾及贝类食品，干海带碘可达 240mg/kg。人们可通过摄入碘盐和高碘食物预防碘缺乏。

在《中国居民膳食营养素参考摄入量（2023 版）》中，针对 65 岁以上人群碘的 RNI 为 120μg/d，UL 为 600μg/d。

（三）其他无机盐

其他无机盐的生理功能、缺乏症、良好食物来源及参考摄入量见表 1-7。

表 1-7 其他无机盐的生理功能、缺乏症、良好食物来源及参考摄入量

名称	生理功能	缺乏症	良好食物来源	参考摄入量
镁（Mg）	多种酶的激活剂；对钾、钙离子通道的作用；促进骨骼生长和神经肌肉的兴奋性；促进胃肠蠕动；对激素的调节作用等	引起神经肌肉兴奋性亢进；镁代谢异常引起其他电解质代谢异常，如出现低钾血症、低钙血症及心血管疾病等	动物性食物：肉类、乳类、海参等 植物性食物：绿叶蔬菜、大麦、黑米、荞麦、坚果、木耳、香菇等	65～74 岁人群 RNI：310mg/d； 79 岁及以上人群 RNI：300mg/d
硒（Se）	抗氧化作用；保护心血管和心肌的健康；增强免疫力；有重金属解毒作用；促进生长、抗肿瘤作用等	引起以心肌损害为特征的克山病；大骨节病；影响机体抗氧化功能和免疫功能	海产品和动物内脏	65 岁及以上人群 RNI：60μg/d UL：400μg/d
铬（Cr）	增强胰岛素作用；促进葡萄糖的利用和转化；促进蛋白质代谢和生长发育等	血脂增高、葡萄糖耐量异常并伴有高血糖、糖尿病症状	动物性食物：肉类、动物肝脏、海产品等 植物性食物：谷物、豆类、坚果类、黑木耳等	65 岁及以上人群 AI：（男）30μg/d，（女）25μg/d
磷（P）	构成骨骼和牙齿的重要成分；参与能量代谢；构成细胞成分；组成细胞内第二信使；酶的重要成分；调节细胞因子活性；调节酸碱平衡	低磷血症：厌食、贫血、肌无力、骨痛、佝偻病、骨质软化、全身虚弱、共济失调、神经失调甚至死亡	动物性食物：瘦肉、蛋类、鱼类等 植物性食物：坚果、海带、紫菜、豆类、油料种子等	65 岁及以上人群 RNI：680mg/d； UL：3 000mg/d
铜（Cu）	维持正常造血功能；维护中枢神经系统的完整性；促进骨骼、血管和皮肤健康；抗氧化作用等	贫血、白细胞减少、血浆铜蓝蛋白和红细胞铜超氧化物歧化酶下降、高胆固醇血症、心律不齐、肝脾大等	动物性食物：贝类、内脏、瘦肉等 植物性食物：坚果类、谷物胚芽、豆类等	65～74 岁人群 RNI：0.8mg/d； 75 岁以上人群 RNI：0.7mg/d； UL：8.0mg/d

知识拓展

老年缺铁性贫血营养防治专家共识

1. 膳食指导　摄入充足的食物，保证大豆制品、乳制品的摄入；适量增加瘦肉、禽、鱼、动物肝脏、血的摄入；增加蔬菜和水果的摄入；餐前、餐后 1h 内不宜饮用浓茶、咖啡；鼓励膳食摄入不足或者存在营养不良的老年人使用含铁、叶酸、维生素 B_{12} 的营养素补充剂和强化食品。

2. 食物强化　针对贫血高发人群，政府和社会应主导开展公共营养干预项目并制定贫血干预政策、法规和标准；鼓励消费者使用铁或多种营养素强化的食物及营养配方食品等。

3. 营养补充食品　政府和社会应主导发展营养补充食品干预贫血的政策、法规和标准等。

（冉春霞）

第四节 其他营养物质

案 例

王爷爷，男，73岁，退休教师，既往体健。王爷爷从1年前开始，每周排便1～2次，排便前有下腹痛感、便后减轻，便量不多，时硬时软，偶有“羊屎便”或肛门流血的情况，排便困难的程度会因饮水少、少食蔬菜和水果或多吃油炸食品而加重。医生诊断其为慢性功能性便秘，并建议每日多饮水、足量摄入膳食纤维，同时减少油炸、辛辣及精加工等食物摄入。

请问：

根据诊断结果，王爷爷应该如何饮水和摄入膳食纤维以改善症状？

一、水

水（water）是机体需要量最大、最重要的营养素，是人体的主要成分。水的化学性质稳定，是一种良好的溶剂；表面张力很大，对生物输送营养物质具有重要的意义；比热较高，对维持能量的平衡起到调节作用；当机体断水约10%时即可危及生命。

（一）生理功能

1. 构成机体重要的组成成分 水是人体中含量最多的成分，新生儿含水量可高达体重的80%，随着年龄的增长体内水分逐渐减少，成人水分含量为60%～70%，步入老年后逐渐降至60%以下，老年斑、皮肤干燥、视物模糊、大脑老化、泌尿系统感染等与年龄相关的疾病，大多与体内水分不足有关。

2. 参与人体内物质代谢 水具有较大的流动性，可将氧气、营养物质等运送到组织细胞，又可将组织细胞代谢的废物通过呼吸、蒸发、粪便和尿液等途径排出体外，使体内新陈代谢和生理生化反应得以顺利进行。

3. 调节人体体温 机体内大量的水可吸收代谢过程中产生的热量避免体温大幅升高。水具有较大的蒸发焓。37℃体温下，蒸发1g水可带走2.4kJ的热量，因此，高温下，人体热量可随皮肤的蒸发散热，以维持体温的恒定。

4. 润滑作用 存在于关节、胸腔、腹腔和胃肠道等部位的水分能起到缓冲、润滑和保护的作用。如泪液可以防止眼球干燥，唾液和胃液有助于食物的吞咽和胃肠道消化，关节滑液有助于减少摩擦损伤并使运动灵活。

（二）人体水平衡

正常情况下人体水的摄入量与排出量处于动态平衡之中。成人体内水的来源分为饮用水、食物水和代谢水三种途径。人体每日通过呼吸、皮肤、尿液和粪便排出水分，但主要以尿液的方式排出。

当机体水食物摄入量与排出量相当时，机体水分处于平衡状态。体内水平衡受口渴中枢、垂体后叶分泌的抗利尿激素及肾调节。在高温、高原环境以及胃肠道炎症引起呕吐、腹泻等特殊情况下，可造成机体大量失水，血浆渗透压增高，可引起口渴中枢神经兴奋，激发饮水行为；同时抗利尿激素通过改变肾脏对水的通透性而增加水分的重吸收来减少水的排出。相反，当机体内水分过多时，则排尿量增加。电解质与体内水的平衡也有着重要的关系，如细胞内钠含量增多时，水进入细胞引起水肿；反之，当出汗过多钠丢失严重时，水量减少而引起机体缺水。

（三）食物来源及参考摄入量

机体水的需要量因个体年龄、体重、身体活动、膳食、环境温度等不同而异，故水的需要量变化很大。人们可以根据口渴、排尿次数、尿液量和颜色来判断机体是否缺水。当出现口渴已经是身体明显缺水的信号，应主动喝水；当机体排尿次数和尿液量比平时减少时，提示水分摄入过少，机体可能出现缺水状态；当水分摄入充足时，正常的尿液颜色为透明黄色或是浅黄色，当尿液颜色加深，呈现黄色时，机体可能摄入水分较少，存在脱水状态，呈现较深黄色和深黄色时，提示机体水分不足或缺少水分，处于脱水状态。

体内水的来源包括饮用水、食物水和代谢水三种。饮用水来源于白开水、汤、茶水、咖啡、乳饮料及其他各种饮料；食物水依食品种类不同而含量各异，包括结合水和自由水，均可被人体利用；代谢水指体内氧化代谢过程中产生的水，每日体内代谢水总量约 300ml。

近年来，一些国家以人群的水摄入量数据为基础，还综合考虑肾浓缩功能及能量消耗与水的代谢关系，提出了本国居民膳食水 AI。

在《中国居民膳食营养素参考摄入量（2023 版）》中，针对 65 岁以上人群饮水量的 AI，男性为 1.7L/d，女性为 1.5L/d；总摄入量为男性 3.0L/d，女性 2.7L/d。

二、膳食纤维

膳食纤维（dietary fiber）指食物中不被人体胃肠消化酶所分解的、不可消化成分的总和，包括纤维素、半纤维素、木质素、抗性淀粉和果胶等各种亲水性胶体。膳食纤维根据其是否溶于水，分为可溶性膳食纤维和不溶性膳食纤维。可溶性膳食纤维主要包括果胶、藻胶、魔芋胶、卡拉胶等亲水性胶体；不溶性膳食纤维主要包括纤维素、半纤维素、木质素等。

膳食纤维具有低能量、高持水力、对阳离子有结合交换能力、对有机化合物有吸附螯合作用、具有类似填充的容积、可改变肠道系统中的微生物群组成等特点。

（一）生理功能

1. 促进食物消化的功能 膳食纤维延长食物在口腔的咀嚼时间，促进肠道消化酶的分泌，同时可促进胃肠道蠕动，加快食物通过胃肠道，有利于食物的消化吸收。

2. 促进结肠功能 膳食纤维有很强的吸水能力，可明显增加粪便体积，软化粪便，加快其排泄，减少有害物质滞留肠道的时间，同时它还可以增殖肠道益生菌和抑制肠道厌氧菌产生致癌代谢物，从而有效预防结肠癌的发生。

3. 降血糖、降血脂及预防胆石症 膳食纤维能降低小肠对糖的吸收而防止餐后血糖大幅升高，从而降低血液中胰岛素的水平或提高肌体胰岛素的敏感性，可预防糖尿病。果胶、树胶和豆胶等可溶性膳食纤维可结合胆酸和胆固醇，降低血液中胆酸和胆固醇的含量，可起降血脂和预防结石的作用。

4. 预防肥胖 膳食纤维具有类似填充的容积，可增加胃内容物量而增加饱腹感，减少食物和能量的摄入，有助于控制体重，防止过度肥胖。

5. 其他 木质素具有提高机体免疫力的功能，具有间接抑制癌细胞的作用；对阳离子有结合交换能力，可以促使重金属类有毒物质排出体外。

（二）食物来源及参考摄入量

食物中的膳食纤维主要来源于植物性食物，如水果、蔬菜、豆类、坚果和粮谷类。果蔬中由于水分含量较高，故膳食纤维相对量较少，因此膳食纤维主要来源于粮谷类。麸皮和糠内含有大量膳食纤维，故精加工谷类食物膳食纤维较少。除天然膳食纤维外，也可食用膳食纤维产品。

过多膳食纤维可与钙、铁、锌等营养素结合而促使其排出体外，从而影响微量元素的吸收和利用。

在《中国居民膳食营养素参考摄入量（2023 版）》中，针对 65 岁及以上人群膳食纤维的 AI 为 25～30g/d。

知识拓展

老年人慢性便秘的生活方式调整

1. 足够的膳食纤维摄入　应有充足的膳食纤维的摄入（≥25g/d）；鲜、嫩的蔬菜瓜果富含可溶性纤维、维生素和水分，应成为慢性便秘老年人膳食的重要组成部分；市售菊糖粉剂是一种优质膳食纤维补充剂，对吞咽障碍及管饲的老年便秘患者尤为适用。

2. 足够的水分摄入　应养成定时和主动饮水的习惯，不要感到口渴时才饮水，饮水量以1 500～1 700ml/d为宜，每次50～100ml，推荐饮用温开水或淡茶水。

3. 合理运动　散步、拳操等形式不限，以安全（不跌倒）、不感觉劳累为原则，避免久坐。

4. 建立正确的排便习惯　利用生理规律建立排便条件反射，每日定时排便。结肠活动在晨醒、餐后最活跃，建议患者在晨起或餐后2h内尝试排便，排便时集中注意力。

三、植物化学物质

（一）概述

植物代谢产生多种低分子量的末端产物。这些产物是通过降解或合成产生的不再对代谢过程起作用的化合物，除个别是维生素的前体物（如β-胡萝卜素）外均为非营养素成分，不是维持机体生长发育所必需的，但对维护人体健康、调节生理功能、预防疾病等发挥重要作用。这些产物统称为植物化学物质（phytochemicals）。

植物化学物质来源于各类植物性食物，按照其化学结构或功能特点进行分类，可分为多酚类化合物、类胡萝卜素、皂苷类化合物、萜类化合物、有机硫化物、植物固醇、植物雌激素、植酸等，其代表化合物、主要食物来源及生物学作用见表1-8。

表1-8　常见植物化学物质的代表化合物、主要食物来源及生物学作用

名称	代表化合物	主要食物来源	生物学作用
多酚类化合物	槲皮素、绿原酸、白藜芦醇、花青素	各类深色水果、蔬菜和谷物	抗氧化、抑制肿瘤、保护心血管、抗炎、抗微生物
类胡萝卜素	胡萝卜素、番茄红素、玉米黄素、叶黄素	黄色、橙色、红色和深绿色蔬菜和水果	抗氧化、抗肿瘤、免疫调节功能、预防和改善老年性眼部退行性病变
萜类化合物	单萜、倍半萜、二萜、三萜、四萜	柑橘类水果	抗肿瘤、抗菌、抗炎症、抗氧化；保护神经系统，镇痛、镇静、安眠
皂苷类化合物	大豆皂苷、人参皂苷、三七皂苷、绞股蓝皂苷	豆类、人参、三七、绞股蓝等	增强免疫功能、抗微生物、抗肿瘤、抗氧化、抗突变等
有机硫化物	异硫氰酸盐、烯丙基硫化合物	十字花科和葱蒜类蔬菜	抗肿瘤、抗氧化、抗微生物、调节脂质代谢、抗血栓、免疫调节、降血糖、降血压、保护肝脏、抗突变
植物固醇	β-谷固醇、豆固醇、菜油固醇	豆类、坚果、植物油	降胆固醇、抗肿瘤、调节免疫功能、抗炎
植物雌激素	染料木黄酮、木酚素、香豆雌醇	大豆、葛根、亚麻籽	类雌激素样作用
植酸	—	各种可食用植物	螯合、抗氧化、调节免疫功能、抗肿瘤

（二）生物学作用

1. 抑制肿瘤作用　大多数植物化学物质具有预防人类癌症（如胃肠道、肺、口腔、喉上皮肿瘤、

乳腺癌、前列腺癌等）发生的潜在作用。某些酚类化合物可与活化的致癌剂发生共价结合并掩盖DNA与致癌剂的结合位点，进而阻止由DNA损伤所造成的致癌作用；大豆中的金雀异黄素在离体条件下可抑制血管生长，并对肿瘤细胞的生长和转移也有抑制作用；单萜类可减少内源性细胞生长促进因子的形成，从而发挥抑制肿瘤细胞增殖和促进肿瘤细胞凋亡的作用；植物固醇、皂苷和植物雌激素等植物化学物质具有减少初级胆汁酸合成的作用，并可抑制它们向次级胆汁酸的转化，从而减少或预防结肠癌的发生。

2. 抗氧化作用 根据自由基学说，人体衰老和慢性疾病的发生与过量反应性氧分子及自由基的产生和积累存在相关性。机体有清除氧自由基的能力，但当氧自由基产生过多时，需从食物中摄入具有抗氧化活性的营养素和植物化学物质，如维生素E、维生素C、硒、类胡萝卜素、多酚、黄酮类、植物雌激素、蛋白酶抑制剂和有机硫化物等。多酚类化合物具有最强的自由基清除能力。原儿茶酸和绿原酸等酚酸含有多个酚羟基，可以通过自身氧化释放电子，直接清除各种自由基，保持氧化还原系统与游离自由基之间的平衡；红葡萄酒中的多酚提取物和黄酮醇（如槲皮素）可有效地保护低密度脂蛋白不被氧化；某些类胡萝卜素对单线态氧和氧自由基损伤具有有效的保护作用。

3. 抗微生物作用 植物化学物质主要通过破坏微生物细胞壁，损伤微生物膜蛋白，改变微生物细胞膜的渗透性导致细胞内容物泄漏，破坏微生物细胞质，使细胞质凝固，减少细胞内ATP的合成等方式起抗微生物作用。球根状植物中的有机硫化物如大蒜中的蒜素、芥子油苷的代谢产物异硫氰酸盐和硫氰酸盐等具有较强的抗微生物作用；几乎所有类黄酮化合物对微生物（包括革兰氏阳性菌、革兰氏阴性菌和真菌）都具有不同程度的抑菌活性。

4. 免疫调节作用 植物化学物质可通过多种机制调节免疫功能。类黄酮、萜类化合物、多酚类化合物等是一些药用植物发挥免疫调节作用的重要组分；类胡萝卜素具有免疫调节作用，部分黄酮类化合物具有免疫抑制作用，而皂苷、有机硫化物和植酸具有增强免疫功能的作用。

5. 降胆固醇作用 以多酚、皂苷、植物固醇和有机硫化物为代表的植物化学物质具有降低血胆固醇水平的作用。皂苷在肠中与初级胆酸结合形成微团，因这些微团过大不能通过肠壁而减少了胆酸的吸收，使胆酸的排出增加；多酚（如花青素）可促进内源性胆固醇在肝脏中合成胆酸，从而降低了血液中的胆固醇浓度；植物固醇可替代小肠微团中的胆固醇，使得胆固醇从微团中游离出来，减少了胆固醇的肠内吸收；植物化学物质可抑制肝中胆固醇代谢的关键酶而降低胆固醇的合成。

6. 其他作用 植物化学物质还具有调节血压、血糖、血小板和血凝以及抑制炎症等作用。此外，部分植物化学物质还有一些特殊作用，如叶黄素在维持视网膜黄斑功能方面发挥重要作用，植酸具有较强的金属离子螯合能力。

（冉春霞）

思考题

1. 老年人的能量消耗包括哪些？其中影响人体基础代谢能量消耗的因素包括什么？
2. 为什么说蛋白质是一切生命的基础？它有什么生理功能？食物蛋白质的营养学评价包括哪些方面？老年人蛋白质缺乏容易导致什么问题？
3. 必需脂肪酸生理功能有什么？老年人脂类缺乏容易出现什么问题？
4. 简述血糖指数和血糖负荷的意义。老年人碳水化合物缺乏和过量会出现什么问题？
5. 简述维生素B_1和维生素B_2的生理功能。如何指导老年人粗粮的摄入？
6. 简述促进和抑制钙吸收的因素。
7. 简述锌对人体的生理功能。机体缺锌会导致什么情况发生？

第二章
食 物 营 养

学习目标

1. 掌握食物营养价值、营养质量指数的概念，各类食物及其制品的营养特点，食品标签的概念，营养标签、营养成分、营养声称及营养素功能声称的概念。
2. 熟悉食物营养价值的评价指标，大豆类食物中的抗营养因子，加工、烹调、储存对各类食物营养价值的影响，保健食品、特殊医学用途配方食品的定义、特点，常见食品污染和食品中毒的预防措施。
3. 了解谷类食物的结构特点，食物营养价值、食品安全的意义，保健食品的基本功能、分类和功效成分，特殊医学用途配方食品的分类，食物与药物的关系。
4. 学会选择针对老年人营养价值高的食物，正确阅读食品标签及营养标签，指导老年人合理选择保健食品、特殊医学用途配方食品，预防食品污染、食物中毒。
5. 具有科学思辨的思维模式与健康素养。

第一节　食物营养价值的评价及意义

食物营养价值（nutritive value of food）指某种食物所含营养素和能量能满足人体营养需要的程度。食物营养价值的高低不仅取决于其所含营养素的数量是否充足、种类是否齐全，也取决于各营养素之间的相互比例是否适宜，以及是否易被人体消化吸收及利用。食物营养价值受食物的产地、品种、部位、气候、加工工艺和烹调方法等因素的影响。另外，食物在生产、加工和烹饪过程中其营养素含量也会随之发生相应变化，从而改变其营养价值。

了解食物营养价值并进行评价，对合理安排膳食具有重要意义。食物营养价值的评价主要从食物所含能量、营养素的种类及含量、营养素相互比例、烹调加工的影响等几个方面综合考虑。除此，随着对食物中营养素以外活性成分的深入研究，食物中包含的其他有益活性成分的含量和种类也可作为食物营养价值评价的依据。

几乎所有天然食物都含有人体所需的各种营养素，但天然食物中各营养素的含量不均衡，且食物营养价值是相对的。在评价食物营养价值时，食品安全是首先需要考虑的，如果食品受到各种污染，就无法考虑其营养价值。

一、食物营养价值的评价指标

（一）营养素的种类及含量

食物所提供营养素的种类、含量，营养素间的比例，以及被人体消化吸收的程度，都会影响食物营养价值。食物所提供营养素的种类和含量越接近人体需要，营养价值越高。例如，谷类蛋白质中缺乏赖氨酸，从而使谷类蛋白质的营养价值与肉类比较相对较低。另外，食物品种、部位、产地及成熟程度也影响食物中营养素的种类和含量。在实际工作中除用化学分析法、仪器分析法、微生物法、酶分析法等测定食物中营养素的种类和含量外，也可通过查阅食物成分表，初步评定食物营养价值。

（二）营养素质量

在评价某食物或营养素的价值时，营养素的质与量是同等重要的。食物的优劣主要从人体对所含营养素的消化、吸收和利用程度中体现。营养素在人体的消化吸收率和利用率越高，其质越优，即营养价值越高。

营养质量指数（index of nutrition quality，INQ）是判定一种食物营养价值高低最常用的指标，指营养素密度与密度之比。营养素密度指被评价食物中某营养素含量与该营养素供给量标准之比；密度指被评价食物所产生的与供给量标准之比。INQ 计算公式：

$$\text{INQ}=\frac{\text{某营养素密度}}{\text{能量密度}}=\frac{\text{食物中某营养素含量 / 该营养素参考摄入量}}{\text{食物所提供能量 / 能量参考摄入量}}$$

按照《中国居民膳食营养素参考摄入量（2023）》《中国食物成分表标准版（第 6 版）》，以 65 岁男性轻体力劳动的营养素与能量参考摄入量，计算鸡蛋、大米、大豆中的蛋白质、维生素 A、维生素 B_1、维生素 B_2 的 INQ，可参考表 2-1。

表 2-1　鸡蛋、大米、大豆中几种营养素的 INQ

营养素与 INQ	能量 /[kJ(kcal)]	蛋白质 /g	维生素 A/μgRAE	维生素 B_1/mg	维生素 B_2/mg
65 岁男性轻体力劳动参考摄入量	7 950（1 900）	72	730	1.4	1.4
鸡蛋 100g	581（139）	13.1	255	0.09	0.2
INQ	—	2.49	4.78	0.88	1.95
大米 100g	1 453（346）	7.9	—	0.15	0.04
INQ	—	0.60	—	0.59	0.16
大豆 100g	1 631（390）	35.0	18	0.41	0.20
INQ	—	2.37	0.12	1.43	0.70

当选择食物时，若 INQ = 1，说明该食物提供营养素和提供能量能力相当，当摄入该种食物时，既能满足能量的需要，也可满足对该营养素的需要；若 INQ > 1，表示该食物中某营养素的供给能力高于能量的供给能力，当摄入该种食物时，满足营养素需要的程度大于满足能量需要的程度；若 INQ < 1，表示该食物中某营养素的供给能力低于能量的供给能力，当摄入该种食物时，虽可满足能量的需要，却不能满足一些必需营养素的需要，摄入过多易造成该营养素不足或能量过剩导致肥胖；INQ = 0 代表纯能量食物，如白糖、酒精，这些食物只提供能量而不提供必需营养素。

一般认为，INQ ≥ 1 的食物，营养价值高。INQ 的优点在于它可以根据不同人群的需求来分别进行计算，由于不同人群的能量和营养素参考摄入量不同，所以同一食物不同人食用其营养价值是不同的。

（三）营养素在加工烹饪中的变化

多数情况下，食物经过加工、烹调可改善其感官性状，去除或破坏一些抗营养因子，提高消化吸收率，但同时也使部分营养素受到损失和破坏。因此，应采用合理的加工、烹调方法，最大限度地保存食物中的营养素，使食物具有较高的营养价值，以满足人体的营养要求。

（四）食物血糖指数

不同食物来源的碳水化合物进入机体后，因其消化吸收的速率不同，对血糖水平的影响也不同。故可用血糖指数来评价食物碳水化合物对血糖的影响，评价食物碳水化合物的营养价值。

（五）植物化学物质

食物的活性物质（如植物化学物质），是评价食物营养价值的重要内容，虽然不是维持机体生长发育所必需的，但对维护人体健康、调节生理功能和预防疾病发挥重要作用。例如，具有抗氧化能力的食物进入人体后，可以防止体内产生过多的自由基，并具有一定清除自由基的能力，从而预防自由基水平或总量过高，有助于增强机体抵抗力和膳食相关非传染性疾病，如类胡萝卜素、番茄红素、多酚类化合物及花青素等。

二、评价食物营养价值的意义

1. 了解食物天然组分，包括所含营养素的种类、生物活性成分及抗营养因子等；发现食物各自的主要营养缺陷，解决抗营养因素问题；充分利用食物资源，为改造或开发新食品提供依据。

2. 了解食物加工过程营养素的变化，采取相应的有效措施，最大限度地保存食物中的营养素，使食物营养价值相对提高。

3. 指导科学选购食物，合理配制平衡膳食，以促进健康、增强体质及预防疾病。

第二节　各类食物营养价值

人类生长发育所需的物质基础是食物。食物是人体获得所需能量和各种营养素的基本来源。食物依其性质和来源可分为两大类：一是植物性食物，二是动物性食物。

每种食物各有其营养特点，只有根据人体对营养素的需要，了解食物所含营养素的种类和数量，才能做到营养平衡。了解各类食物营养价值是选择食物并搭配出平衡膳食的关键。

一、植物性食物营养价值

（一）粮谷类食物营养价值

《黄帝内经》中提到的“五谷为养”不仅体现了我国传统膳食结构的特点，也能满足平衡膳食结构要求。粮谷类食物主要包括小麦、大米、小米等，是膳食中的主食，含有丰富的碳水化合物，是人体能量最经济和最重要的食物来源，也是维生素B族、无机盐、膳食纤维和蛋白质的重要来源。

1. 谷类的结构　尽管各种谷类种子形态大小不一，但结构相似，由谷皮、糊粉层、胚乳和胚芽四个部分构成。谷类最外层为谷皮，起保护谷粒的作用，主要由纤维素、半纤维素组成，含较高的无机盐和脂肪。糊粉层含有丰富蛋白质、脂肪、无机盐和维生素B族，但在碾磨加工时，易流失，营养价值会降低。胚乳含有大量淀粉和一定量蛋白质，以及少量脂肪、无机盐和维生素。胚芽富含脂肪、蛋白质、无机盐、维生素B族和维生素E，柔软且韧性强，不易粉碎，在加工过程中易与胚乳脱离。

2. 粮谷类食物营养特点　粮谷类食物中的营养素种类和含量因其种类、品种、产地、施肥及加工方法的不同而有差异。

（1）蛋白质：粮谷类食物蛋白质含量一般为8%～12%。蛋白质中必需氨基酸组成不平衡，赖氨酸是大多数粮谷类食物的第一限制氨基酸。粮谷类食物中的蛋白质营养价值低于动物性食物和大豆类食物中的蛋白质。对粮谷类所缺少的氨基酸进行强化，或通过蛋白质互补作用将多种食物混合，可以提高谷类蛋白质的营养价值。

（2）碳水化合物：淀粉是粮谷类食物碳水化合物的主要存在形式，占40%～70%。谷类淀粉分为直链淀粉和支链淀粉，其含量和比例因谷类品种不同而有差异，并直接影响谷类食物的风味及营养价值。支链淀粉的血糖指数高于直链淀粉，故增加食物中直链淀粉与支链淀粉比值，有利于调节血糖。另外，全谷类食物是膳食纤维的重要来源。谷皮中含有丰富的膳食纤维，加工越精细膳食纤维会丢失越多。

（3）脂肪：粮谷类脂肪含量普遍较低，平均2%，玉米和小米平均可达4%。谷类在加工时，脂肪易转入副产品中。例如，小麦胚芽油含量约为10.1%；玉米胚芽油含量可达17%以上且80%为不饱和脂肪酸，其中亚油酸占60%，具有降低血清胆固醇、防止动脉粥样硬化的作用。

（4）无机盐：粮谷类食物无机盐含量为1.5%～3.0%，主要是磷、钙、钾、镁，且常以植酸盐形式存在，消化吸收较差，加工容易损失。

（5）维生素：粮谷类是维生素B族的重要膳食来源，如维生素B_1、维生素B_2、烟酸、泛酸和维生素B_6。谷类加工的精度越高，保留的胚芽和糊粉层越少，维生素损失越多。谷类几乎不含维生素C、维生素A和维生素D。玉米和小麦胚芽中含有丰富的维生素E，黄色玉米中含有少量的胡萝卜素。玉米的烟酸为结合型，经过加碱加工变成游离型烟酸后可被人体吸收利用。

（6）植物化学物质：谷类含有多种植物化学物质，主要存在于谷皮，包括黄酮类化合物、酚酸类物质、植物固醇、类胡萝卜素、植酸、蛋白酶抑制剂等，含量因不同品种有较大差异，在一些杂粮中含量较高。

3. 粮谷类食物营养价值的影响因素

（1）加工：收获后的谷粒经脱壳形成可食用的粮粒，然后经加工制成不同精度的大米和面粉。精制加工主要方式是适当碾磨，去除杂质和谷皮，可改善谷类的感官性状，有利于消化吸收。谷类所含无机盐、维生素、蛋白质、脂肪等多分布在谷粒的周围和胚芽内，向胚乳中心则逐渐减少，因此这些营养素的存留程度与加工方法和精度关系密切。加工精度越高，糊粉层和胚芽损失越多，营养素损失也越多，尤以维生素B族损失严重。加工精度低，出粉（米）率高，营养素损失减少，但感官性状差，且植酸和纤维素含量较高，影响其他营养素的吸收，消化吸收率也相应降低。

（2）烹调：方法不同，营养素的损失程度不同。常用的烹调方法有蒸、煮、炸、烙、烤等。经过烹调，谷类淀粉糊化，易于消化吸收，但维生素B族的损失较大，以维生素B_1损失最为严重，蛋白质和无机盐在烹调过程中损失不大。添加酵母是维生素B族的良好来源，酵母可消耗部分淀粉和可溶性糖，且所含的植酸酶将面粉中大部分植酸水解，从而提高钙、铁、锌的吸收率。稻米淘洗过程中水溶性维生素和无机盐流失，维生素B_1可损失30%～60%，维生素B_2和烟酸可损失20%～25%，无机盐损失70%。营养素的损失与淘洗的次数、浸泡的时间、用水量和温度密切相关，如淘米时水温高、搓洗次数多、浸泡时间长、营养素的损失就大。米饭在电饭煲中保温时，随时间延长维生素B_1的损失增加。粉皮、粉丝、凉粉等是由谷类或薯类提取淀粉制成的，绝大部分蛋白质、维生素和无机盐随多次洗涤而损失，营养价值较低。

（3）储存：当环境相对湿度增大、温度升高时，谷粒内酶的活性变大、呼吸作用增强，使谷粒发热，促进霉菌生长，引起蛋白质、脂肪、碳水化合物分解产物堆积，发生霉变，改变感官性状，故而失去了食用价值。由于粮谷类食物储存条件和水分含量不同，各类维生素在储存过程中变化不尽相同。粮谷类食物应储存在避光、通风、干燥和阴凉的环境下，控制霉菌及昆虫的生长繁殖条件，减少氧气和日光对营养素的破坏，保持其原有营养价值。

知识拓展

全谷物食品

全谷物指含有胚乳、胚芽和皮层的谷物。精制谷物只含有胚乳。全谷物食品指以全谷物等为原料加工而成的各种食品，能够更好地保留谷物中的膳食纤维、维生素B族、无机盐和植物化学物质等。市场上常见的全谷物主食品或方便食品包括即食冲调（煮）谷物，如即食燕麦片等；面制品，如全麦面包等；米饭类，如糙米饭等。另外，在一些酸奶、点心类食物中，如谷物棒、糙米饼、曲奇等也有全谷物的应用。

经常食用更多的全谷物，对患有高血糖、高脂血症、高血压、高尿酸血症、冠心病、脑卒中、肥胖等疾病人群的意义较大。全谷物在主食占比中至少要达到1/4～1/3的比例，一般人群每日全谷物在主食中的占比可以不超过1/2。

（二）豆类食物营养价值

豆类的品种很多，根据蛋白质含量的多少可分为大豆类和其他豆类。大豆类按种皮的颜色可分为黄豆、黑豆、青豆；其他豆类包括豌豆、蚕豆、绿豆、芸豆、赤小豆等。大豆类是我国居民膳食中优质蛋白的重要来源。

1. 豆类食物营养特点

（1）大豆类

1）蛋白质：大豆蛋白含量高达 35%～40%，由球蛋白、清蛋白、谷蛋白和醇溶蛋白组成，其中球蛋白含量最多。大豆蛋白中赖氨酸含量较多，氨基酸模式得分较高，属于优质蛋白。常与谷类食物混合食用，发挥蛋白质的互补作用。

2）碳水化合物：大豆含碳水化合物 25%～30%。一部分为机体可利用的阿拉伯糖、半乳聚糖和蔗糖，淀粉含量较少；另一部分为寡糖，人体不能消化吸收，但可以被肠道中微生物利用后发酵产气，引起腹胀，同时也是双歧杆菌的生长促进因子，多存在于大豆细胞壁中。

3）脂肪：大豆脂肪含量为 15%～20%，以黄豆和黑豆较高，可用来榨油。大豆油是目前我国居民主要的烹调油之一，不饱和脂肪酸约占 85%，其中油酸含量 32%～36%，亚油酸为 52%～57%，亚麻酸 2%～10%，还含有 1.64% 的磷脂。

4）无机盐：大豆中含有丰富的无机盐，占 4.5%～5.0%，其中钙含量高于粮谷类食物，铁、锰、锌、铜、硒等微量元素含量也较高。豆类是一类高钾、高镁、低钠的碱性食物，能纠正饮食中无机盐的摄入不平衡，并维持血液酸碱平衡。

5）维生素：大豆含有胡萝卜素、维生素 B_1、维生素 B_2、烟酸、维生素 E 等，其中维生素 B_1、维生素 B_2 的含量均高于谷类和某些动物性食物。干豆类几乎不含维生素 C，但经发芽做成豆芽后，维生素 C 含量明显提高。

6）抗营养因子：各种大豆类中都含有一些抗营养物质，不利于大豆中营养素的吸收利用，这些物质统称为抗营养因子。

蛋白酶抑制剂：是能抑制胰蛋白酶、糜蛋白酶、胃蛋白酶等 13 种蛋白酶的物质的总称，其中抗胰蛋白酶（抗胰蛋白酶抑制剂）存在最为普遍，抑制人体胰蛋白酶的活性，妨碍蛋白质的消化吸收，进而抑制生长。常压蒸汽加热 30min，可破坏大豆中的抗胰蛋白酶。

豆腥味：生食大豆有豆腥味和苦涩味。这是因为豆类中的不饱和脂肪酸经脂肪氧化酶氧化降解，产生醇、酮、醛等小分子挥发性物质。通常采用 95℃以上加热 10～15min，或者用酒精处理后减压蒸发，或者采用纯化大豆脂肪氧化酶等方法，均可脱去部分豆腥味。日常生活中将豆类加热、煮熟后也可破坏脂肪氧化酶去除豆腥味。

胀气因子：主要指大豆中的水苏糖和棉子糖，摄入后经肠道微生物发酵产气。将大豆加工制成豆制品时，可除去胀气因子。

植物红细胞凝集素：是能凝集人和动物红细胞的一种蛋白质，集中在子叶和胚乳中，含量随成熟的程度而增加，发芽时含量迅速下降。大量食用数小时后可引起头晕、头疼、恶心等症状，加热即被破坏。

植酸：大豆中存在的植酸与铁、锌、钙、镁等产生螯合作用，影响其吸收利用。在 pH 4.5～5.5 时，35%～75% 的植酸可被溶解。

（2）杂豆类：杂豆可以和主食搭配食用，发挥膳食纤维、维生素 B 族、钾、镁等均衡营养作用，提高蛋白质互补和利用。常见杂豆类食物营养价值见表 2-2。

2. 豆制品的营养价值 豆制品包括非发酵豆制品和发酵豆制品，加工中去除了大量的粗纤维和植酸，胰蛋白酶抑制剂和植物红细胞凝集素被破坏，营养素的利用率有所提高。

（1）非发酵豆制品：是将大豆经过浸泡、磨浆、过滤、煮浆等工序而加工成的产品，如豆浆、豆腐、豆腐干、干燥豆制品（如腐竹）等。豆浆是将大豆用水泡后磨碎、过滤、煮沸而成。其营养成分近似牛乳，蛋白质含量比牛乳还要高，不含胆固醇与乳糖，铁含量虽比牛乳高但吸收率低，维生素含量低于牛乳。

表 2-2 常见杂豆类食物营养价值（每 100g）

食物	蛋白质	脂肪	碳水化合物	膳食纤维	维生素 B 族
绿豆	22%	0.8%	62%	6%	2.4%
红豆	20%	0.6%	63%	8%	2.3%
豌豆	20%	1.1%	66%	11%	3.0%
芸豆	22%	1.0%	61%	8%	2.6%
蚕豆	25%	1.6%	59%	3%	2.9%
豇豆	2%	0.3%	7%	1%	0.11%

注：数据来源于中国疾病预防控制中心营养与健康所和中国营养学会联合发布的食物营养成分查询平台。

豆浆煮沸冷却后，一部分凝固蛋白质连同部分脂肪浮于豆浆表面，取出晾干成片为豆皮（或称为油皮），成条为腐竹。二者都含有极高的蛋白质（50% 以上）和脂肪（约 23.7%），属于高蛋白、高能量的优质食品，无机盐和维生素含量也较高。豆腐蛋白质含量 5%～6%，脂肪 0.8%～1.3%，碳水化合物 2.8%～3.4%。豆腐干由于加工中去除了大量水分，使得营养成分得以浓缩；除此还有豆腐丝、豆腐皮、百叶等亦如此。

（2）发酵豆制品：如腐乳、豆豉、臭豆腐、酱油等，是由大豆发酵制作而成的发酵豆制品。发酵使蛋白质部分降解，提高消化率，维生素 B 族含量增高。发酵后大豆中的棉子糖、水苏糖被微生物（如曲霉、毛霉和根霉等）分解，故发酵豆制品不引起胀气。纳豆是由黄豆通过发酵，所释放的酵素转化蒸煮过黄豆的营养成分所制成的豆制品，气味浓烈，有黏性，不仅保有黄豆的营养价值、富含维生素 K、提高蛋白质的消化吸收率，更重要的是发酵过程产生了多种生理活性物质，具有溶解体内纤维蛋白、排除体内部分胆固醇、分解体内酸化型脂质及其他调节生理功能的保健作用。

除此，还有以大豆为原料制成的蛋白质制品。①大豆分离蛋白：蛋白质含量约为 90%。②大豆浓缩蛋白：蛋白质含量 65% 以上，其余为纤维素等不溶成分。老年人食用，推荐量，功能等。③大豆组织蛋白：将油粕、分离蛋白质和浓缩蛋白质除去纤维，经高温高压膨化而成。④油料粕粉，用大豆或脱脂豆粕碾碎而成，有粒度大小不一、脂肪含量不同的各种产品。⑤大豆短肽：指大豆蛋白经蛋白酶作用后，处理而得到的蛋白分解产物，除含有低分子量的肽类外，还含有少量游离氨基酸、糖类和无机盐等成分，易吸收，是老年人补充蛋白质较理想的途径。

3. 豆类及其制品食物营养价值的影响因素

（1）加工：豆类经过加工，去除了大豆中的纤维素、抗营养因素，提高豆类蛋白质消化吸收率，营养价值提高。与豆类相比，豆制品营养素种类变化不大，水分增多，相对含量减少，豆芽可增加维生素 C 的含量。例如，熟大豆蛋白消化率仅为 65%，但加工成豆浆可达 85%，豆腐可提高到 95%。

（2）烹调：大豆经过加热熟制后，可去除抗胰蛋白酶的因子，消化率随之提高，所以大豆及其制品须经充分加热熟制后再食用。

（3）储存：在一定的储存时间内，豆类含有的大量维生素 E，能够保证其中油脂的稳定性。但如果储存时间过长，尤其是去皮或破损后，容易发生脂肪氧化。因此豆类及其制品食物应密闭储存于避光、阴凉处。

（三）蔬菜类食物营养价值

蔬菜类按其结构和可食部位不同，分为叶菜类、根茎类、瓜茄类、鲜豆类、花芽类和菌藻类，不同种类蔬菜其营养素含量差异较大。另外，蔬菜根据颜色可分为深色蔬菜和浅色蔬菜，其颜色与营养成分的含量有关，一般深色蔬菜营养价值较高。

1. 蔬菜类食物营养特点

（1）一般蔬菜

1）蛋白质和脂肪：大部分蔬菜蛋白质含量低，一般为1%～2%，鲜豆类平均可达4%。大部分蔬菜脂肪含量低，不足1%。菌藻类食物含有丰富的蛋白质，氨基酸组成基本均衡。一般蔬菜脂肪占干重的20%～30%，且亚油酸、亚麻酸含的比例较大。

2）碳水化合物：不同种类蔬菜碳水化合物含量差异较大。一般蔬菜所含碳水化合物包括单糖、双糖、淀粉及膳食纤维。含单糖和双糖较多的蔬菜有胡萝卜、番茄、南瓜等。蔬菜所含纤维素、半纤维素是膳食纤维的主要来源，其含量在1%～3%。叶菜类和茎类蔬菜中含有较多的纤维素和半纤维素。南瓜、胡萝卜、番茄等含有一定量的果胶。菌藻类碳水化合物含量在20%～35%。大多数菌藻类含有各种类型的非淀粉多糖，如银耳多糖、香菇多糖、褐藻酸等。

3）维生素和无机盐：一般蔬菜中的维生素含量与品种鲜嫩程度和颜色有关。一般叶部维生素含量较根部高，嫩叶比枯老叶高，深色菜叶比浅色菜叶高。嫩茎、叶、花菜类蔬菜富含β-胡萝卜素、维生素C。胡萝卜素在绿色、黄色或红色菜中含量较多。菌藻类食物维生素和无机盐含量丰富，虽然维生素C含量不高，但维生素B_2、烟酸和泛酸等维生素B族含量较高。菌类含钾量较高，藻类含钠、碘量较高。

4）生物活性物质：瓜茄类番茄含有丰富的番红素、β-胡萝卜素。辣椒含有辣椒素和椒红色素。茄子中含有芦丁等黄酮类物质。冬瓜中皂苷类物质主要为β-谷甾醇。南瓜中含有丰富的类胡萝卜素，同时还含有丰富的南瓜多糖。水生蔬菜如藕、茭白、水芹等含有的植物化学物质主要为类黄酮类物质。藕节中含有一定量的三萜类成分。

5）抗营养因子：蔬菜中也存在抗营养因子，如植物红细胞凝集素、皂苷、蛋白酶抑制剂、草酸等。木薯中的氰苷可抑制人和动物体内细胞色素酶的活性。甘蓝、萝卜和芥菜中的硫苷化合物可导致甲状腺肿。茄子和马铃薯表皮含有的茄碱可引起喉部瘙痒和灼热感。有些毒蕈中含有引起中毒的毒素。一些蔬菜中硝酸盐和亚硝酸盐含量较高，尤其在不新鲜和腐烂的蔬菜中硝酸盐和亚硝酸盐含量更高。

（2）薯类：含水量在60%～90%；淀粉含量达鲜重的8%～30%，达干重的85%以上，易消化吸收，可用作能量的来源。薯类富含膳食纤维，质地细腻，对肠胃刺激小，可有效预防便秘，还可降低血脂等。

1）蛋白质：薯类蛋白质含量较低，但氨基酸组成合理，生物价高。薯类富含赖氨酸和色氨酸，可与谷类搭配发挥蛋白质互补作用。甘薯蛋白质质量与大米相近，但赖氨酸含量高于大米。

2）脂肪：薯类脂肪含量低于粮谷类，以不饱和脂肪酸为主。

3）碳水化合物：薯类食物中含有优质而丰富的淀粉，可作为能量的重要来源，尤其是由木薯生产的淀粉极易消化，适宜婴儿及病弱者食用。魔芋、山药、马铃薯含有大量的膳食纤维，是减重、降血压的理想食品。魔芋中含有的葡萄甘露聚糖是其特有成分，为目前发现的优良的可溶性膳食纤维，可有效预防肥胖。

4）维生素：以维生素B族和维生素C为主。

5）无机盐：钾的含量较丰富，有助于排钠，预防和降血压。红薯含有较多的镁、钙、钾，具有降血压、降血糖作用，也可预防骨质疏松。

6）其他活性物质：马铃薯中酚类化合物含量较高，多为酚酸物质，包括水溶性的绿原酸、咖啡酸等，具有抑制胆固醇合成、调节血脂和血压的作用。山药块茎主要含山药多糖、胆甾醇、麦角甾醇等多种活性成分，可促进胆固醇排泄，调节血脂和血糖。

2. 蔬菜类食物营养价值的影响因素

（1）加工

1）脱水（干制）：在蔬菜脱水的过程中，无机盐、碳水化合物、膳食纤维等成分得到浓缩。在晾晒和烘烤的脱水过程中，维生素 C 几乎全部损失，胡萝卜素大部分被氧化。真空冷冻干燥，营养素损失最小。

2）热烫：可除去 2/3 以上的草酸、亚硝酸盐、有机磷农药等，同时钝化氧化酶和水解酶类，在后续加工中可提高营养素的利用率；但维生素 C、维生素 B_1、叶酸、钾等营养素会溶于水而流失，应严格控制热烫时间并提高冷却效率。

3）腌制：水溶性维生素和无机盐在腌制前处理中损失严重；腌制过程中可能产生亚硝酸盐，并且会引入较多的钠盐。

4）速冻：蔬菜在经过速冻一系列处理后，水溶性维生素有一定损失，但胡萝卜素、无机盐、膳食纤维损失不大。

5）罐藏：蔬菜水溶性维生素和无机盐受热降解与随水一起流失一部分，其中维生素 C 的损失率较高。

（2）烹调：洗菜和切菜，应该是先洗后切，如果先切或浸泡会造成大量水溶性维生素流失。切菜后也应尽快烹调，以减少氧化。烹调蔬菜较好的方式是凉拌、急火快炒和快速蒸煮。快炒或一般炖煮，维生素 C 和叶酸的损失率常为 20%～50%，长时间熬煮维生素 C 损失大，但胡萝卜素损失小。微波烹调的维生素 C 损失高于普通烹调。烹调时加些醋，可以提高维生素 C 热稳定性，减少损失。

（3）储存：新鲜蔬菜不宜久存，勿在日光下暴晒，烹制后的蔬菜尽快吃掉。储存温度和湿度对蔬菜营养价值有极大的影响。多数蔬菜在储存温度 12℃和相对湿度在 85%～90% 时，维生素 C 的损失较小。

（四）水果类食物营养价值

水果类依据果实的形态和生理特征，主要分为仁果类、核果类、浆果类、柑橘类、瓜果类，以及热带、亚热带水果。水果类主要为人体提供各种无机盐、膳食纤维及维生素，特别是维生素 C、胡萝卜素、核黄素、钾、钙、镁、磷等，其营养价值类似蔬菜类。

1. 水果类食物营养特点

（1）蛋白质和脂肪：新鲜水果蛋白质及脂肪含量均不超过 1%。

（2）碳水化合物：水果所含碳水化合物在 6%～28%，水果含糖较蔬菜多而具甜味，主要是果糖、葡萄糖和蔗糖，不同种类和品种有较大差异，还富含纤维素、半纤维素和果胶。仁果类如苹果和梨以含果糖为主，核果类如桃、李、柑橘以含蔗糖为主，浆果类如葡萄、草莓以葡萄糖和果糖为主。水果在成熟过程中，淀粉逐渐转化为可溶性糖，甜度增加。

（3）维生素：新鲜水果中含维生素 C 和胡萝卜素较多，维生素 B 族含量相对较少。鲜枣、草莓、橘、猕猴桃中维生素 C 含量较多，芒果、柑橘、杏等含胡萝卜素较多。

（4）无机盐：水果含有丰富的无机盐，如钾、钠、钙、磷、镁、铁、锌、铜等。除个别水果外，无机盐含量相差不大。干制水果因水分含量降低而使无机盐浓缩。

（5）其他物质：水果中常含有多种芳香物质、有机酸和色素，它们使水果具有特殊的香味和颜色。水果中因含有多种有机酸而具有酸味，有机酸中以柠檬酸、苹果酸、酒石酸含量较多，还有少量的苯甲酸、水杨酸、琥珀酸和草酸等。柠檬酸为柑橘类果实所含的主要有机酸。仁果类的苹果、梨及核果类的桃、杏、樱桃等含苹果酸较多。酒石酸又叫葡萄酸，为葡萄的主要有机酸。在同一种果实内，往往是多种有机酸并存，如苹果中主要是苹果酸，也含有少量的柠檬酸和草酸等。一些水果中含有的某些物质具有重要的营养保健作用，如葡萄中的白藜芦醇，西瓜中的番茄红素等，它们具有抗炎、抗氧化、抗衰老、抗肿瘤、增强免疫、降低血脂、保护心脑血管等作用。野生水果如沙棘、酸枣、刺梨、番石榴和金樱子等，其维生素 C、胡萝卜素、核黄素和钙、铁等营养素含量往往优于培植水果，营养价值相对较高。

2. 水果类食物营养价值的影响因素

（1）加工：水果在加工过程中，主要损失维生素 C。水果罐头、果酱、果脯、果汁、果糕等维生素 C

的保存率与原料特点、加工水平及储存条件有很大关系。纯果汁分为两类：一类是带果肉的混浊汁，其中含有除部分纤维素之外的水果中的全部养分；另一类是澄清汁，经过过滤或超滤，除去了水果中的膳食纤维，各种大分子物质和脂类物质，只留下糖分、无机盐和部分水溶性维生素。

“果汁饮料”中原果汁的含量在 10% 以下。果酱和果脯加工品需要加大量蔗糖长时间熬煮或浸渍，含糖量可达 50%～70%。水果干中维生素 C 损失 10%～50%，在酸性条件下损失较少。无机盐得到浓缩。

(2) 储存：可引起水果中维生素 C 的损失。酸性水果在常温储存中维生素 C 的保存率较高，如柑橘类水果和山楂。

二、动物性食物营养价值

畜禽肉，水产品，蛋类，乳及乳制品属于动物性食物。

(一) 畜禽肉食物营养价值

畜肉指猪、牛、羊、马等牲畜的肌肉、内脏及其制品；禽肉包括鸡、鸭、鹅等的肌肉、内脏及其制品。畜禽肉中营养素的分布与含量，因动物的种类、年龄、肥瘦程度及部位的不同而差异较大。

1. 畜禽肉食物营养特点

(1) 蛋白质：畜禽肉属于优质蛋白，大部分存在于肌肉组织中，含量为 10%～20%。蛋白质含量受动物的品种、年龄、肥瘦程度及部位的影响。例如，猪肉蛋白质平均含量为 13.2%，猪里脊肉为 20.2%，猪五花肉为 7.7%，牛肉和鸡肉为 20%，鸭肉为 16%。

(2) 脂肪：畜肉中猪肉脂肪含量最高，其次是羊肉、牛肉和兔肉较低。畜肉脂肪以饱和脂肪酸为主，主要为甘油三酯，还含有少量卵磷脂、胆固醇和游离脂肪酸。禽肉中，鸭和鹅肉的脂肪含量较高，鸡和鸽子次之。与畜肉相比，禽肉脂肪含量较少，而且含有 20% 的亚油酸，易于机体的消化吸收。动物内脏、脑组织的脂肪含量较高，且含较高胆固醇。畜禽肉中脂肪含量因牲畜的品种、年龄、肥瘦程度及部位的不同而有较大差异。例如，猪前肘脂肪含量为 31.5%，猪里脊肉脂肪含量为 7.9%，牛五花肉脂肪含量为 54%。

(3) 碳水化合物：畜禽肉碳水化合物主要以糖原形式存在于肌肉和肝中，含量极少。

(4) 无机盐：畜禽肉无机盐含量为 0.8%～1.2%，不同部位含有的无机盐含量不同。例如，畜禽肉内脏无机盐含量高于瘦肉，瘦肉无机盐含量又高于肥肉。畜禽肉和动物血液中铁含量尤为丰富，且主要以血红素铁的形式存在，生物利用率高，是膳食铁的良好来源。肾中硒的含量较高，尤其以牛肾和猪肾中硒的含量较多，是其他一般食物的数十倍。此外，畜肉还含有较多的钾、钠、铁、磷、硫、铜等。禽肉中含有较为丰富的钾、钙、钠、镁、磷、铁、硒及硫等，其中硒的含量高于畜肉。

(5) 维生素：畜禽肉可提供多种维生素，尤其内脏含量较高，畜肉是维生素 A 的良好来源。

2. 畜禽肉食物营养价值的影响因素

(1) 加工：畜禽肉加工制品主要包括腌腊制品、酱卤制品、熏烧烤制品、干制品、油炸制品、香肠、火腿和肉类罐头等。腌腊制品、干制品因水分减少，蛋白质、脂肪和无机盐的含量升高，但易出现脂肪氧化及维生素 B 族的损失。酱卤制品饱和脂肪酸的含量降低，游离脂肪酸的含量升高，维生素 B 族损失。熏烤制品的加工过程使含硫氨基酸、色氨酸和谷氨酸等因高温而分解，故营养价值降低。肉类罐头的加工过程使含硫氨基酸、维生素 B 族被分解破坏。香肠、火腿、罐头等的加工过程可能产生或添加危害人体健康的因素，如亚硝胺类或多环芳烃类物质的含量增加。这些加工方法不仅使用了较多的食盐，同时油脂过度氧化等也存在一些食品安全问题，长期食用这些制品会给人体健康带来风险，应尽量少食。

(2) 烹调：对畜禽肉蛋白质、脂肪和无机盐的损失一般较小，但对维生素的损失较大。烹饪方式的不同，对其营养价值的影响不同。炖煮过程中对营养素的破坏相对较小，主要是使水溶性维生素和无机盐溶于水中，因此其汤汁不宜丢弃。上浆挂糊能够减少营养素的流失，使肉质表面形成一层较硬的保护层，水分不易蒸发，蛋白质、脂肪不外溢，维生素也可得以保存。

（3）储存：肉类经过冷冻冷藏，可抑制细菌的繁殖生长，但肉质的变化受冻结速度、储存时间和解冻方式影响。肉根据不同冷冻储存方式，可分为冷鲜肉、冷却肉、冷冻肉。当要食用时，将冻肉置于常温下或流动的水中浸泡，让其缓慢解冻使组织液被组织细胞充分吸收，就可使冻肉恢复到鲜肉的原状。

（二）水产品食物营养价值

水产品可分为鱼类、甲壳类和软体类。鱼类有海水鱼和淡水鱼之分。海水鱼又分为深海鱼和浅海鱼。

1. 水产品营养特点

（1）蛋白质：鱼类蛋白质含量一般为15%～25%，含有人体必需的各种氨基酸，尤其富含亮氨酸和赖氨酸，属于优质蛋白。蛋白质含量及氨基酸模式因鱼的种类、年龄、肥瘦程度及捕获季节等不同而有区别。鱼类肌肉组织较畜禽肉更易消化，营养价值与畜禽肉相近。其他水产品中河蟹、对虾、章鱼的蛋白质含量约为17%，软体动物的蛋白质含量约为15%，酪氨酸和色氨酸的含量比牛肉和鱼肉高。

（2）脂肪：鱼类脂肪含量较低，一般主要分布在皮下和内脏周围，肌肉组织中含量很少，主要以不饱和脂肪酸形式存在，占脂肪含量的80%，消化吸收率可达95%；尤其深海鱼类脂肪长链多不饱和脂肪酸含量高，如二十碳五烯酸（EPA）和二十二碳六烯酸（DHA）。蟹、河虾等脂肪含量约2%，软体动物的脂肪含量平均为1%。鱼子、虾子、蟹黄等食物中胆固醇含量较高。不同种类的水产品脂肪含量差别较大。

（3）碳水化合物：鱼类碳水化合物的含量仅约为1.5%，主要以糖原形式存在。

（4）无机盐：鱼类无机盐含量为1%～2%，其中磷的含量最高；钙的含量较畜禽肉高，是钙的良好来源。海水鱼类含碘丰富。鱼类含锌、硒较丰富。虾类钙、锌含量较高。鲍鱼、河蚌和田螺中铁含量较高。软体动物中硒含量较高。

（5）维生素：鱼类肝脏是维生素A和维生素D的重要来源，也是维生素B_2的良好来源，维生素E和烟酸的含量也较高，但几乎不含维生素C。软体动物维生素的含量与鱼类相似，但维生素B族含量较低。贝类食物中维生素E含量较高。

2. 水产品食物营养价值的影响因素

（1）加工：干制品因水分减少，蛋白质、脂肪和无机盐的含量升高，脂肪易氧化。罐头的加工使含硫氨基酸、维生素B族被分解破坏。腌制过程微生物和鱼体组织酸类的作用，在较长时间的盐渍过程中逐渐失去原来鲜鱼肉的组织状态和风味特点，肉质变软，氨基酸氮含量增加。

（2）烹调：蛋白质变性更有利于消化吸收。无机盐和维生素在用炖、煮的方法时，损失不大；但在高温制作过程中，维生素B族损失较多。

（3）储存：水产品极易腐败变质，可通过气调保鲜、低温冷藏或冷冻储存结合使用来储存，也可用不低于15%的食盐储存。

（三）蛋类食物营养价值

蛋类主要包括鸡蛋、鸭蛋、鹅蛋、鹌鹑蛋和鸽蛋等，其中食用最普遍、销量最大的是鸡蛋。

各种蛋类大小不一，但结构相似，由蛋壳、蛋清、蛋黄三部分组成。以鸡蛋为例，每只鸡蛋平均重约50g。其中，蛋壳占全蛋重的11%～13%，主要由碳酸钙构成。蛋壳的颜色由白色到棕色，深浅不一，因鸡的品种而异，与蛋的营养价值无关。蛋白膜和内蛋壳膜紧密相连，阻止微生物进入蛋内。蛋白膜之内为蛋清，蛋清占全蛋重的55%～60%，为白色半透明黏性溶胶状物质，接近蛋黄部分较为黏稠。蛋黄占全蛋重的30%～35%，为浓稠、不透明、半流动黏稠物，表面包有蛋黄膜，由两条韧带将蛋黄固定在蛋的中央。蛋黄的颜色受禽类饲料成分的影响，如饲料中添加β-胡萝卜素可以增加蛋黄中β-胡萝卜素的水平，而使蛋黄呈现黄色至橙色的鲜艳颜色。

1. 蛋类食物的营养特点 蛋类的宏量营养素含量稳定，微量营养素含量受品种、饲料、季节等多方面的影响。

（1）蛋白质：蛋类蛋白质含量一般在10%以上，且蛋清中较低，蛋黄中较高。蛋清中主要含卵清蛋白、卵黏蛋白、卵球蛋白等。蛋黄中蛋白质主要是卵黄磷蛋白和卵黄球蛋白。鸡蛋蛋白的必需氨基酸组成与人体接近，生物价最高，常被用作参考蛋白。

（2）脂肪：蛋清中脂肪含量极少，98%的脂肪集中在蛋黄中，呈乳化状，易消化吸收。甘油三酯占蛋黄中脂肪的62%～65%，脂肪中油酸约占50%，亚油酸约占10%；磷脂占30%～33%。磷脂主要是卵磷脂和脑磷脂，卵磷脂可促进脂溶性维生素的吸收，降低血胆固醇，是磷脂的良好食物来源，除此还有鞘磷脂。蛋黄中固醇4%～5%，适量摄入鸡蛋影响血清胆固醇水平较小，对心血管疾病的发病率影响较小。

（3）碳水化合物：蛋类含碳水化合物较少，蛋清中主要是甘露糖和半乳糖。蛋黄中碳水化合物多以蛋白质结合形式存在。

（4）无机盐：蛋类的无机盐主要存在于蛋黄内，蛋清中含量极低。其中以磷、钙、钾、钠含量较多，铁、镁、锌、硒等也较为丰富。但卵黄中高磷蛋白与铁结合影响铁的吸收。

（5）维生素：蛋类维生素主要集中于蛋黄，含量受到品种、季节和饲料的影响，主要以维生素A、维生素E、维生素B_2、维生素B_6和泛酸为主，也含有一定量的维生素D、维生素K等，维生素种类相对齐全。

2. 蛋类食物营养价值的影响因素

（1）加工：蛋制品是以蛋类为原料加工制成的产品，如皮蛋、咸蛋、糟蛋、干全蛋粉、干蛋清粉及干蛋黄粉等。蛋制品宏量营养素与鲜蛋相似，但不同加工方法对某些微量营养素的含量产生影响。例如，皮蛋在加工过程中加碱和盐，使无机盐含量增加，且会增加铅的含量，对维生素A、维生素D的含量影响不大，但造成维生素B族损失；咸蛋在加工过程中主要是钠含量的增加；糟蛋在加工过程中蛋壳中的钙盐可以渗入蛋内，提高钙含量。

（2）烹调：煮蛋时间过长，会使蛋白质过度凝固，影响消化吸收，维生素也会大量损失。煎、炒、蒸蛋火不宜过大，时间不宜过长，否则可使鸡蛋变硬变韧，既影响口感又影响消化。

（3）储存：鲜蛋存放温度以-1～0℃为宜。低温可抑制蛋内微生物和酶的活性，使鲜蛋呼吸作用减缓，水分蒸发减少，有利于保持鲜蛋营养价值和鲜度。

（四）乳及乳制品食物营养价值

乳包括牛乳、羊乳和马乳等，其中食用最多的是牛乳。乳是营养素齐全、容易消化吸收的一种优质蛋白，也是老年人的理想食品之一。

1. 乳类主要营养特点 鲜乳主要是由水（含量为86%～90%）、脂肪、蛋白质、乳糖、无机盐、维生素等组成的一种复杂乳胶体，营养素含量与其他食物比较相对较高。

（1）蛋白质：牛乳蛋白质含量为2.8%～3.3%，主要由酪蛋白、乳清蛋白和乳球蛋白组成。蛋白质消化吸收率为87%～89%，属优质蛋白。

（2）脂类：乳中脂肪含量一般为3.0%～5.0%，主要为甘油三酯，少量磷脂和胆固醇，吸收率高达97%。乳脂肪中脂肪酸组成复杂，油酸、亚油酸和亚麻酸分别占30%、5.3%和2.1%，短链脂肪酸含量较高，易于消化。

（3）碳水化合物：乳中碳水化合物主要为乳糖，含量为3.4%～7.4%。乳糖有调节胃酸、促进胃肠蠕动和促进消化液分泌作用，还能促进钙的吸收和促进肠道乳酸杆菌繁殖。

（4）无机盐：乳中无机盐含量丰富，富含钙、磷、钾、镁、钠等；其中钙含量110mg/100ml，吸收率高，是钙的良好来源。

（5）维生素：牛乳中维生素含量与饲养方式和季节有关。放牧期，牛乳维生素较冬春季在棚内饲养高。牛乳是维生素B族的良好来源，但瓶装牛乳在光线下较长时间存放会使牛乳中的维生素B_2被分解破坏。鲜牛乳中含有少量的维生素C，经高温消毒处理后其维生素C含量大幅减少。

（6）乳中活性物质：较为重要的有生物活性肽、乳铁蛋白、免疫球蛋白、激素和生长因子等。具有调节铁代谢、促生长和抗氧化等作用，经蛋白酶水解形成的肽片段具有一定的免疫调节作用。

2. 乳及乳制品食物营养价值的影响因素

（1）加工：乳制品是以乳类为原料经浓缩、发酵等工艺制成的产品，如乳粉、酸奶、炼乳等。乳制品因加工工艺不同，营养素含量差异较大。常见的乳制品有消毒牛乳、发酵乳、炼乳、乳粉、奶油、乳酪等。

液态乳包括：①巴氏杀菌乳、灭菌乳，除维生素B族和维生素C有损失外，营养价值与新鲜生乳差别不大；②调制乳因其是否进行营养强化而差异较大。

发酵乳是以80%以上生牛（羊）乳或乳粉为原料，添加其他原料，经杀菌、发酵后，制成的pH降低的产品。发酵乳包括发酵前或后添加或不添加食品添加剂、营养强化剂、果蔬、谷物等制成的产品。经过乳酸菌发酵后，发酵乳的乳糖变为乳酸，蛋白质凝固，游离氨基酸和肽增加，生物价提高，脂肪不同程度地水解，营养价值更高，更容易消化吸收，还可刺激胃酸分泌；益生菌可抑制肠道腐败菌的生长繁殖，尤其对乳糖不耐受者更适合。

根据鲜乳是否脱脂，乳粉可分为全脂乳粉和脱脂乳粉。一般全脂乳粉的营养素含量约为鲜乳的8倍，脱脂乳粉脂肪含量仅为1.3%，损失较多的脂溶性维生素，适合于要求低脂膳食的患者食用。调制乳粉一般是以牛乳为基础，根据不同人群的营养需要特点，对牛乳的营养组成成分加以适当调整和改善调制而成的。

热处理能够杀灭原料乳中的蛋白酶，可有效延缓或抑制牛乳蛋白的水解，增强牛乳蛋白的稳定性。除维生素B族和维生素C有损失外，营养价值与新鲜生牛乳差别不大，但调制乳因其是否进行营养强化而差异较大。

（2）储存：乳在储存过程中的风味和品质会因热处理的程度和储存环境改变而发生改变。通常情况下，超高温灭菌乳可在室温下储存，巴氏灭菌乳需冷藏储存。

第三节 其他食品

一、保健食品

保健食品（health food）又称为功能食品（functional food），指具有特定保健功能，或者以补充维生素、无机盐为目的，适用于特定人群食用，具有调节机体功能，不以治疗疾病为目的，并且对人体不产生任何急性、亚急性或慢性危害的食品。

（一）保健食品的特点

1. 保健食品是食品 保健食品必须具有食品的共性，即无毒无害、有一定的营养价值并具有相应的色、香、味等感官性状。但保健食品不是普通的食品，既可以体现传统食品的属性，也可以是胶囊、片剂或口服液等形式，并且在食用量上有限制，不能替代正常膳食。

2. 保健食品不是药物 药物以治疗疾病为目的，允许有一定的副作用且多数不能长期食用。而保健食品以调节机体功能为主要目的，不能用于治疗疾病，可以长期服用。此外，保健食品为经口摄入，而药物的摄入渠道可通过注射、皮肤及口服等多种途径。

3. 保健食品具有特定的保健功能 保健食品的保健功能是经过科学验证的，如有助于增强免疫力、氧化、控制体内脂肪、缓解体力疲劳等。这是保健食品区别于普通食品的一个重要特征。

4. 保健食品适用于特定人群 保健食品是针对亚健康人群设计的。不同功能的保健食品对应的是不同特征的亚健康人群。

（二）保健食品的基本功能与分类

2019 年国家市场监督管理总局公布的《保健食品原料目录与保健功能目录管理办法》确定将增强免疫力等 24 项保健功能纳入保健功能目录，分别是有助于增强免疫力、有助于抗氧化、辅助改善记忆、缓解视觉疲劳、清咽润喉、有助于改善睡眠、缓解体力疲劳、耐缺氧、有助于控制体内脂肪、有助于改善骨密度、改善缺铁性贫血、有助于改善痤疮、有助于改善黄褐斑、有助于改善皮肤水分状况、有助于调节肠道菌群、有助于消化、有助于润肠通便、辅助保护胃黏膜、有助于维持血脂（胆固醇 / 甘油三酯）健康水平、有助于维持血糖健康水平、有助于维持血压健康水平、对化学性肝损伤有辅助保护作用、对电离辐射危害有辅助保护作用、有助于排铅。

保健食品按照功能可分成 3 类。

1. 营养型保健食品 以增进健康和各项体能为主要目的，可供健康人群或亚健康人群食用，提高人体的营养水平，防止人体因某种营养素缺少而引起功能失调。这类保健食品一般含有较全面的营养素，或者较一般食品更易于消化吸收，以调节免疫、抗疲劳、调节胃肠功能等为主要功能的食品即属于此类。

2. 专用保健食品 是以特殊生理需要或特殊工种需要的人群为食用对象的保健食品。专用保健食品包括根据各种不同生理阶段的健康人群的生理特点和营养需求设计的食品（如中老年抗衰老食品等），以及根据特殊工作条件的人群（如高温、低温、高原等环境，接触有毒、有害物质的工作人群，运动员等）生理特点和营养需要设计的专用保健食品。

3. 防病保健食品 是以防病为目的的保健食品，应根据特殊疾病患者的生理状况，强调预防疾病和促进康复两方面的调节功能。患者在药物治疗的同时服用此类保健食品，可以达到预防并发症、促进康复的目的。

（三）保健食品常用的功效成分

保健食品的功效成分又称为功能因子、活性成分、有效成分，指能通过激活酶的活性或其他途径调节人体功能的物质。利用这些功效成分或含有这些成分的食物，以及人们熟知的蛋白质、脂类等各种必需营养素，经过适当的加工和科学评价，可以得到调节生理功能或预防疾病的保健食品。目前，从天然物质中分离提取的功效成分有以下几类：

1. 蛋白质、多肽和氨基酸

（1）超氧化物歧化酶（SOD）：是一种金属酶，可从细菌、藻类、真菌、昆虫、鱼类、高等植物和哺乳动物等生物体内分离得到。生物学功能主要包括：①有助于抗氧化；②有助于增强免疫力。

（2）大豆多肽：指大豆蛋白经蛋白酶作用后，再经特殊处理而得到的蛋白质水解产物。生物学功能主要包括：①有助于控制体内脂肪；②有助于维持血脂（胆固醇 / 甘油三酯）健康水平。

（3）谷胱甘肽：是由谷氨酸、半胱氨酸和甘氨酸组成的三肽化合物，广泛存在于动植物中，在面包酵母、小麦胚芽和动物肝脏中含量较高。生物学功能主要包括：①有助于抗氧化；②对电离辐射危害有辅助保护作用；③有助于改善黄褐斑；④有助于排铅。

（4）牛磺酸：是一种含硫氨基酸，是调节机体正常生理功能的重要物质。生物学功能主要包括：①辅助改善记忆；②缓解视觉疲劳；③有助于抗氧化；④有助于控制体内脂肪；⑤有助于增强免疫力。

2. 碳水化合物

（1）膳食纤维：常存在于植物细胞壁、禾谷类和豆类种子的外皮、植物的茎和叶中。目前开发利用的有小麦纤维、树胶和海藻多糖等。生物学功能主要包括：①有助于润肠通便；②有助于调节肠道菌群；③有助于维持血脂（胆固醇 / 甘油三酯）健康水平；④有助于维持血糖健康水平；⑤有助于控制体内脂肪。

但是膳食纤维的羧基能与钙、铁、锌等阳离子结合，摄入过多会影响人体对某些无机盐元素的吸收。

（2）低聚糖：普遍存在于高等植物中，尤其在芦笋、洋葱、牛蒡、香蕉等植物中含量较多。目前研究较多的功能性低聚糖有低聚果糖等。生物学功能主要有：①有助于调节肠道菌群；②有助于增强免疫力；③有助于维持血糖健康水平。

（3）活性多糖：包括植物多糖、动物多糖（海参多糖、壳聚糖、透明质酸）及微生物多糖。目前的研究多集中于食用菌的活性多糖上，如银耳、香菇多糖、灵芝多糖等。生物学功能主要包括：①有助于增强免疫力；②有助于抗氧化；③有助于维持血糖健康水平；④对电离辐射危害有辅助保护作用。

3. 功能性脂类成分

（1）大豆磷脂：指以大豆为原料所制的磷脂类物质，由卵磷脂、脑磷脂、肌醇磷脂等成分组成，常见的化合物为卵磷脂和脑磷脂。生物学功能主要包括：①有助于抗氧化；②有助于维持血脂（胆固醇 / 甘油三酯）健康水平。

（2）多不饱和脂肪酸：主要包含 Ω-3 和 Ω-6 两个系列，包括二十碳五烯酸、二十二碳六烯酸、α-亚麻酸、亚油酸、花生四烯酸（AA）等。生物学功能主要包括：①缓解视觉疲劳；②有助于维持血脂（胆固醇 / 甘油三酯）健康水平；③有助于增强免疫力；④辅助保护胃黏膜；⑤有助于维持血糖健康水平；⑥有助于控制体内脂肪。

（3）植物甾醇：是广泛存在于生物体内的一种重要的天然活性物质，主要为谷甾醇、豆甾醇和菜油甾醇等。植物油、谷类、蔬菜、瓜果中都含有植物甾醇。生物学功能主要包括：①有助于增强免疫力；②有助于改善皮肤水分状况。

4. 微量营养素 主要包括维生素和维生素类似物，以及无机盐。目前作为保健食品中的功效因子，主要有维生素 C、维生素 A 和维生素 E。大多数维生素类似物在体内合成，通过体外补充这些物质，能观察到明显的生理功效。用于保健食品中的无机盐有钙、铁、锌等。例如，老年人增加硒和维生素 E 的摄入，有助于抗氧化。

5. 益生菌及其发酵制品 益生菌是一类微生物，服用一定数量将对人体健康带来有益作用。常见的益生菌有双歧杆菌、乳杆菌、益生链球菌等。生物学功能主要包括：①有助于消化；②有助于调节肠道菌群；③有助于增强免疫力；④有助于维持血脂（胆固醇 / 甘油三酯）健康水平；⑤有助于润肠通便。

二、特殊医学用途配方食品

特殊医学用途配方食品（food for special medical purpose，FSMP）又称为医用食品，是为了满足由于完全或部分进食受限、消化吸收障碍或代谢紊乱人群的每日营养需要，或者满足由于某种医学状况或疾病而产生的对某些营养素或日常食物的特殊需求加工配制而成，且必须在医生或临床营养师指导下使用的配方食品。

（一）特殊医学用途配方食品的特点

特殊医学用途配方食品是食品不是药品，属于医学营养品的范畴，不能替代药物的治疗作用，也不得声称对疾病的预防和治疗功能。其目标人群一般是患者。当目标人群无法进食普通膳食或无法用日常膳食满足其营养需求时，特殊医学用途配方食品可以作为一种营养补充途径，起到营养支持作用；同时针对不同疾病的特异性代谢状态，对相应的营养素含量提出了特别规定，能更好地适应特定疾病状态或疾病某一阶段的营养需求，为患者提供有针对性的营养支持，改善患者的营养状况，为疾病的治疗恢复提供良好的基础条件。

（二）特殊医学用途配方食品的分类

特殊医学用途配方食品根据其提供营养素是否全面分为全营养特殊医学用途配方食品、特定全营养特殊医学用途配方食品和非全营养特殊医学用途配方食品。

1. 全营养特殊医学用途配方食品 含有人体所需要的营养素，可作为单一营养来源满足目标人群营养需求，主要应用对象是有医学需求但对营养素没有特别限制的人群（如体质虚弱者、严重营养不良者），如氨基酸或短肽型特殊医学用途配方食品、整蛋白型特殊医学用途配方食品等。

2. 特定特殊医学用途配方食品 能量和营养成分含量以特殊医学用途配方食品为基础，但可依据疾病或医学状况对营养素的特殊要求适当调整，以满足目标人群的营养需求。

常见特定特殊医学用途配方食品包括糖尿病、呼吸系统疾病、肾病、肿瘤、肝病、肌少症、创伤、感染、手术及其他应激状态、胃肠道吸收障碍、脂肪酸代谢异常、肥胖、减脂手术特殊医学用途配方食品。例如，对糖尿病特殊医学用途配方食品的开发，应从降低血糖方面考虑，以辅助疾病的治疗。配方设计应选择低血糖指数的碳水化合物，血糖指数最好在 50% 左右。增加配方中不饱和脂肪酸的用量，增加配方中膳食纤维的用量，降低配方中钠的用量。

3. 非全营养特殊医学用途配方食品 是含有可满足目标人群部分营养需求的特殊医学用途配方食品，需在医生或临床营养师的指导下，按照患者个体的特殊状况或需求使用。非全营养特殊医学用途配方食品不能作为单一营养来源以满足目标人群的营养需求，需要与其他食品配合使用，故对营养素含量未做要求。常见的非特殊医学用途配方食品包括营养素组件（蛋白质、脂肪、碳水化合物组件）、电解质配方、增稠组件、流质配方和氨基酸代谢障碍配方。

知识拓展

老年人与特殊医学用途配方食品

老年人要经常监测体重，体重轻（BMI < 20.0kg/m^2）或近期体重明显下降，应及早查明原因，从膳食上采取措施进行干预，关注其进食情况，鼓励摄入营养密度高的食物。

在特殊医学用途配方食品的选择中，标准整蛋白配方符合大多数老年人的需要；氨基酸和短肽类的特殊医学用途配方食品适合胃肠功能不全（如重症胰腺炎等）的老年人；高能量密度配方有利于实现老年人营养充足性；不含乳糖的特殊医学用途配方食品适合乳糖不耐受易出现腹泻的老年人；添加膳食纤维的特殊医学用途配方食品可改善老年人的肠道功能，减少腹泻和便秘。特殊医学用途配方食品常用口服营养补充方式，使用量 1.67～2.51MJ/d（400～600kcal/d），含蛋白质 15～30g，分 2～3 次在两餐间服用，至少连续使用 4 周。对不能摄入普通食物的老年人，建议啜饮（50～100ml/h），以改善营养状况，维护身体功能，提高生活质量。

第四节 食品安全

民以食为天，食以安为先。食品安全是关系国计民生的大事。

食品安全（food safety）指食品的种植、养殖、加工、包装、储存、运输、消费等活动符合国家强制性标准和要求，不存在可能损害人体健康的有毒有害物质而导致其病亡或者危及消费者及其后代的隐患的状态。

一、食品污染

（一）食品污染概述

食品污染指在各种条件下，导致外源性有毒有害物质进入食品或食物成分本身发生化学反应而产生有毒有害物质，从而造成食品安全性、营养性和 / 或感官性状发生改变的过程。食品污染可引起急性疾病；还可蓄积或残留在体内，造成慢性损害和潜在威胁，而常规的冷、热处理不能消除有害性。

（二）常见食品污染的预防措施

食品污染按其性质可分为食品生物污染、食品化学污染和食品物理污染。

1. 食品生物污染 包括微生物、寄生虫和昆虫的污染。微生物污染主要包括细菌及其毒素污染、真菌及其毒素污染以及病毒污染等。细菌、真菌及其毒素对食品的污染最常见、最严重，危害也较大，在食品的生产、加工、运输、储存和销售过程中，如果没有遵守卫生操作规范，就有可能使食品受到生物污染，卫生质量下降（如米饭变馊）。常见污染食品的病毒，有甲型肝炎病毒和禽流感病毒等。寄生虫及虫卵主要是由患者、病畜的粪便，通过水体或土壤间接污染食品或直接污染食品。造成昆虫污染的昆虫主要有螨类、蛾类、谷象虫以及蛆等。

（1）食品腐败变质的预防：在食品腐败变质的过程中，细菌、酵母菌和真菌起重要作用。防止食品腐败变质的基本原理是改变食品的温度、水分、氢离子浓度、渗透压及采用其他抑菌杀菌措施，将食品中的微生物消灭或减弱其生长繁殖的能力，以达到防止食品腐败变质目的。

预防腐败变质的措施：①化学保藏法，如盐腌法、糖渍法及防腐剂保藏法等；②食品低温保藏法，如 –1～10℃的冷藏法及 –18℃以下的冷冻保藏等；③加热杀菌保藏，如常压杀菌法（巴氏杀菌法）、加压杀菌法、超高温瞬时杀菌法和微波杀菌法等；④食品干燥脱水保藏，如日晒、阴干、喷雾干燥、冷冻干燥等；⑤食品辐照保藏，如使用钴 -60（^{60}Co）和铯 -137（^{137}Cs）产生的 γ 射线杀菌、灭虫，抑制蔬菜发芽，延迟果实成熟等。

（2）黄曲霉毒素污染的预防：黄曲霉毒素是黄曲霉和寄生曲霉产生的一类代谢产物，易污染粮食和饲料。预防黄曲霉毒素污染的措施：①食物防霉，如选用和培育抗霉良种、田间防虫防倒伏、干燥通风储存及使用防霉剂等；②去除毒素，如去除霉粒法、碾轧加工法、加水搓洗法、植物油加碱去毒法等；③物理去除法，如紫外光照射、氨气处理法等；④严格监控，制订食品中黄曲霉毒素限量标准，限定各种食品中黄曲霉毒素含量，是控制危害的重要措施。

2. 食品化学污染 涉及范围较广，情况也较复杂。其主要包括：①农药、兽药不合理使用，残留在食品中；②工业“三废”（废水、废渣、废气）排放，造成有毒金属和有机物污染环境，继而转移至食品，如铅、砷、镉、汞等；③食品容器、包装材料、运输工具等接触食品时融入食品中的有害物质；④滥用食品添加剂；⑤在食品加工、储存过程中产生的物质，如腌渍、烟熏、烘烤类食物产生的亚硝胺、多环芳烃、杂环胺、丙烯酰胺等，以及酒中有害的醇类、醛类等；⑥掺假、制假过程中加入的物质。

（1）有毒金属污染的预防：摄入被有毒金属污染的食品对人体可产生多方面的危害，如急性中毒或蓄积性慢性危害（如致癌、致畸、致突变）等。预防有毒重金属污染中毒的方法：①严格监督管理工业生产中的“三废”排放；②开展土壤水源治理；③合理使用农药，禁止使用含有毒金属的农药；④制订食品中有毒金属的允许限量标准并加强监督检验。

（2）N- 亚硝基化合物污染的预防：食品中的 N- 亚硝基化合物主要来源于不新鲜的蔬菜、腌制食品、烟熏食品、油炸食品等。N- 亚硝基化合物主要损害动物肝脏，可出现肝小叶中央坏死、出血、胆管增生和纤维化等病变。大多数 N- 亚硝基化合物是强致癌物、强致突变物，有一定的致畸性。预防 N- 亚硝基化合物污染的措施：①防止食物被微生物污染；②改进食品加工工艺，减少硝酸盐或亚硝酸盐的用量；③施用钼肥，降低蔬菜中硝酸盐和亚硝酸盐含量；④使用维生素 C、维生素 E、酚类及黄酮类化合物，阻断亚硝基化反应的作用从而阻断亚硝基化反应；⑤制订食品中允许量标准并加强监测，避免食用 N- 亚硝基化合物超标的食物。

（3）多环芳烃化合物对食品的污染：多环芳烃化合物，尤其是苯并[a]芘，是食品中具有致癌作用的一类化学污染物。食品在烘烤、熏制、高温加工烹调时，都有可能受到多环芳烃化合物的污染。此外，受污染的土壤、水、大气，加工中食品接触材料等因素都有可能污染食品。预防多环芳烃化合物污染的措施：①防止污染，如加强环保、改进加工工艺、避免接触含多环芳烃化合物的食品容器等；②用活性炭吸附去毒；③制订食品中的限量标准。

3. 食品物理污染

（1）食品杂物污染：指来自食品生产、加工、储存、运输、销售过程中的污染物，如粮食收割时混入的草籽、液体食品容器池中的杂物、食品运销过程中的灰尘等。预防措施：①加强食品生产、储存、运输、销售过程的监督管理；②改进加工工艺；③制订食品安全标准，严格执行《中华人民共和国食品安全法》，加强食品“从农田到餐桌”的质量和安全的监督管理，严厉打击食品掺杂掺假等违法行为。

（2）食品放射性污染：主要来自放射性物质的开采、冶炼、生产、应用，以及意外事故造成的污染。预防措施：①防止食品受到放射性物质的污染；②定期进行食品卫生监测，严格按照国家卫生标准执行，加强对食品中放射源污染的监督，使食品中放射性核素的量控制在允许范围内。

二、食物中毒

（一）食物中毒概述

1. 食物中毒的概念 食物中毒指患者摄入了含有生物性和化学性有毒有害物质的食物，或者把有毒有害物质当作食物摄入后出现非传染性急性或亚急性疾病。食物中毒既不包括因暴饮暴食而引起的急性胃肠炎、食源性肠道传染病（如伤寒）和寄生虫病（如旋毛虫、猪囊尾蚴病），也不包括因一次大量或长期少量摄入某些有毒、有害物质而引起的以慢性毒害为主要特征（如致癌、致畸、致突变）的疾病。

2. 食物中毒的特点

（1）发病呈爆发性，潜伏期短，来势急剧。短时间内可能有多数人发病，发病曲线呈上升的趋势。

（2）中毒患者一般具有相似的临床表现，常常出现恶心、呕吐、腹痛、腹泻等消化道症状。

（3）发病与食物有关。患者在近期内都食用过同样的食物，发病范围局限在食用该有毒食物的人群，停止食用该食物后很快停止发病，发病曲线在突然上升之后即突然呈下降趋势，无余波。

（4）食物中毒患者对健康人不具传染性。

（二）常见食物中毒与预防措施

根据引起食物中毒的病原物质，食物中毒可分为四类，即细菌性食物中毒、真菌毒素食物中毒、有毒动植物中毒、化学性食物中毒。

1. 细菌性食物中毒 指由于进食被细菌及其毒素所污染的食物而引起的急性疾病，主要有沙门菌、变形杆菌、副溶血性弧菌、葡萄球菌肠毒素、肉毒梭菌、蜡样芽孢杆菌食物中毒等。

（1）沙门菌食物中毒：有多种临床表现，可分为胃肠炎型、类霍乱型、类伤寒型、类感冒型、败血症型，其中以胃肠炎型最为常见。临床表现潜伏期短，一般为4～48h，长者可达72h；开始表现为头疼、恶心、食欲减退，随后出现呕吐、腹泻、腹痛。

预防措施：①防止沙门菌污染食品；②控制食品中沙门菌的繁殖；③彻底加热，以灭菌。

治疗方案：轻症者以补充水分和电解质等对症处理为主，对重症、有菌血症和其他并发症的患者，须用抗生素治疗。

（2）葡萄球菌食物中毒：是因摄入被葡萄球菌肠毒素污染的食物所引起的。能产生肠毒素的葡萄球菌主要是金黄色葡萄球菌。该食物中毒发病急骤，潜伏期短，一般为2～5h，极少超过6h；主要表现为明显的胃肠道症状，如恶心、呕吐、中上腹部疼痛、腹泻等，以呕吐最为显著。呕吐物常含胆汁，或含血及黏液。

预防措施：防治金黄色葡萄球菌污染食物（避免带菌人群对各种食物的污染、葡萄球菌对畜产品的污染），防止肠毒素的形成。

治疗方案：按照一般急救处理的原则，以补水和维持电解质平衡等对症治疗为主，一般不需应用抗生素。对重症者或出现明显菌血症者，除对症治疗外，还应根据药物敏感性试验结果采用有效的抗生素，不可滥用广谱抗生素。

2. 真菌毒素食物中毒 指食用被产毒真菌及其毒素污染的食物而引起的急性疾病，其发病率较高，死亡率因菌种及其毒素种类而异，主要有赤霉病麦、酵（臭）米面、霉变甘蔗、麦角食物中毒等。

（1）赤霉病麦食物中毒：指食用了被镰刀菌属霉菌（如禾谷镰刀菌、木贼镰刀菌、黄色镰刀菌等）侵染而发生赤霉病的麦类、玉米及其他谷类所引起的食物中毒。该食物中毒后潜伏期一般为十几分钟至半小时，亦可长至2～4h；以消化和神经系统症状为主，包括恶心、呕吐、腹痛、腹泻、头晕、头痛、嗜睡、流涎、乏力及颜面潮红、步态不稳形似酒醉样症状。症状一般在1d左右消失，病程长者可持续1周，预后良好。

预防措施：①加强田间和储存期谷物的防霉措施，如选用抗霉品种，谷类收获时及时脱粒、干燥。谷类储存过程中严格控制储存条件（温度、湿度、通风等），粮食水分含量应控制在安全水分以下。②去除或减少谷物中的病麦粒及毒素。③制订粮食中毒素限量标准并开展监测。

治疗方案：目前该食物中毒无特效治疗药物，对中毒患者进行对症处理。对于中毒轻者无须治疗。重者可以给予对症的处理，有腹痛者给予阿托品，可以应用止吐、止泻的药物；对于腹泻明显者可以给予静脉补液。

（2）霉变甘蔗食物中毒：指食用了因储存不当而霉变的甘蔗引起的食物中毒。该食物中毒后潜伏期短，从十几分钟到十几小时。发病初期为消化道症状如恶心、呕吐、腹痛、腹泻等；随后出现头晕、头痛、复视等神经系统症状，重者抽搐、四肢强直、屈曲内旋、手呈鸡爪状、眼球偏向凝视，甚至昏迷、呼吸衰竭。病死率较高，预后不良，可遗留神经系统的后遗症。

预防措施：甘蔗应在成熟后才能收割，不成熟的甘蔗含糖量低易于霉变。为了防止甘蔗霉变，储存期不能太长，储存过程中注意防冻防霉。禁止销售霉变甘蔗，加强对群众的卫生宣传教育，不买不食霉变甘蔗。

治疗方案：目前该食物中毒无特效救治药物，发生中毒后应立即对患者进行洗胃、导泻以排除毒素，并进行相应的对症治疗。

3. 有毒动植物中毒 指误食有毒动植物或摄入因加工、烹调不当而未除去有毒成分的动植物食物而引起的中毒，发病率较高，病死率因动植物种类而异。有毒动物中毒，如河豚、有毒贝类、猪的甲状腺等；有毒植物中毒，如含氰苷果仁、发芽马铃薯、未炒熟的菜豆等。

（1）河豚中毒：河鲀毒素是一种非蛋白质神经毒素，存在于除了河豚肌肉之外的其他所有组织中，其中以卵巢的毒性最强，肝脏次之。河鲀毒素可直接作用于胃肠道，引起局部刺激作用，还可出现麻痹状态。中毒特点：发病急速而剧烈，潜伏期一般为10min～3h。起初感觉手指、口唇和舌有刺痛，然后出现恶心、呕吐、腹泻等胃肠道症状，同时伴有四肢无力、畏寒，眩晕。重者瞳孔及角膜反射消失，四肢肌肉麻痹，以致身体摇摆、共济失调，甚至全身麻痹、瘫痪，最后出现言语不清、血压和体温下降。一般预后较差。由于河鲀毒素在体内排泄较快，中毒后若超过8h未死亡，一般可恢复正常。

预防措施：①加强卫生宣传教育，以防误食，正确食用；②水产品收购、加工、供销等部门严格把关，防止鲜野生河豚进入市场或混进其他水产品中；③采用河豚去毒工艺，对河豚进行加工处理。

治疗方案：河鲀毒素中毒尚无特效解毒药，一般以排出毒物和对症处理为主。

（2）毒蕈中毒：蕈类俗称为蘑菇，属于真菌植物。我国有可食蕈300余种，毒蕈80多种，其中含剧毒素的有10多种。毒蕈常因被误食而中毒，多散在发于高温多雨季节。根据毒素成分，中毒类型可分为胃肠炎型、神经精神型、溶血型、肝肾损害型。

预防毒蕈中毒最根本的方法是不要采摘自己不认识的蕈类食用。

治疗方案：对各型毒蕈中毒根据不同症状和毒素情况采取不同的治疗方案。及时催吐、洗胃、导泻、灌肠，迅速排出毒物。胃肠炎型可按一般食物中毒处理；神经精神型可采用阿托品治疗；溶血型可用肾上腺皮质激素治疗，一般状态差或出现黄疸者，应尽早应用较大量的氢化可的松，同时给予保肝治疗；肝肾损害型可用二巯基丙磺酸钠治疗，以保护体内含巯基酶的活性。

4. 化学性食物中毒 指误食有毒化学物质或食入被其污染的食物而引起的中毒，发病率和病死率均比较高，如某些金属或类金属化合物、亚硝酸盐、农药等引起的食物中毒。

（1）亚硝酸盐中毒：是由于食用硝酸盐或亚硝酸盐含量较高的腌制肉制品、泡菜或变质的蔬菜引起的，或者误将工业用亚硝酸钠作为食盐食用而引起的，也可见于饮用含有硝酸盐或亚硝酸盐的苦井水、蒸锅水。亚硝酸盐能使血液中正常携氧的低铁血红蛋白氧化成高铁血红蛋白，因而失去携氧能力，引起组织缺氧。亚硝酸盐中毒发病急，潜伏期一般为1～3h，短者10min，大量食用蔬菜引起的中毒可长达20h。中毒症状以发绀为主，皮肤黏膜、口唇、指甲下最明显；还有头痛、头晕、心率加快、恶心、呕吐、腹痛、腹泻、烦躁不安等表现。严重者有心律不齐、昏迷或惊厥等表现，常死于呼吸衰竭。

预防措施：①加强食物加工场所的管理，避免误食；②规范肉类食品企业，严格按国家规定使用硝酸盐和亚硝酸盐；③保持蔬菜的新鲜，勿食存放过久或变质的蔬菜；④剩余的熟蔬菜不可在高温下存放过久；⑤腌菜时所加盐的含量应达到12%以上，至少须腌渍15d才能食用。

治疗方案：①吸氧；②催吐、导泻、洗胃；③使用亚甲蓝；④对于有心肺功能受损的患者，还应对症处理，如应用呼吸兴奋剂、抗心律失常药等；⑤营养支持，给予能量合剂、维生素C等支持治疗。

（2）有机磷农药中毒：有机磷农药进入人体后抑制胆碱酯酶活性，导致以乙酰胆碱为传导介质的胆碱能使神经处于过度兴奋的状态，从而出现中毒症状。中毒的潜伏期一般在2h以内。误服农药纯品者会立即发病，在短期内引起以全血胆碱酯酶活性下降，出现毒蕈碱、烟碱样和中枢神经系统症状为主的全身症状。

预防措施：加强有机磷农药的管理；严格按照要求喷药及拌种；喷洒农药及收获瓜、果、蔬菜，必须遵守安全间隔期；禁止食用因有机磷农药中毒致死的各种畜禽；禁止孕妇、哺乳期妇女参加喷洒农药工作。

治疗措施：迅速对中毒者催吐、洗胃排出毒物；应用特效解毒药，轻度中毒者可单独给予阿托品，中度或重度中毒者需要阿托品和胆碱酯酶复能剂（如解磷定、氯解磷定）二者并用；急性中毒者临床表现消失后，应继续观察3～7d，以防病情突变。

三、食品标签

（一）食品标签概述

食品标签（food labeling）指食品包装上的文字、图形、符号及一切说明物。

预包装食品（prepackaged food）指预先定量包装（包括预先定量制作在包装材料和容器中）、在一定量限范围内具有统一的质量或体积标识的食品。

销售的预包装食品包括直接向消费者提供的预包装食品和非直接提供给消费者的预包装食品。根据《食品安全国家标准 预包装食品标签通则》（GB 7718—2011）的规定，两种标签必须标示的内容有所区别。直接向消费者提供的预包装食品标签标示内容具体内容包括：①食品名称；②配料表；③配料的定量；④净含量和规格；⑤生产者、经销者的名称、地址和联系方式；⑥日期标示；⑦储存条件；⑧食品生产许可证编号；⑨产品标准代码；⑩其他标示内容。非直接提供给消费者的预包装食品标签应按照直接提供给消费者的预包装食品项下的相应要求标示食品名称、规格、净含量、生产日期、保质期和储存条件，其他内容如未在标签上标注，则应在说明书或合同中注明。

（二）营养标签

营养标签指在食品的外包装上标注营养成分并显示营养信息，以及适当的营养声称和健康声明。营养标签对于引导消费者合理选择预包装食品，促进公众膳食营养平衡和身体健康，保护消费者知情权、选择权和监督权具有重要的意义。一般而言，食品营养标签包括营养成分（营养信息）、营养声称和营养素功能声称。

1. 营养成分 营养标签中营养成分标示应当以每100g（100ml）和/或每份食品中的含量数值标示，并同时标示所含营养成分占营养素参考值（nutrient reference value，NRV）的百分比（NRV%）。例如，某品牌牛乳的营养标签中显示每100ml牛乳中蛋白质的NRV%值是6%，则表示每摄入100ml该牛乳大概能满足全日6%的蛋白质所需。

营养标签中标注的营养成分通常是核心营养素。所有预包装食品营养标签必须标示能量，以及蛋白质、脂肪、碳水化合物、钠4大核心营养素（即“1+4”）的含量值及NRV%；其他营养素，如饱和脂肪、胆固醇、膳食纤维、维生素C、维生素D、钙、铁等为可选择标示的内容。

2. 营养声称 是对食品营养特性的描述和声明，如能量水平、蛋白质含量水平。营养声称包括含量声称和比较声称。

(1) 含量声称：描述食品中能量或营养成分含量水平的声称。声称用语包括“含有”“高”“低”“无”等。

例如，当固体食品的蛋白质含量≥20%NRV、液体食品≥10%NRV时可标明“高蛋白”，即≥12g/100g（固体）或≥6g/100ml（液体）时均可以声称“高蛋白质”或“富含蛋白质”；“低糖”食品要求每100g或100ml的食品中糖含量≤5g；“脱脂”乳制品是100ml液态乳和酸奶的脂肪含量≤0.5g或100g乳粉的脂肪含量≤1.5g，这时可以标示“脱脂”。

(2) 比较声称：与同类食品的能量值或营养成分含量进行比较，差异需在25%以上。声称用语包括“增加”“减少”等，如增加蛋白质、增加膳食纤维、减少糖、减少钠等。

3. 营养素功能声称 指某营养成分可以维持人体正常生长、发育，以及正常生理功能等作用的声称，在食品标签上使用时必须按照法规中列出的标准语言。例如，钙是骨骼和牙齿的主要成分，并维持骨密度。使用营养素功能声称用语，必须同时在营养成分表中标示该营养成分的含量及NRV%，并满足营养声称的条件和要求。

第五节 食物与药物

在胃酸等特定的条件下，食物与药物中存在的一些具有特殊作用的化学成分，可能发生相互作用，从而改变食物或药物在体内的消化、吸收、分布、排泄，进而影响食物的作用或药物的疗效。因此，了解食物、营养素与药物的相互作用及机制，将有助于解决临床治疗过程中出现的一些问题。有效利用食物、营养素与药物的相互作用，也可间接增强临床治疗和营养治疗的效果，有助于患者的康复。

（一）食物、营养素对药物的影响

1. 食物、营养素对药物吸收的影响 食物或营养素直接与药物结合、吸附，或通过影响胃肠道内pH、胃排空等，影响药物的吸收。例如，高蛋白饮食可与药物竞争蛋白结合位点，导致左旋多巴、甲基多巴等药物吸收减少，但高蛋白饮料可以通过增加内脏血流速度而增加药物吸收量。高脂膳食及冷食可延缓胃排空，导致灰黄霉素等药物的溶解度上升，吸收量增加，但延长了青霉素、红霉素等药物被胃酸破坏的时间，使其吸收量减少。谷物中的膳食纤维可吸附地高辛从而减少其吸收；茶叶中的单宁可与铁结合而影响铁制剂的吸收。

2. 食物、营养素对药物分布的影响 药物与血浆中蛋白质结合后会丧失其药理活性，但这种结合通常是可逆的。因此能够影响药物与蛋白质结合的食物或营养素可以改变药物作用。高脂膳食进入人体后分解出大量游离脂肪酸，可与药物竞争白蛋白的结合位点，甚至可以替换已与蛋白结合的药物，从而加强药效。酸性药物多与白蛋白结合，碱性药物多与糖蛋白结合。易与血浆蛋白结合的药物有阿司匹林、氯贝丁酯、地高辛、青霉素、苯巴比妥等。

3. 食物、营养素对药物代谢的影响 体内药物的代谢主要靠肝脏内酵素系统的氧化、还原、水解、硫化等作用。高蛋白、低糖膳食可增加药物的代谢。甘蓝、卷心菜、花椰菜等食物中的吲哚，以及咖啡、茶、可可、巧克力等食物中的甲基黄嘌呤都可诱发酵素的活性，促进药物的代谢。酒精对酵素活性的刺激视饮酒者情况而定，常饮酒者摄入酒精后会增加某些药物的代谢率，如甲苯磺丁脲、苯妥英、华法林等；不饮酒者大量摄入酒精后会抑制酵素活性，从而增强某些药物的疗效。

4. 食物、营养素对药物排泄的影响 食物通过影响尿液的pH，进而影响药物的排泄。面包、鱼、蛋、乳酪、扁豆、玉米等食物可以酸化尿液；而牛乳、杏仁、栗子以及非浆果类的水果可以碱化尿液。

在酸性尿液中，弱酸性药物容易被重吸收，如乙酰唑胺、苯巴比妥、盐酸维拉帕米等；在碱性尿液中，弱碱性药物容易被重吸收，如苯丙胺、地昔帕明、奎尼丁等。

有些食物中还含有天然的拮抗药物作用的成分，如维生素K有抗凝血作用。

（二）药物对食物、营养素的影响

药物对食物、营养素的影响通常包括影响食欲、影响营养素吸收等作用。

1. 药物对食欲的影响

（1）促进食欲的药物：抗过敏药物，如赛庚啶；抗抑郁药物，如氯丙嗪；降血糖药物，胰岛素、磺脲类降血糖药；类固醇类药物，如糖皮质激素。

（2）抑制食欲的药物：直接抑制食欲，如某些作用于神经系统的药物右苯丙胺。在药物副作用下导致的食欲下降，如利拉鲁肽、盐酸安非他酮、盐酸纳曲酮等。抗高血压药物或利尿剂，如胍那苄、噻嗪类、吲达帕胺等。

（3）患者嗅觉或味觉改变影响食欲：①苦味感，如阿司匹林、乙酰唑胺、苯丙胺等；②金属味，如青霉胺、四环素、钙盐、碘等；③咸味感，如降钙素、卡托普利等；④酸味感，如局部麻醉药苯佐卡因影响食欲；⑤甜味感，增加甜味的有 5- 氟尿嘧啶，降低甜味的苯丙胺、可卡因、利多卡因、青霉胺等；⑥降低味觉，如两性霉素 B、阿司匹林、灰黄霉素、胰岛素等；⑦味觉异常或缺乏，如卡托普利、甲巯咪唑、氧氟沙星等；⑧嗅觉异常，如可卡因、甲醛、甲巯咪唑等。

2. 药物对营养素吸收的影响 可分为直接作用与间接作用。

（1）直接作用

1）药物本身与食物中的某些成分结合或改变胃肠道黏膜结构而降低营养素的吸收。例如，铝制剂、钙制剂降低血磷，抗癫痫药会导致叶酸缺乏等。

2）药物与营养素产生拮抗作用。例如，抗凝血剂香豆素拮抗维生素 K，抗结核药物异烟肼拮抗维生素 B_6，抗肿瘤药物氨甲蝶呤拮抗叶酸等。因此在服用这些药物时，适当补充相应的营养素。

（2）间接作用

1）药物本身不影响营养素的吸收，但可干扰与该营养素吸收相关的其他物质的吸收。例如，抗癫痫药物、抗肺结核药物都可以干扰维生素 D 的代谢，从而导致机体钙营养不良。

2）由于药物本身的药理学作用。例如，利尿、导泻等造成体内营养素尤其是无机盐经尿液或粪便流失，或者药物与某种无机盐结合从而导致其缺乏，如类固醇类药物、抑酸剂、利尿剂等。

（朱 嵩）

思考题

1. 王奶奶，80 岁，轻体力劳动者。请以王奶奶为例计算鸡蛋中蛋白质、维生素 A，维生素 B_1、维生素 B_2 的 INQ 值。

2. 老年人如何选择豆制品？

第三章

老年人合理营养与膳食指导

学习目标

1. 掌握老年人营养需求，一般人群膳食指南，一般老年人、高龄老年人的平衡膳食要求，营养配餐的依据，食谱编制的原则、方法与评价。
2. 熟悉膳食结构和平衡膳食基本要求，老年人的生理代谢特点，营养教育、营养咨询的方法与步骤。
3. 了解营养教育的主要内容，开展营养教育的步骤和方法。
4. 学会根据老年人的生理代谢特点，进行营养配餐与食谱编制，并给予平衡膳食指导。
5. 能关注老年人健康，具备良好的职业素养在健康中国行动中体现自我价值与责任担当。

第一节　膳食结构与平衡膳食

案　　例

根据中国疾病预防控制中心监测和调查的最新数据，《中国居民膳食指南科学研究报告（2021）》结合《中国居民营养与慢性病状况报告（2020 年）》主要内容显示，随着我国经济社会发展和卫生服务水平的不断提高，居民人均预期寿命逐渐增长，健康状况和营养水平不断改善；但居民不健康生活方式仍然普遍存在，膳食结构不合理的问题突出。

请问：

出现此种现象的原因是什么？

一、膳食结构

膳食结构（dietary pattern）指膳食中各类食物的种类、数量及其在膳食中所占的比例。一般可以根据各种食物所能提供的能量及各种营养素的数量和比例来衡量膳食结构的组成是否合理。

一个地区的膳食结构的形成与当地生产力发展水平、科学文化知识水平及自然环境条件等多方面因素有关。不同历史时期、不同国家或地区、不同群体，膳食结构也往往有很大的差异。膳食结构不仅能反映人们的饮食习惯和生活水平，也能反映一个民族的传统文化、一个国家的经济发展和一个地区的环境和资源等多方面的情况。从膳食结构的分析上也可发现该地区人群营养与健康、经济收入之间的关系。

由于影响膳食结构的因素是在逐渐变化的，因此膳食结构不是一成不变的，通过适当的干预可以促使其向更利于健康的方向发展。因素的变化一般是很缓慢的，所以一个国家、民族或人群的膳食结构具有一定的稳定性，不会迅速发生重大改变。形成科学、合理的膳食结构十分必要。

（一）世界膳食结构模式

膳食结构模式的划分有多种方法，但目前最重要的依据仍是动植物食物在膳食构成中的比例。以膳食中动物性、植物性食物所占的比例，以及能量、蛋白质、脂肪和碳水化合物的供给量作为划分膳食结构的标准，世界不同地区的膳食结构可分为四种类型。

1. 动植物食物平衡的膳食结构 日本属于此类膳食结构。膳食中动物性食物与植物性食物比例恰当。其特点：谷类食物消费量平均每日 300～400g；动物性食物消费量平均每日 100～150g，其中海产品所占比例达到 50%，乳类 100g 左右，蛋类和豆类各 50g 左右；能量和脂肪的摄入量低于动物性食物为主的膳食结构，每日能量摄入保持在 8.37MJ（2 000kcal）左右，蛋白质为 70～80g，动物蛋白占总蛋白的 50% 左右，脂肪 50～60g。

此类膳食结构既保留了东方膳食的特点，又吸取了西方膳食的长处，少油、少盐、多海产品。蛋白质、脂肪和碳水化合物的供能比恰当，有利于避免营养缺乏症和心血管疾病、糖尿病和癌症等营养过剩性疾病的发生，膳食结构基本合理。此类膳食结构已经成为世界各国膳食结构调整的参考。

2. 以植物性食物为主的膳食结构 大多数发展中国家，如印度、巴基斯坦、孟加拉国和非洲一些国家等属于此类膳食结构。该膳食结构以植物性食物为主，动物性食物为辅。其特点：谷类食物消费量大，动物性食物消费量小，植物性食物提供的能量接近占总能量 90%，动物蛋白一般少于总蛋白质的 10%～20%。平均每日能量摄入为 8.37～10.05MJ（2 000～2 400kcal），蛋白质仅为 50g 左右，脂肪仅为 30～40g，膳食纤维充足，来自动物性食物的铁、钙、维生素 A 等营养素的摄入量常会出现不足。

此类膳食结构容易出现蛋白质、能量营养不良所致的体质较弱，健康状况不良，劳动能力下降，但是冠心病和脑卒中等心脑血管病、2 型糖尿病、肿瘤等慢性病的发病率则较低。

3. 以动物性食物为主的膳食结构 是多数欧美发达国家的典型膳食结构。此类膳食结构以提供高能量、高蛋白质、高脂肪、低膳食纤维为主要特点，粮谷类的消费量小，动物性食物及食糖的消费量大，属于营养过剩型。人均每日摄入肉类 300g 左右，乳及乳制品 300g，蛋类 50g，食糖甚至高达 100g。人均每日摄入能量高达 12.56～14.65MJ（3 300～3 500kcal），蛋白质 100g 以上，脂肪 130～150g。

营养过剩是此类膳食结构人群所面临的主要健康问题。心脏病、脑血管病和恶性肿瘤已成为西方发达国家人群的主要死亡原因。此类膳食营养组成特点为高能量、高蛋白质、高脂肪、低膳食纤维。优点是富含蛋白质、无机盐、维生素等，缺点是脂肪摄入过高，增加肥胖、高脂血症、冠心病、糖尿病等慢性病的发生风险。

4. 地中海膳食结构 意大利、希腊可作为此类膳食结构的代表。因此类膳食结构的特点是居住在地中海地区的居民所特有的，故以地中海膳食结构命名。此类膳食结构的特点是富含植物性食物，包括水果、蔬菜、马铃薯、谷类、果仁等。每日食用适量鱼、禽、少量蛋、适量乳酪和酸奶。每月食用红肉（猪、牛和羊肉及其产品）的次数不多。主要的食用油是橄榄油。脂肪提供能量占总能量的 25%～35%，其中饱和脂肪所占比例较低，为 7%～8%。食物的加工程度低，新鲜度高。该地区居民以食用当季、当地的食物为主，大部分成人有饮用葡萄酒的习惯。

此类膳食结构的突出特点是饱和脂肪摄入量低，不饱和脂肪摄入量高，膳食含大量复合碳水化合物，蔬菜和水果摄入量较高。地中海地区居民心脑血管病、2 型糖尿病等的发生率低，已引起了世界各国的注意，并纷纷参照这种膳食结构改进自己国家的膳食结构。

（二）我国居民膳食结构特点

过去我国传统膳食的特点是，以植物性食物为主，膳食纤维含量丰富；但谷类食物摄入过多，动物性食物摄入量偏少，且乳类和水果长期缺乏。

随着我国经济社会发展和卫生服务水平的不断提高，我国居民的膳食结构已经开始向更合理的方向转变。《中国居民膳食指南科学研究报告(2021)》显示，我国居民膳食脂肪供能比持续上升，食用油、食用盐摄入量远高于推荐值。但水果、豆类及豆制品、乳类消费量仍然偏低，膳食摄入的维生素A、钙等不足依然存在。家庭人均每日烹调用盐正在逐年下降，每10年平均下降2g/d，但仍高于中国营养学会推荐水平。家庭人均每日烹调油虽有下降但仍然较高。同时，居民在外就餐比例不断上升，食堂、餐馆、加工食品中的油、盐也应引起关注。居民生活方式明显改变，身体活动总量下降，能量摄入和消耗控制失衡，超重或肥胖成为重要公共卫生问题，膳食相关非传染性疾病问题日趋严重，存在食物浪费问题，居民营养素养有待进一步提高。

二、平衡膳食

食物含有的营养素各有不同。任何一种食物都不能在质和量上满足人体对营养物质的全部需要，所以必须通过各种食物之间相互搭配，才能达到合理营养的要求。我国中医理论著作《黄帝内经·素问》就提出“五谷为养、五果为助、五畜为益、五菜为充”的平衡膳食理念。

1. 平衡膳食的概念 指膳食中所含有的营养素种类齐全、数量充足、比例适当，膳食中所供给的营养素与人体的需要能保持平衡。

2. 平衡膳食的理论 合理营养的核心是平衡膳食，即确定合理的能量和各类营养素需要量，通过科学的烹饪，使就餐者既享受美味又满足身体需要。平衡膳食包括十大平衡，即主食与副食平衡、酸与碱平衡、荤与素平衡、杂与精平衡、饥与饱平衡、寒与热平衡、干与稀平衡、摄入与排出平衡、动与静平衡，以及情绪与食欲平衡。

3. 平衡膳食搭配原则

(1) 主食搭配原则：主食要注意，大米与面粉、粗粮与细粮、谷类与薯类的搭配。每餐最好食用2种以上的品种，粗细搭配，营养互补。二米饭、七色米饭、双色糕、红豆粥、八宝粥等都是搭配合理的主食。

(2) 副食搭配原则：在配餐中提倡荤素搭配，每餐副食应兼有动物性食物与蔬菜，由荤菜和素菜两部分配成。动物性食物不仅限于畜禽类和蛋类，还应尽可能选择鱼、虾、贝类等水产品。动物性食物与植物性食物合理搭配，可以提高蛋白质的机体利用率，同时有利于保持机体的酸碱平衡，促进机体健康。

(3) 蔬菜和水果搭配原则：蔬菜和水果种类繁多，配餐中要注意多样化。根据平衡膳食宝塔，建议蔬菜每日选择5种以上为好，首选绿叶菜、豆荚类、根茎类和瓜果类等，根据不同上市季节搭配选择。豆类品种较多，应每日有1餐以上、2种以上的豆类存在。水果可以作为蔬菜的有益补充，建议每日选择1～2种。蔬菜和水果最好以当地、应季的为主。

(4) 菜肴搭配原则：菜肴搭配是营养配餐中非常重要的内容之一，根据不同食物的性质确定适当的搭配形式与烹调方式，注重量、质、色、味和形的搭配，使菜肴色香味俱全、质地适宜、形状美观，有利于进餐。

4. 平衡膳食的基本要求 科学、合理的膳食对食物的种类、营养素的含量、搭配比例、进餐环境及食品质量等都有严格的要求，从而保证膳食营养平衡。

(1) 提供的营养素种类齐全、数量充足、比例适当

1) 营养素种类齐全，食物多样：中国营养学会将食物分为五大类，即谷薯类、蔬菜和水果、动物性食物、大豆类和坚果、烹调油和盐。建议每日膳食中都应包含这五大类食物，在每一类中选2～4种，每日摄入12种以上食物，每周25种以上，合理搭配。

2) 营养素提供的能量充足：平衡膳食能够维持人体正常的生理功能，保证人们的日常活动需要。在日常生活中，膳食所提供的能量和营养素要依据年龄、性别、劳动强度和生理状态等不同而不同，个体需求有一个适宜的范围，以满足膳食营养素参考摄入量标准。

3) 营养素比例适当：食物中的各种营养素在机体内的代谢、功能及需要量是一种平衡关系，彼

此相互联系、相互影响。以产能营养素的平衡为例，选择食物时要考虑碳水化合物、脂肪和蛋白质三者提供的能量占膳食总能量的比例。若碳水化合物供给不充足，机体所需能量将大部分由脂肪供给，由于脂肪在机体中不能彻底氧化而产生大量酮体，进而发生酮症酸中毒；同时碳水化合物不足时蛋白质经糖异生作用转化为碳水化合物供给能量，使蛋白质不能发挥其重要功能。因此维持营养素之间比例适当十分重要。

（2）正确加工和烹调食物：科学合理的加工方法和烹调技术既能减少食物中营养素的损失，使食物色、香、味、形俱佳，增进食欲，又可提高食物的消化吸收率。

（3）合理的膳食制度：膳食制度指每日的食物定时、定质、定量地分配给食用者的一种制度，包括食物的种类、数量、进餐时间、频率和地点等。建立合理的膳食制度应充分考虑食用者的工作性质、年龄、生理状况、气候条件等诸多因素。合理的膳食制度的原则是进餐规律、饥饱适中、质量均衡、适时适量。

（4）食用新鲜、卫生的食物：食物本身要安全卫生，食之无害，不应有微生物污染或腐败变质，不含对人体有害的化学物质。正确采购、合理储存、科学烹调加工和鉴别具有天然毒素的食物，能有效防止食源性疾病发生，实现食品安全。

三、膳食指南

膳食指南是健康教育和公共政策制订的基础性文件，是落实《健康中国行动（2019－2030年）》《国民营养计划（2017－2030年）》的重要技术支撑之一。中国营养学会于1989年首次发布我国的膳食指南，后于1997年、2007年、2016年、2022年进行了四次修订并发布，在不同时期，指导居民通过平衡膳食，改变营养健康状况、预防慢性病、增强健康素，发挥了重要作用。《中国居民膳食指南（2022）》覆盖了2岁以上健康人群平衡膳食的需求，遵循以食物为基础的原则，充分考虑食物多样化，以平衡膳食模式为标准，并考虑实践中可行性和可操作性。

一般人群膳食指南具体内容：

1. 食物多样，合理搭配 平衡膳食模式是最大程度上保障人体营养需要和健康的基础，食物多样是平衡膳食模式的基本原则。每日的膳食应包括谷薯类、蔬菜和水果、畜禽鱼蛋乳和豆类食物，坚持谷类为主的平衡膳食模式；每日摄入12种以上食物，每周摄入25种以上食物，合理搭配；每日摄入谷类食物200～300g，其中包含全谷物和杂豆类50～150g；薯类50～100g。

2. 吃动平衡，健康体重 体重是评价人体营养和健康状况的重要指标，吃和动是保持健康体重的关键。各年龄段人群都应日日进行身体活动，保持健康体重；食不过量，保持能量平衡；坚持日常身体活动，每周至少进行5d中等强度身体活动，累计150min以上；主动身体活动最好每日6 000步；鼓励适当进行高强度有氧运动，加强抗阻运动，每周2～3d；减少久坐时间，每小时起来动一动，动则有益。

3. 多吃蔬菜和水果、乳类、全谷、大豆 蔬菜和水果、全谷物和乳制品是平衡膳食的重要组成部分。蔬菜和水果是维生素、无机盐、膳食纤维和植物化学物质的重要来源，乳类和大豆类富含优质蛋白、钙和维生素B族，对降低慢性病的发病风险具有重要作用，因此提倡餐餐有蔬菜，保证每日摄入不少于300g的新鲜蔬菜，深色蔬菜应占1/2；日日吃水果，保证每日摄入200～350g的新鲜水果，果汁不能代替鲜果；吃各种各样的乳制品，摄入量相当于每日300ml以上液态乳；经常吃全谷物、大豆制品，适量吃坚果。

4. 适量吃鱼、禽、蛋、瘦肉 鱼、禽、蛋和瘦肉可提供人体所需的优质蛋白、维生素A、维生素B族等，有些也含有较高的胆固醇和脂肪，因此摄入要适量，平均每日120～200g。鱼类和禽类脂肪含量相对较低。鱼类含有较多的不饱和脂肪酸，推荐每周最好吃鱼2次或300～500g。蛋类各种营养成分齐全，推荐每周摄入300～350g，其中鸡蛋营养丰富，吃鸡蛋不弃蛋黄。畜肉应选择瘦肉，脂肪含量较低，每周300～500g；而腌制或烟熏肉类可增加肿瘤的风险，应当少食深加工肉制品。

5. 少盐少油，控糖限酒 我国居民目前食盐、烹调油和脂肪摄入过多，是高血压、肥胖和心脑血管病等慢性病发病率高的重要原因，因此应当培养清淡饮食习惯，少食高盐和油炸食品。成人每日摄入食盐不超过 5g，烹调油 25～30g，反式脂肪酸每日摄入量不超过 2g。过多地摄入添加糖可增加龋齿和超重的风险，因此需控制添加糖的摄入量，每日不超过 50g，最好控制在 25g 以下，不喝或少喝含糖饮料。儿童青少年、孕妇、哺乳期妇女及慢性病患者不应饮酒。成人如饮酒，一日饮用的酒精量不超过 15g。

6. 规律进餐，足量饮水 合理安排一日三餐，定时定量，不漏餐，每日吃早餐；规律进餐、饮食适度，不暴饮暴食、不偏食挑食、不过度节食；足量饮水，少量多次。在温和气候条件下，身体活动水平较低的成年男性每日喝水 1 700ml，成年女性每日喝水 1 500ml。推荐喝白水或茶水，少喝或不喝含糖饮料，不用饮料代替白水。

7. 会烹会选，会看标签 在生命的各个阶段都应做好健康膳食规划，认识食物，选择新鲜的、营养素密度高的食物；学会阅读食品标签，合理选择预包装食品；学习烹饪、传承传统饮食，享受食物天然美味；在外就餐，不忘适量与平衡。

8. 公筷分餐，杜绝浪费 勤俭节约，珍惜食物，杜绝浪费是中华民族的美德。按需备餐，提倡分餐不浪费。选择新鲜卫生的食物，不食用野生动物；食物制备生熟分开，熟食二次加热要热透；讲究卫生，从分餐公筷做起；做可持续食物系统发展的践行者。

四、平衡膳食宝塔及应用

中国居民平衡膳食宝塔（balance diet pagoda of Chinese inhabitants，以下简称为“宝塔”）是根据《中国居民膳食指南（2022）》的准则和核心推荐，把平衡膳食原则转化为各类食物的数量和所占比例的图形化表示。

宝塔形象化的组合，遵循了平衡膳食的原则，体现了在营养上比较理想的基本食物构成。宝塔共分 5 层，各层面积大小不同，体现了 5 大类食物和食物量的多少。5 大类食物包括谷类、薯类，蔬菜类、水果类，动物性食物，乳及乳制品、大豆及坚果类，油、盐。食物量是根据不同能量需要量水平设计，宝塔旁边的文字注释，标明了在 6.69～10.05MJ（1 600～2 400kcal）能量需要量水平时，一段时间内成人每人每日各类食物摄入量的建议值范围，见文末彩图 3-1。

1. 中国居民平衡膳食宝塔

（1）第一层谷类、薯类：谷类、薯类是膳食能量的主要来源（碳水化合物提供总能量的 50%～65%），也是多种微量营养素和膳食纤维的良好来源。膳食指南中推荐 2 岁以上健康人群的膳食应做到食物多样、合理搭配。

谷类为主是平衡膳食的重要特征。在 6.69～10.05MJ（1 600～2 400kcal）能量需要量水平下的一段时间内，建议成人每人每日摄入谷类 200～300g，其中包含全谷物和杂豆 50～150g。另外，建议成人每人每日摄入薯类 50～100g，从能量角度，相当于 15～35g 大米。

（2）第二层蔬菜类、水果类：蔬菜类、水果类是膳食指南中鼓励多摄入的两类食物。在 6.69～10.05MJ（1 600～2 400kcal）能量需要量水平下，推荐成人每日蔬菜摄入量至少达到 300g，水果 200～350g。

深色蔬菜指深绿色、深黄色、紫色、红色等有颜色的蔬菜，每类蔬菜提供的营养素略有不同，一般富含维生素、植物化学物质和膳食纤维。推荐每日占总体蔬菜摄入量的 1/2 以上。水果多种多样，推荐吃新鲜水果，在鲜果供应不足时可选择一些含糖量低的干果制品和纯果汁。

（3）第三层动物性食物：鱼、禽、肉、蛋等动物性食物是膳食指南推荐适量食用的食物。在 6.69～10.05MJ（1 600～2 400kcal）能量需要量水平下，推荐每日鱼、禽、肉、蛋摄入量共计 120～200g。

新鲜的动物性食物是优质蛋白、脂肪和脂溶性维生素的良好来源，建议每日畜禽肉的摄入量为 40～75g，少食加工类肉制品，应尽量选择瘦肉或禽肉。常见的水产品包括鱼、虾、蟹和贝类，此类食物富含优质蛋白、脂类、维生素和无机盐，推荐每日摄入量为40～75g。

蛋类的营养价值较高，推荐每日1个鸡蛋（相当于50g左右），吃鸡蛋不能丢弃蛋黄，蛋黄含有丰富的营养成分，如胆碱、卵磷脂、胆固醇、维生素A、叶黄素、锌、维生素B族等，无论对多大年龄人群都具有健康益处。

（4）第四层乳及乳制品、大豆及坚果类：乳及乳制品、大豆及坚果类是蛋白质和钙的良好来源，营养素密度高。在6.69～10.05MJ（1 600～2 400kcal）能量需要量水平下，推荐每日应摄入至少相当于鲜乳300g的乳及乳制品。推荐大豆及坚果类摄入量为25～35g，其他豆制品摄入量需按蛋白质含量与大豆进行折算。坚果建议每周摄入70g左右（相当于每日10g左右）。

（5）第五层油、盐：油、盐作为烹饪调料必不可少，但建议尽量少用。推荐成人平均每日烹调油不超过25～30g，食盐摄入量不超过5g。烹调油要多样化，应经常更换种类，以满足人体对各种脂肪酸的需要。盐与高血压关系密切，限制食盐摄入量是我国长期行动目标。除了少用食盐外，也需要控制隐形高盐食品的摄入量。酒和添加糖不是膳食组成的基本食物，烹饪使用和单独食用时也都应尽量避免。

（6）身体活动和饮水：身体活动和水的图示仍包含在可视化图形中，强调增加身体活动和足量饮水的重要性。

水是膳食的重要组成部分，是一切生命活动必需的物质，需要量主要受年龄、身体活动、环境温度等因素的影响。来自食物中的水和膳食汤水约占推荐总体的1/2，推荐一日中饮水和整体膳食（包括食物中的水，汤、粥、乳等）的水摄入共计2 700～3 000ml。

身体活动是能量平衡和保持身体健康的重要手段。鼓励养成日日运动的习惯，坚持每日多做一些消耗能量的活动。推荐成人至少每日进行相当于快步走6 000步的身体活动，每周最好进行150min中等强度的运动，如骑车、跑步、庭院或农田的劳动等。

2. 中国居民平衡膳食宝塔的应用

（1）宝塔建议的食物量：宝塔建议的各类食物摄入量都指食物可食部分的生重。各类食物的重量不指某一种具体食物的重量，而是一类食物的总量。宝塔建议的各类食物每日摄入量是一个平均量，不是每日必须严格遵守的膳食配方。每日膳食中应尽量包含宝塔中的各类食物，但无须每日都严格照着膳食宝塔建议的各类食物的量吃，重要的是一定要经常遵循宝塔各层中各类食物的大体比例。在一段时间内，如1周，各类食物摄入量的平均值应当符合宝塔的建议量。

（2）根据自己的能量水平确定食物需要：宝塔中建议的每人每日各类食物适宜摄入量范围适用于一般健康成人，在实际应用时要根据个人年龄、性别、身高、体重、劳动强度，以及季节等情况适当调整。宝塔中所标示的各类食物的建议量的下限为适应能量水平6.69MJ（1 600kcal）的摄入量，上限为适应能量水平10.05MJ（2 400kcal）的摄入量。

（3）食物同类互换，调配丰富多彩的膳食：宝塔包含的每一类食物有许多品种，虽然每种食物都与另一种不完全相同，但同一类中各种食物所含营养成分往往大体上近似，在膳食中可以互相替换。应用宝塔的知识，把营养与美味结合起来，按照同类互换、多种多样的原则调配一日三餐。

（4）因地制宜，充分利用当地食物资源：我国幅员辽阔，各地的饮食习惯及物产不尽相同，只有因地制宜充分利用当地食物资源才能应用宝塔实现平衡膳食。例如，牧区乳类资源丰富，可适当提高乳类摄入量；农村山区则可利用山羊乳，以及花生、核桃、榛子等资源。渔区可适当提高鱼及其他水产品摄入量。

（5）养成习惯，长期坚持：合理营养是健康的物质基础，平衡膳食是合理营养的根本途径。膳食对健康的影响是长期的结果。应用宝塔需要自幼年开始，养成良好饮食习惯并坚持不懈，才能充分体现其对健康的重大效益。

知识拓展

东方健康膳食结构

东方健康膳食结构主要特点是清淡少盐，食物多样，谷类为主，蔬菜水果充足，鱼虾等水产品丰富，乳类、豆类丰富等，并具有较高的身体活动量。流行病学和慢性病监测发现，具有东方健康膳食结构特点的人群，不但预期寿命比较高，而且发生超重或肥胖、2型糖尿病、代谢综合征和脑卒中等疾病的风险在全国范围内处于较低水平。因此长期遵循此种平衡膳食模式，是保持健康、延长寿命和预防膳食相关非传染性疾病的重要基石，并可以降低全因死亡风险。

东方膳食结构六大特点：①提倡增加粗粮，减少精米精面；②推荐植物油，低温烹饪；③增加白肉，减少红肉，推荐豆制品；④蔬菜多多益善，保证适量水果；⑤推荐适量坚果、乳类；⑥强烈推荐蒸、煮、涮的烹饪方式。

第二节 老年人营养与膳食指导

案 例

王奶奶，70岁，身高1.55m，体重57.5kg，认为“有钱难买老来瘦”，因此近年来常以素食为主。

请问：

请根据王奶奶这个认知为其进行营养健康指导。

一、老年人的生理代谢特点

1. 基础代谢率下降 基础代谢率随年龄的增长而降低，从20～90岁每增加10岁，基础代谢率下降2%～3%；75岁时基础代谢率较30岁下降26%。40岁以后能量供给每增加10岁下降5%。因此，老年人的能量供给应适当减少。

2. 心血管系统功能减退 老年人的脂质代谢能力降低，易出现甘油三酯、总胆固醇和LDL-C升高，HDL-C下降的现象。

3. 消化系统功能减退 老年人消化器官功能随着衰老而逐渐减退，具体表现如下：

（1）由于牙齿的脱落而影响到对食物的咀嚼。

（2）由于味蕾、舌乳头和神经末梢的衰减而使味觉和嗅觉功能减退。

（3）胃酸和胃蛋白酶分泌减少使无机盐、维生素和蛋白质的生物利用率下降。

（4）胃肠蠕动减慢，胃排空时间延长，容易引起食物在胃内发酵，导致胃肠胀气。

（5）胆汁的分泌减少，对脂肪的消化能力下降。此外，肝功能的下降也会影响消化和吸收功能。

4. 机体成分改变 随着年龄的增长，体内脂肪组织逐渐增加，而瘦体重逐渐减少；除此之外，脂肪在体内储存部位的分布也有所改变，有一种向心性分布的趋势，即由肢体逐渐转向躯干。机体成分改变的具体表现：

（1）由于细胞的数量减少，肌肉组织的重量减少而出现肌肉萎缩。

（2）身体水分减少，主要为细胞内液减少。

（3）骨无机盐减少、骨质疏松，尤其是女性更为明显，40～50岁骨质疏松的发生率为15%～30%，60岁以上可达60%。

5. 代谢功能降低 老年期代谢功能随着年龄的增长而降低，表现为合成代谢降低，分解代谢增高，合成与分解代谢失去平衡，从而引起细胞功能下降。另外，随着年龄增高胰岛素分泌能力减弱，组织对胰岛素的敏感性下降，可导致葡萄糖耐量下降。

6. 体内氧化损伤加重 随着年龄的增加，人体组织的氧化还原加剧，产生的自由基损害细胞产生脂质过氧化产物，产生的脂褐素在细胞中大量堆积，内脏及皮肤细胞均可发生；除此之外，还可使一些酶蛋白质变性，引起酶的活性降低或丧失而导致一系列疾病。例如，出现老年斑，增加糖尿病、肿瘤、心血管疾病、白内障等疾病的发病风险等。

7. 免疫功能下降 老年人胸腺萎缩、重量减轻，T淋巴细胞数目明显减少，因此免疫功能下降，容易患各种疾病。

二、饮食营养因素与衰老

有关衰老机制的学说众多，有细胞衰老学说、端粒学说、氧自由基学说等，无论哪种学说，从生理学角度，衰老是由新陈代谢减退而引起的。新陈代谢是生命活动的基本特征之一，包括合成代谢和分解代谢两个方面。如果分解代谢高于合成代谢，人就开始衰老。

衰老是生物体内在的自发过程，衰老本身的六大特性是普遍性、内在性、进行性、有害性、个体差异性和可干预性。但外界条件可以加速或延缓衰老过程。例如，合理饮食、平衡营养是提高机体免疫能力、延缓衰老、延长寿命的重要措施之一。

三、老年人的营养需要

1. 能量 老年人对能量的需要降低，所以膳食能量的摄入主要以体重来衡量。老年人的体重应该维持在正常稳定的水平，不应该过度减重。体重过高或过低都会影响老年人的健康。

从降低老年人发生营养不良风险和死亡风险角度考虑，老年人的BMI应在20.0～26.9kg/m^2为宜。

2. 蛋白质 老年人容易出现负氮平衡，且由于老年人肝、肾功能降低，若摄入蛋白质过多会增加肝、肾负担。因此，老年人膳食蛋白质的摄入量应以适量优质蛋白为宜，蛋白质摄入量为1.17g/(kg·d)，蛋白质供能占总能量的15%～20%，优质蛋白应占总蛋白质摄入量的50%。

3. 脂肪 由于老年人胆汁分泌减少、酯酶活性降低，对脂肪的消化功能下降，所以脂肪的摄入不宜过多，脂肪供能占膳食总能量的20%～30%为宜。饱和脂肪酸、单不饱和脂肪酸、多不饱和脂肪酸提供的能量分别占膳食总能量的小于10%、10%～20%和2.5%～9%E(*n*-6系列)、0.5%～2.0%E(*n*-3系列)比较适宜。要求亚油酸达到总能量的约4%，α-亚麻酸达到总能量的约0.6%。一些含胆固醇高的食物如动物脑、鱼卵、蟹黄、蛋黄、肝、肾等不宜多食。

4. 碳水化合物 老年人的糖耐量降低，血糖的调节作用减弱，容易发生血糖增高。过多的糖在体内还可转变为脂肪，引起肥胖、高脂血症等疾病。建议碳水化合物提供的能量占总能量50%～65%为宜。老年人应降低单糖、双糖和甜食的摄入量，增加膳食中膳食纤维的摄入。

5. 无机盐

(1) 钙：老年人的钙吸收率低，一般小于20%；对钙的利用和储存的能力弱，容易发生钙摄入不足或缺乏而导致的骨质疏松症。中国营养学会推荐老年人膳食钙的RNI男女均为800mg/d，UL为2 000mg/d。

(2) 铁：老年人对铁的吸收利用率下降且造血功能减退，血红蛋白含量减少，易出现缺铁性贫血。老年人铁的RNI男性为12mg/d，女性为10mg/d，UL为42mg/d。此外，铁摄入过多对老年人的健康也会带来不利的影响。

(3) 钠：老年人食盐摄入应小于5g/d为宜，高血压、冠心病患者以5g/d以下为宜。

此外，微量元素硒、锌、铜、铬在每日膳食中亦需要有一定的供给量以满足机体的需要。

6. 维生素 老年人对维生素的利用率下降，户外活动减少使皮肤合成维生素D的功能下降，肝肾功能下降导致活性维生素D生成减少，易出现维生素A、维生素D、叶酸及维生素B_{12}等缺乏。

维生素D有利于预防老年人的骨质疏松症。维生素E是一种天然的脂溶性抗氧化剂，有延缓衰老的作用。维生素 B_2 在膳食中最易缺乏。维生素 B_6 和维生素 C 对保护血管壁的完整性，改善脂质代谢和预防动脉粥样硬化方面有良好的作用。叶酸和维生素 B_{12} 能促进红细的生成，对预防贫血有利。叶酸有利于胃肠黏膜正常生长和预防消化道肿瘤。叶酸、维生素 B_6 及维生素 B_{12} 能降低血液中同型半胱氨酸水平，防止动脉粥样硬化的发生。

应保证老年人各种维生素的摄入量充足，以促进代谢、延缓机体功能衰退和增强抗病能力。

四、老年人膳食指南

在《中国居民膳食指南(2022)》中，老年人膳食指南适用于年龄在 65 岁及以上的老年人，分为 65～79 岁的一般老年人和 80 岁及以上的高龄老年人两部分。一般老年人膳食指南与高龄老年人膳食指南都是在一般人群膳食指南基础上，针对老年人特点的补充建议。

(一) 一般老年人膳食指南

核心推荐：①食物品种丰富，动物性食物充足，常吃大豆制品。②鼓励共同进餐，保持良好食欲，享受食物美味。③积极户外活动，延缓肌肉衰减，保持适宜体重。④定期健康体检，测评营养状况，预防营养缺乏。

一般老年人的平衡膳食要求：

1. 摄入充足食物，合理安排平衡膳食，维持能量摄入与消耗的平衡，饮食饥饱适中，保持标准体重，BMI 宜在 20.0～26.9kg/m^2。每日注意丰富食物的品种，应摄入 12 种以上食物，每周至少摄入 25 种食物。采用多种方法增加食欲和进餐量，吃好一日三餐。

2. 烹调选用炖、煮、蒸、烩、焖和烧等方法，要讲究色香味形、细软易于消化，少食或者不吃油炸、烟熏和腌制的食物。

3. 蛋白质要以优质蛋白为主，荤素合理搭配，提倡多吃乳类、豆类和鱼类。

动物性食物富含优质蛋白，微量营养素的吸收、利用率高，有利于减少老年人贫血、延缓肌肉衰减的发生。摄入总量应争取达到平均每日 120～150g，并应选择不同种类的动物性食物，其中鱼 40～50g、畜禽肉 40～50g、蛋类 40～50g，各餐都应有一定量的动物性食物。当食用畜肉时，尽量选择瘦肉，少食肥肉。

建议老年人尝试合适自己身体状况的乳制品，如鲜乳、酸奶、老年人乳粉等，并坚持长期食用。推荐的食用量为每日 300～400ml 牛乳或蛋白质含量相当的乳制品(相当于乳粉 30～36g)。

大豆制品口感细软、品种多样，备受老年人的喜欢。可以食用豆腐、豆腐脑、黄豆芽及豆浆等不同形式的豆制品，以保证摄入充足的大豆类及其制品，达到平均每日相当于 15g 大豆的推荐水平。

4. 保证充足的新鲜蔬菜和水果的摄入，重视钙、铁、锌的等无机盐的补充，预防便秘、骨质疏松和肌肉衰减等。

不应用蔬菜替代水果。水果中某些维生素及一些微量元素的含量与新鲜蔬菜不同，水果含有的果糖、果胶、果酸等物质比蔬菜丰富。推荐每日新鲜蔬菜每日摄入量 300～500g，水果 200～350g。

5. 少食多餐，不暴饮暴食，饮食清淡少盐，不过量饮酒。

老年人的身体功能、生活状况、社会交往等状况都发生了很大变化，对营养健康状况产生影响的因素也在不断的变化之中。老年人应关注自己的饮食，经常自我测评营养状况。例如，定期称量体重，监测是否在推荐的正常范围之内，如果在短期内出现较大波动，应及时查找原因，进行调整；通过记录日常饮食情况，监测进食的食物种类是否丰富，是否尽可能达到膳食指南中的要求；监测是否能量充足，吃全谷物、水产品、肉、蛋、乳、大豆、蔬菜和水果等食物的量与膳食指南中给推荐的摄入量基本相当。通过这些简单的自我测评了解自己的饮食是否基本合理。

老年人应积极参与家庭和社会活动，积极与人交流，尽可能地多与家人或朋友一起进餐，享受食物美味，体验快乐生活。老年人应积极进行身体活动，特别是户外活动，更多地呼吸新鲜空气、接受阳光，促进体内维生素 D 合成，延缓骨质疏松和肌肉衰减的进程。在选择锻炼方法和安排运动负荷时，老年人应根据自身生理特点和健康状况来确定运动强度、频率和时间，同时也可兼顾自己的兴趣爱好和运动设施条件选择多种身体活动的方式，应尽可能使全身都得到活动。老年人要注意多选择散步、快走、太极拳、门球等动作缓慢柔和的运动方式。运动负荷要量力而行，切忌因强度过大造成运动损伤，甚至跌倒或急性时间。从主观感觉而言，合适的运动负荷应是锻炼后睡眠正常、食欲良好、精神振奋、情绪愉快；客观上而言，数心率是简便的判断方法，常以 170– 年龄（岁）作为运动目标心率，如 70 岁的老年人运动后即刻心率应为 100 次 /min（170–70＝100）表明运动强度恰到好处。

（二）高龄老年人膳食指南

高龄老年人常指 80 岁及以上的老年人。高龄老年人往往存在进食受限，味觉、嗅觉、消化吸收能力降低，营养摄入不足等问题。

老年人膳食营养摄入不足，无法维持正常的生理功能，容易疲劳，增加患病、虚弱和失能的风险。因此要关注高龄老年人的进食情况，摄入充足的蛋白质，选择鱼肉、瘦肉、禽类、鸡蛋、乳制品等；做到平衡膳食，食物多样，减少不必要的食物限制；合理烹制，美味细软、易于咀嚼吞咽和消化吸收；加强营养风险筛查、评定和营养指导。

饮食摄入不足或伴有慢性消耗性基础疾病的老年人应在医生或临床营养师的指导下，适时合理补充营养，如 FSMP、强化食品和营养素补充剂等；应坚持身体活动，有益身心健康、延缓功能减退；应摄入丰富的食物品种，正餐加餐相结合，尽可能地做到多样化选择。

核心推荐：①食物多样，鼓励多种方式进食。②选择质地细软，能量和营养素密度高的食物。③多种鱼、畜、禽、肉、蛋、乳和豆，适量蔬菜配水果。④关注体重丢失，定期营养风险筛查、评定，预防营养不良。⑤适时合理补充营养，提高生活质量。⑥坚持健身与益智活动，促进身心健康。

高龄老年人的平衡膳食要求：

1. 多种方式鼓励进食，保证充足食物摄入

（1）吃好三餐：早餐宜有 1 个鸡蛋、1 杯奶、1～2 种主食，主食品种可多样。中餐和晚餐各有 1～2 种主食、1～2 种荤菜、1～2 种蔬菜、1 种豆制品；各种动物性食物 1 种或 2 种换着吃，也可与蔬菜、豆制品搭配等，避免单调重复。

（2）少量多餐：进餐次数宜采用三餐两点制或者三餐三点制，每次正餐能量占全日总能量的 20%～25%，每次加餐的能量占全日总能量的 5%～10%，加餐食物与正餐互相弥补，中晚餐的副食尽可能地不重样。

（3）规律进餐：高龄老年人要按照自己的作息规律定量用餐。一般建议早餐 6：30—8：30，午餐 11：30—12：30，晚餐 17：30—19：00，睡前 1h 内不建议用餐，以免影响睡眠。不宜过饱、过饥，更不宜暴饮暴食。

（4）如果高龄老年人不能或不愿自己烹调，也可选择供餐或送餐上门。

2. 选择适当加工方法，使食物细软易于消化

（1）软煮烧烂，如制成软饭稠粥、细软面食等。

（2）食物切小切碎，烹调时间长一些，保证柔软。

（3）肉类食物制成肉丝、肉片、肉糜、肉丸，鱼虾类做成鱼片、鱼丸、鱼羹、虾仁等，使食物容易咀嚼和消化。

（4）整粒黄豆不易消化吸收，可制成豆类制品食用。红（绿）豆类煮软，制成豆沙馅，或者与面粉掺和，做成点心等。豆类通过发芽食用，可有效地增加维生素的摄入量，用豆类煲汤，有助于软化豆内膳食纤维。

（5）坚果、杂粮等坚硬食物碾碎成粉末或细小颗粒食用，如核桃粉、芝麻粉等。

（6）质地较硬的水果或蔬菜可粉碎、榨汁，但一定要现吃现榨，将果肉和汁一起饮用，还可将水果切成小块煮软食用。

（7）多采用炖、煮、蒸、烩、焖、烧等烹调方法，少食煎炸、熏烤和生硬的食物。

3. 合理使用营养品 关注老年人的进食情况，鼓励摄入营养密度高的食物。当进食量不足目标量80%时，可以在医生和临床营养师指导下，合理使用FSMP。具体内容可见第二章FSMP相关内容。

4. 高龄老年人身体活动原则

（1）少坐多动，动则有益。坐立优于卧床，行走优于静坐。

（2）建议每周活动时间不少于150min，形式因人而异。

（3）活动量和时间缓慢增加，做好热身和活动后的恢复。活动过程中要注意安全。

（4）强调平衡训练、有氧和抗阻活动有机结合。高龄老年人可先进行平衡训练和抗阻互动。

（5）坚持脑力活动，如阅读、下棋、弹琴、玩游戏等，延缓认知功能衰退。

高龄老年人1周活动举例见表3-1。

表3-1 高龄老年人1周活动举例

运动分类	形式	时长/min	频次
有氧运动	步行、快走、自行车	15～20	1次/d
抗阻运动	坐位直抬腿、徒手伸展上肢、拉弹力带、推举重物、哑铃	10～15	2次/周
平衡训练	站立或扶物站立、睁眼或闭眼单腿站立、靠墙深蹲、打太极拳	5～10	2次/d（也可作为运动前的热身）

知识拓展

正确认识传统观念“有钱难买老来瘦”

老年人要保持适宜体重，体重过低会对健康产生不利的影响。其主要包括免疫力降低，增加疾病的易感性；增加骨折的机会；部分应激状态的耐受性降低；经不起疾病的消耗；损伤和外伤的愈合缓慢；抗寒能力降低。因此，老年人不宜过分追求低体重。

第三节 老年人营养配餐与膳食编制

案 例

王奶奶到社区进行咨询配餐，社区为她进行了一日营养食谱编制。

请问：

1. 在编制食谱前，应了解哪些基本信息？
2. 食谱编制的主要操作步骤有哪些？
3. 食谱编制完成后可用性评价与调整的依据是什么？

平衡膳食、合理营养是健康饮食的核心。合理的营养可保证人体正常的生理功能，促进健康和延缓衰老，提高机体的抵抗力和免疫力，有利于某些疾病的预防和治疗。营养配餐和食谱编制应遵循平衡膳食的原则，根据食物的营养特点、我国居民的饮食习惯、相应人群的生理特点，进行合理选择，科学搭配，以满足生长发育和健康的需要。

一、营养配餐

（一）营养配餐的概念

营养配餐指按人体的需要，根据食物中各种营养物质的含量，设计一日、一周或一段时间的食谱，使人们摄入的蛋白质、脂肪、碳水化合物、维生素和无机盐等营养素比例合理，达到平衡膳食的要求。

（二）营养配餐的目的和意义

1. 营养配餐可将各类人群的膳食营养素参考摄入量，具体落实到用膳者的每日膳食中，使他们能按需摄入足够的能量和各种营养素。

2. 可根据群体对各种营养素的需要，结合当地的实际情况，合理选择各类食物，达到平衡膳食。

3. 通过编制营养食谱，可指导集体、家庭或个人选择、平衡膳食，获取合理营养，促进健康。

（三）营养配餐的依据

营养配餐是与人们的日常饮食和健康直接相关的实践性工作，要做到营养配餐科学合理，需要以营养科学知识为指导。

1. 中国居民膳食营养素参考摄入量（dietary reference intakes for China，DRIs） 是营养配餐中能量和主要营养素的确定依据，是每日平均膳食营养素摄入量的参考值，包括 EAR、RNI、AI、UL、AMDR、PI-NCD 或 PI 和 SPL。DRIs 可用于膳食配餐编制指导和膳食调查评价。DRIs 既可以被用作膳食营养适宜的目标，以建议如何合理地摄取食物；又可以被用作尺度，以衡量人们实际摄入的营养素的量是否合适。

当编制营养食谱时，首先需要以营养素的推荐摄入量为依据确定需要量，一般以能量需要量为基础；编制食谱后，再以各营养素的 RNI 为参考，评价食谱的合理性；以 ±10% 为允许变化范围，如果与 RNI 相差不超过 10%，说明编制的食谱合理可用，否则需要加以调整。

2. 膳食指南与平衡膳食宝塔

（1）膳食指南：是平衡膳食的基本规范，目的是合理营养、平衡膳食、促进健康。原则是食谱设计的原则，编制营养食谱需要根据指南考虑食物种类、数量、比例的合理搭配。

（2）平衡膳食宝塔：提出了实际应用时的具体建议，是一个营养上比较理想的膳食结构，是人们在正常生活中贯彻膳食指南的工具。

宝塔建议的各类食物的数量既以人群的膳食实践为基础，又兼顾食物生产和供给的发展，具有实际指导意义。需要注意的是，宝塔建议的各类食物摄入量不指某一种具体食物的重量，而是一类食物的总量，即指食物可食部分的生重；而且建议的每人每日各类食物适宜摄入量范围适用于一般健康成人。

在实际使用宝塔时，要根据个人的年龄、性别、身高、体重、劳动强度、季节等情况适当调整。

3. 劳动强度 对于编制食谱时考虑对象所需能量和营养素摄入量影响大。世界卫生组织将职业劳动强度分为轻、中、重三个等级，以估算不同等级劳动强度的体力活动水平。

4. 食物成分表 是营养配餐工作必不可少的工具。要开展好营养配餐工作，必须了解和掌握食物的营养成分。利用食物成分表，在编制食谱时，将营养素的需要量转化为食物的需要量，从而确定食物的品种、数量和比例。

在编制食谱时，要认真按照最新版本的食物成分表中的食物编码和分类，查询食物的成分。食物成分表中没有的可以用相似食物来代替，但需要注明。有些食物有科学名称和地方俗名之分，要认真区分和查询，避免混淆。尽量使用食物原料的重量来查询其营养素的含量，这是因为有些食物在加工过程中，会因加工方法不同，营养素差异很大。例如，蒸米饭和煮稀饭，会因加水量不同使成品营养素的含量相差很大。

食物成分表中数据的获得是采集有代表性的食品，所检测的食物样品不一定是现在居民所消费的同种食品。因此，食物成分表中的数据与消费食物的营养素含量之间可能存在一定的差距。

5. 营养平衡理论

（1）膳食中蛋白质、脂肪和碳水化合物必须保持一定的平衡比例。一般蛋白质提供能量占一日总能量的 10%～15%，脂肪提供能量占一日总能量的 20%～30%，碳水化合物提供能量占一日总能量的 50%～65%。

（2）膳食中优质蛋白与一般蛋白质保持一定的平衡比例。在膳食结构中要注意将动物蛋白、一般植物蛋白和大豆蛋白进行适当的搭配，并保证优质蛋白占蛋白质总供给量的 1/3 以上。

（3）饱和脂肪酸、单不饱和脂肪酸和多不饱和脂肪酸之间的平衡比例，三者之间比例接近 1∶1∶1 为宜。

二、食谱编制

（一）食谱编制的原则

根据营养配餐的上述理论依据，营养食谱编制可遵循以下原则：

1. 平衡膳食合理营养

（1）按照膳食指南的要求，膳食应满足人体需要的能量、蛋白质、脂肪、无机盐和维生素。不仅食物品种要多样，而且数量要充足，膳食既要能满足就餐者需要又要防止过量。

（2）各营养素之间的比例要适宜。要保证膳食蛋白质中优质蛋白占适宜的比例。要以植物油作为油脂的主要来源，同时还要保证碳水化合物的摄入，各无机盐之间也要配比适当。

（3）食物的搭配要合理。注意主食与副食、杂粮与精粮、荤与素等食物的平衡搭配。

（4）三餐要合理。膳食中能量来源及其在各餐中的分配比例要合理。一般应该定时定量进餐，成人一日三餐，老年人可在三餐之外加点心。

2. 注意饮食习惯和饭菜口味 在可能的情况下，既要膳食多样化，又要兼顾就餐者的膳食习惯，还要注重烹调方法，争取做到色香味俱佳。

3. 考虑季节和市场供应情况 要熟悉市场可供选择的原料，并了解其营养特点。

4. 兼顾经济条件 在符合食谱营养要求的同时，要考虑进餐者在经济上的承受能力，使食谱有实际意义。

（二）食谱编制的方法

食谱编制的对象包括个体和群体，其基本方法包括营养目标的制订、食物的选择、计算、调整与评价等步骤。群体配餐相比较个体配餐更为复杂。

食谱编制方法通常有三种，即计算法、食物交换份法和营养软件编制法。本节以个体食谱编制方法为例介绍。

1. 计算法 编制食谱的一般程序：

（1）根据用餐对象的劳动强度、年龄、性别确定其平均每日能量供给量。

（2）确定宏量营养素每日应提供的能量。

（3）确定宏量营养素每日需要量。

（4）确定宏量营养素每餐的需要量。

（5）确定主副食的品种和数量。

1）主食品种、数量的确定：由于粮谷类是碳水化合物的主要来源，因此主食的品种、数量主要根据各类主食原料中碳水化合物的含量确定。

2）副食品种、数量的确定：根据宏量营养素需要量，首先确定了主食的品种和数量；再通过鱼、禽、肉、蛋、豆、乳、油脂考虑蛋白质和脂肪的食物来源；最后还需考虑蔬菜和水果的品种、数量，保证维生素、无机盐和膳食纤维的需要。

（6）确定其他食物的品种和数量。

（7）确定全日烹调油和其他主要调味品的种类和数量。

（8）分配至一日三餐中，并根据实际情况，对食谱进行评价与调整。

主要从六个方面来进行食谱的评价：

1）食物多样化评价：按类别将食谱中食物归类排序，是否包括五大类食物。

2）食物量的评价：列出每种食物的重量，与平衡膳食宝塔推荐的食物比较。

3）能量和营养素摄入量的评价：从食物成分表中查出每100g食物所含营养素的量，将所用食物中的各种营养素分别累计相加，计算出每日食谱中能量、营养素的量。计算公式：

食物中某营养素的含量 = 食物量（g）× 可食部比例 × 100g食物中营养素含量 /100

将食谱的能量和营养素计算结果与膳食营养素参考摄入量中同龄同性别人群的水平比较。一般在相差 ±10% 的范围内，可认为能量和营养素符合要求，否则应增加或减少食物的品种和数量。

4）宏量营养素供能比的评价：根据蛋白质、脂肪、碳水化合物的能量折算系数，分别计算出蛋白质、脂肪、碳水化合物三种营养素提供的能量及占总能量的比例。

5）三餐的能量摄入分配的评价：计算三餐提供能量的比例，尤其是早餐的能量和蛋白质供给是否达到要求。

6）蛋白质来源的评价：计算出动物性及豆类蛋白质占总能量的比例，总蛋白量和优质蛋白的比例是否达到要求。

（9）形成完整的全日个体食谱。

2. 食物交换份法 编制食谱的一般程序：核心是食物交换份。

食物交换份的概念是，以不同的能量单位作为基础，计算出每大类食物中相同能量单位不同种类食物的相应重量，并以表格的形式列出，供配餐时交换使用。在编制食谱时，首先根据就餐者的年龄、性别和劳动强度等条件确定能量需要，按照蛋白质、脂肪和碳水化合物的合理分配比例，计算出各类食物的交换份或实际重量，并按照每份食物的等值交换表选择食物。

在每大类食物中，每份的能量值大致相当，以376.7kJ（90kcal）配比较为常见。这样比较容易估算摄取的能量数值。

与计算法食谱编制相比，食物交换份法虽不太精确，但更简单快捷易行。在食物交换份中同类食物可以任意选择，避免了食谱的单调，有利于灵活掌握。具体编制一般程序如下：

（1）食物分类：根据膳食指南和平衡膳食宝塔，日常食物可分为五大类。

第一类：谷类及薯类。谷类包括米、面、杂粮。薯类包括马铃薯、木薯、红薯等，主要提供碳水化合物、蛋白质、膳食纤维、维生素B族等营养素。

第二类：动物性食物。动物性食物包括鱼虾、贝、蟹、禽、畜、蛋、乳等，主要提供蛋白质、脂肪、无机盐、维生素A和维生素B族等营养素。

第三类：豆类及其制品。豆类及其制品主要包括大豆类及其他干豆类和制品，主要提供蛋白质、脂肪、膳食纤维、无机盐和维生素B族等营养素。

第四类：蔬菜类、水果类。蔬菜类、水果类主要包括叶菜类、根茎类、瓜茄类等和各类水果，主要提供膳食纤维、无机盐、维生素C和胡萝卜素等营养素。

第五类：纯能量食物。纯能量食物主要包括动植物油、淀粉、食用糖和酒类，主要提供能量。植物油还可提供维生素E和必需脂肪酸。

（2）确定每份交换食物的能量单位，以376.7kJ（90kcal）配比比较常见。

（3）按照每份食物能量交换单位，计算每类食物不同品种的食物重量，并以表格形式列出，见表3-2～表3-9。

表3-2 等值谷薯类食物交换表

分类	重量/g	食物
糕点	20	饼干、蛋糕、江米条、麻花、油条、桃酥、油饼等
米	25	大米、小米、糯米、米粉、薏米等
面	25	面粉、龙须面、干挂面、通心粉等
杂粮	25	玉米、高粱、燕麦、莜面等

续表

分类	重量/g	食物
杂豆	25	红豆、绿豆、干豌豆、芸豆、干蚕豆等
面食	35	馒头、面包、花卷、窝头、烙饼、烧饼、切面等
鲜品	100	马铃薯、红薯、白薯、鲜玉米等
	200	鲜玉米(带棒心)等
其他熟食	75	煮熟的面条、米饭等

表 3-3　等值蔬菜类食物交换表

分类	重量/g	食物
叶茎类	500	大白菜、圆白菜、菠菜、油菜、韭菜、芹菜、茼蒿、苋菜、空心菜、龙须菜等
花、苔类	300	菜花、蒜苔等
瓜茄类	500	西葫芦、番茄、冬瓜、苦瓜、黄瓜、丝瓜、青椒、南瓜、茄子等
菌藻类	500	鲜蘑菇、湿海带、水发木耳等
根茎类	150	白萝卜、茭白、竹笋等
鲜豆类	300	豆角、菜豆、豌豆苗等
	300	豌豆、蚕豆(均为可食部重量)等
其他	300	胡萝卜
	150	藕、山药、荸荠等
	100	芋头、百合等

表 3-4　等值水果类食物交换表

重量/g	食物(市售)
200	西瓜、梨
250	橙、柑、橘、李子、苹果、枇杷、桃、葡萄、猕猴桃、草莓、菠萝、杏、柿子
100	香蕉、山楂、芒果
90	鲜枣

表 3-5　等值肉蛋类食物交换表

分类	重量/g	食物(市售)
鱼虾类	100	草鱼、带鱼、甲鱼、鲫鱼、鳝鱼、泥鳅、大黄鱼、对虾、河虾
	100	蟹、鲜贝、蚬子、蛤子等
	150	水浸海参
禽肉	100	鸡肉
	50	鸭肉、鹅肉
蛋类	60	鸡蛋、鸭蛋、鹌鹑蛋、松花蛋
畜肉	20	香肠、火腿肠、熟腊肉、卤猪肉
	25	半肥半瘦猪肉、猪肝
	35	火腿肠、叉烧肉、午餐肉、熟酱牛肉、肉肠
	100	瘦猪肉、瘦牛肉、瘦羊肉、带骨排骨

表 3-6 等值大豆类食物交换表

重量 /g	食物
20	腐竹
25	豆(粉)
50	豆腐干、油豆腐
100	豆腐
150	南豆腐
250	豆浆(黄豆∶水=1∶8)

表 3-7 等值乳类食物交换表

重量 /g(或体积 ml)	食物
20	全脂乳粉、低脂乳粉
25	脱脂乳粉、乳酪
100	酸奶
160	牛乳、羊乳

表 3-8 等值纯能量食物交换表

重量 /g	食物(市售)
10	植物油、动物油
15	核桃仁、花生仁、南瓜子、葵花籽、西瓜子、松子、杏仁、黑芝麻、芝麻酱
20	红糖、白糖

表 3-9 各类食物交换份的营养价值

组别	类别	每份重量 /g(或体积 ml)	能量 /kcal	蛋白质 /g	脂肪 /g	碳水化合物 /g	主要营养素
谷薯类	谷薯	25	90	2	—	20	碳水化合物、膳食纤维
蔬果类	蔬菜	200	90	2	—	17	无机盐、维生素、膳食纤维
	水果	200	90	1	—	21	
畜禽肉	畜禽肉	50	90	10	5	0	蛋白质
鱼虾类	鱼虾	100	90	15	2	0	维生素、无机盐
乳制品	鲜乳	160	90	5	5	6	蛋白质
豆制品	大豆	25	90	9	4	4	无机盐
纯能量	坚果	15	90	4	7	2	脂肪、碳水化合物
	油脂	10	90	0	0	0	
	精制糖	20	90	0	0	20	

注：1kcal=4.184kJ。

(4) 根据就餐者的基本情况与表 3-10，确定食物的种类和交换份。

表 3-10 平衡膳食宝塔上标出的食物交换代量

能量 /kcal	交换份	谷薯类	蔬果类	肉蛋类	豆、乳类	纯能量类
1 200	13.5	6	1	2. 5	2	2
1 400	16	8	1	3	2	2
1 600	18	10	1	3	2	2
1 800	20	12	1	3	2	2
2 000	22	14	1	3	2	2

注：1kcal = 4.184kJ。

也可通过计算法确定食物的种类和交换份数，见表 3-11。

表 3-11 不同能量所需的各类食品交换份数

能量 /kcal	交换份	谷薯类	蔬果类	肉蛋类	豆乳类	纯能量类
1 200	14	6	1	3	2	2
1 400	16	8	1	3	2	2
1 600	18	10	1	3	2	2
1 800	20	12	1	3	2	2
2 000	22	14	1	3	2	2
2 200	24	16	1	3	2	2
2 400	26	18	1	3	2	2
2 600	28	20	1	3	2	2
2 800	31	23	1	3	2	2
3 000	33	25	1	3	2	2

注：1kcal = 4.184kJ。

(5) 根据各类食物的交换份，具体选择食物种类，确定供给量。

(6) 根据就餐者的具体需求，对照所选择的食物，进行调整。

(7) 形成完整的食谱。

3. 营养软件编制法 营养食谱编制工作可以借助计算机和营养配餐软件完成，更加方便快捷、准确高效。

现有的营养配餐软件的设计依据是计算法编制食谱，一般具有食物分类检索、食物成分表检索、营养成分计算、营养素摄入量计算等功能。

第四节 营养教育与咨询

营养教育(nutrition education)是一种经常性营养干预工作，利用可能的机会和手段，向群众宣传营养知识及国家有关营养政策，提高群众对营养科学知识的兴趣，加强群众对平衡膳食、合理营养的理解，推动科学饮食和健康生活方式的实践。营养教育是建立有益于健康的生活方式、解决营养问题的重要手段，是实现初级卫生保健的关键，是一项低投入、高效益的保健措施，能够帮助人们提高自我保健意识。

一、营养教育

（一）营养教育的概念及目的

营养教育是改善居民营养状况的主要有效手段之一。世界卫生组织对营养教育的定义："通过改变人们的饮食行为而达到改善营养状况目的的一种有计划的活动。"

营养教育以改善受教育者的营养状况为目标，通过营养科学的信息交流，帮助个体和群体获得食物与营养知识，形成科学合理饮食习惯的教育活动和过程，是健康教育的一个重要分支和组成部分。

营养教育的目的在于提高各类人群对营养与健康的认识，消除或减少不利于健康的膳食营养因素，改善营养状况，预防营养性疾病的发生，提高人们的健康水平和生活质量。按照现代健康教育的观点，营养教育并非仅仅传播营养知识，还应为个体、群体和社会改变膳食行为提供必需的营养知识、操作技能和服务能力，这对提高国民健康素质具有重要意义。

（二）营养教育的分类

1. 按照教育对象分类

（1）以患者为中心的营养教育：是针对到医院接受医疗保健服务的患者及其家属所实施的营养教育活动。目的是提高患者及其家属的营养卫生知识及自我保健技能，以促进康复。

（2）以公众为中心的社区营养教育：是针对健康人群及亚健康状态人群实施的营养教育活动。目的是预防或及早发现疾病，维护与促进健康，提高生活质量。

在实际生活中，在医院进行的营养教育也包括对健康个体或群体、亚临床状态人群的教育，对临床医护人员的科普宣传，以及对初级营养工作人员的培训。对不同的人群，营养教育的侧重点应有所不同。

2. 按照教育实施的场所分类

（1）门诊营养教育：指患者在门诊营养咨询过程中接受的营养教育活动（包括义诊），如对营养及营养相关性疾病知识的解答、给予饮食指导、介绍简单的保健常识等。

（2）住院营养教育：指患者在住院治疗期间接受的营养教育，具有针对性、个体化、及时性的特点，包括入院、会诊、出院及随访时进行的营养教育。

（3）公共场所营养教育：在社区等公共场所进行营养知识讲座、设置宣传栏或粘贴画等属于社区营养教育的范畴。

（三）营养教育相关理论

1. 健康传播理论 健康传播（health communication）、健康教育与健康促进在医疗预防保健中的作用日益加强。健康教育传播可以分为自我传播、人际传播、组织传播、群体传播、大众传播等多种方式，人们最常用和最灵活的传播手段是人际传播和群体传播。

营养信息传播是通过各种渠道，运用各种传播媒介和方法，为维护、改善个人和群体的营养状况与促进健康而制作、传递、分散和分享营养信息的过程。营养信息传播理论对营养教育项目的执行和有效完成具有重要的指导作用，也是广泛开展营养健康知识宣传教育的理论基础。一个营养信息传播和促进活动的规范程序可以用传播金字塔模式加以形象化的说明。传播金字塔从塔底到塔顶共有8个层次。

第一层是评估危险因素，即对目标人群进行调查和评估，相当于进行健康诊断。

第二层是确定的细分目标人群，即营养健康传播项目的对象。

第三层是确定可转变的行为规范及态度。

第四层是制订初步计划，应确定行为改变的目标是什么？如何达到该目标？采取什么方法？

第五层是制订有效的核心信息。

第六层是选择有效的传播渠道，即仔细考虑这些信息如何传递出去？

第七层是进行预试验，以确保信息与媒介能达到预期效果。

第八层是行为干预，即如何制订、实施有效的传播策略。

2. 行为改变理论 营养教育的目的是帮助人们形成有益于健康的行为和生活方式。因此需要研究人们的行为生活方式形成、发展与改变的规律，发现影响健康相关行为的因素，为采取有针对性的健康教育干预措施提供科学依据。目前较成熟的行为改变理论包括知信行模式、健康信念模式与计划行为理论等。

(1) 知信行模式（knowledge，attitude，belief and practice model，KABP model）：是用来解释个人知识和信念如何影响健康行为改变的最常用的模式。该理论将人类行为的改变分为获取知识、产生信念和形成行为三个连续过程。其中，“知”是对相关知识的认识和理解，“信”是正确的信念和积极的态度，“行”是行动。知识是行为改变的基础，信念和态度是行为改变的动力。只有当人们获得了有关知识，并对知识进行积极的思考，具有强烈的责任感，才能逐步形成信念；知识只有上升为信念，才有可能采取积极的态度去改变行为。

(2) 健康信念模式（health belief model）：指人们要接受医学建议而采取某种有益健康的行为或放弃某种危害健康的行为。健康信念模式已经得到大量试验结果的验证，对于解释和预测健康相关行为、帮助设计健康教育调查研究和问题分析、指导健康教育干预都有很高价值，但因设计因素较多，模式的效度和可信度检验较困难。健康信念模式需要具备以下因素的认知，这些因素均可作为预测健康行为发生与否的因素。

1) 感知到严重性（perceived severity）：指行为者对罹患某疾病、暴露于某种健康危险因素或对易患疾病不进行治疗的严重性的看法。

2) 知觉到易感性（perceived susceptibility）：指行为者对自己罹患某种疾病或陷入某种疾病状态的可能性的判断。

3) 知觉到益处（perceived benefits）：指行为者对于实施或放弃某种行为后，能否有效降低患病的危险性或减轻疾病后果的判断。

4) 知觉到障碍（perceived barriers）：指行为者采取营养教育者所建议行为的困难的认知，包括形成有形成本和心理成本。

5) 自我效能（self-efficacy）：指行为者对自己实施或放弃某行为能力的自信。

(3) 计划行为理论（theory of planned behavior）：能够帮助人们理解人是如何改变自己行为的。该理论认为人的行为是经过深思熟虑的计划的结果，尽管已经在健康领域得到大量应用，并证实了在健康领域的适用性，但由于健康相关行为特点各异，所以对不同健康相关行为的预测能力也不尽相同。另外，在运用计划行为理论时，还需要与行为本身的特点结合，从而理解人们健康相关行为的发生与变化。

（四）营养教育的主要内容

1. 营养基础知识。
2. 健康生活方式。
3. 营养膳食指南、平衡膳食宝塔。
4. 我国老年人的营养及存在的膳食营养相关疾病的状况和变化趋势。
5. 膳食营养相关慢性疾病的预防与控制。
6. 营养相关的法律、法规和政策。

（五）开展营养教育的步骤和方法

1. 营养教育的步骤

(1) 确定存在的营养问题，然后制订营养教育工作计划。

(2) 根据存在营养问题的人群范围确定营养教育的对象。

（3）确定营养教育的内容。

（4）选择或制作营养教育和指导所需材料。

（5）实施营养教育计划。

（6）进行营养教育的效果评价。

2. 营养教育的方法 营养教育要针对不同教育对象使用不同的方法。营养教育方法可大致分为营养信息传播和营养行为干预。老年人的营养教育，可利用营养知识讲座等方式，利用报纸、电视、广播、互联网、新媒体等手段，利用宣传标语、宣传画、展板、专栏、宣传橱窗等形式，利用科普活动日和社区健康教育等活动，结合营养现场调查、监测等工作，采取人际传播的方法面向不同需求的老年人传播营养知识、营养改善方法措施和营养改善政策等。通过营养教育，可转变老年人对营养知识的态度，可使其健康行为发生变化，达到营养教育的最终目的。

（1）制订营养教育计划：为保证营养教育活动有依据、有目标地进行，首先必须有针对性地设计和制订营养教育计划；分析存在的营养教育健康问题，并具体分析与知识、态度和行为有关的营养健康问题，进一步确定营养干预目标，制订传播、教育、干预策略和实施计划，制订评价计划和经费预算。

（2）准备资料和预实验：根据要求编写相关的营养教育材料，要求内容科学、通俗易懂、图文并茂。为了使宣传资料内容准确合适，大多数再设计工作完成以后，需要进行预实验，以便得到教育对象的反馈意见，从而进行进一步修改完善。

（3）营养教育的效果评价：可通过近期、中期和远期的效果评价来说明营养教育的效果。近期效果一般指目标人群的知识、态度、信息、服务的变化；中期效果主要指行为和危险因素的变化；远期效果指营养健康状况和生活质量的变化。

二、营养咨询

（一）营养咨询的概念

咨询指商谈、征求意见、寻求别人帮助。

营养咨询是运用营养学、心理学、计算机科学、媒体传播学、相关医学等方面的知识，对咨询对象进行营养方面的指导，因此是一门交叉学科。营养咨询是通过语言、文字、图片、音像等媒介，借助体格检查、实验室检查资料等工具，给咨询对象以帮助、启发和教育的过程，可以使营养咨询对象在营养知识、态度、行为以及营养状况的改善等方面受益，解决在生理、心理等方面的营养问题，从而提高其全面的营养保健知识和能力。营养咨询使咨询对象与营养咨询工作者直接进行对话，提供情况和问题，共同商谈，听取咨询工作者的指导和建议。营养咨询需要严格的营养状况评价和科学的膳食调查，甚至营养知识、态度、行为的调查，因此内容客观、科学。

（二）营养咨询的目的

营养咨询的目的是帮助由于缺乏营养知识、存在现实或潜在营养问题的患者解决问题，改变不正确的饮食行为。营养咨询的内容包括膳食调查、营养状况调查、实验室检查及提出营养咨询意见。咨询的对象可以是患者，也可以是健康人，或尚无临床症状的亚临床患者，不同人群营养咨询的侧重点不一样。门诊患者主要是进行营养指导，加强营养保健意识；住院患者则应给予相应的治疗饮食，配合临床治疗。

（三）SOAP 营养咨询方法

SOAP 是主观询问（subjective）、客观检查（objective）、评价（assessment）和营养治疗计划（plan）英文字头的缩写，是国外较为流行的营养咨询方法。此法方便、简单、易行，包括了咨询的主要内容。

1. 询问饮食史 包括询问饮食习惯和嗜好、饮食调查、餐次和分配比例、有无偏食史及烹调加工方法等。

根据咨询对象的饮食习惯，用简单的方法让患者及其家属懂得如何具体地进行营养干预，并尽可能地配合，保证营养咨询的效果。对于不同治疗目的，可选用不同的方法，如24h膳食回顾法、经常性进食情况调查、食物频率法和食物记录法等。用食物成分表或医用电子计算机分析思考营养素摄入量，将结果与推荐的DRIs进行比较，评价患者的饮食是否合理。在了解饮食史的同时，收集患者饮食习惯和饮食方式等资料，包括生活习惯、食物购买力、吃零食情况、进餐地点、饮食嗜好、食物过敏史、过去的饮食制度、维生素与无机盐的补充及口味等。

如果是患者的营养咨询，还应该收集影响患者营养状况因素的资料，包括营养素缺乏、心理和社会因素对营养状况的影响以及其他与营养有关的病史；了解对患者已产生影响或可能产生影响的资料，包括药物作用、诊断过程、手术和临床治疗情况等，收集患者一般健康情况，如体重改变、排便习惯、锻炼和活动情况等。

2. 体格营养状况检查 测量身高、体重、肱三头肌皮褶厚度、上臂中围，以及临床检查；生化检测包括白细胞、淋巴细胞分类，还包括血清总蛋白、白蛋白、球蛋白、视黄醇结合蛋白、血清脂蛋白及其分类等。

3. 营养状况评价 与膳食营养素参考摄入量相比较进行饮食调查结果的评价，了解食物结构是否合理，各种营养素是否满足机体需要。根据体格营养状况检查的结果，评价当前的营养状况。具体评价方法详见第四章内容。

4. 饮食营养计划 结合经济条件和饮食习惯，根据疾病种类，在饮食营养原则方面给予指导，包括饮食宜忌、参考食谱以及注意事项。

（王 丹）

思考题

1. 针对我国NCD发病率逐年上升的趋势，请问应如何改善我国居民的膳食结构？
2. 针对胃肠功能弱的老年人，请问日常饮食的合理指导意见有哪些？

第四章
临床营养基础

学习目标

1. 掌握营养风险筛查工具的评估内容、评分结果及判定，营养评定内容，人体测量内容。
2. 熟悉医院膳食的种类、适用范围及特点、食物选择，常用肠内营养与肠外营养制剂。
3. 了解医院膳食的配置原则，肠内营养与肠外营养的适应证、禁忌证、输注途径及并发症的防治。
4. 能根据老年人的综合情况，选择合理的营养风险筛查工具进行筛查，并进行营养评定；能根据老年人的综合情况，给予合理的医院膳食指导。
5. 具有职业道德和素养，关注老年人健康，学以致用，乐于奉献，为提升老年人健康水平服务、"健康中国2030"战略实施做出应有的贡献。

第一节　营养风险筛查与营养评定

案　例

王奶奶，75岁，退休，身高1.60m，平日体重50kg。王奶奶10d前以慢性阻塞性肺疾病加重收治入院，病情稳定后出院回家疗养；近3个月来体重下降约8kg，食欲较差，进食量严重减少，仅能进食少量牛乳等流食；目前神志清醒，活动能力受限，但能下床活动。

请问：

1. 针对王奶奶的情况，请运用营养风险筛查2002判断是否存在营养风险？
2. 若存在营养风险，请运用微型营养评定简表评定其营养状况。

一、营养风险筛查

（一）概述

营养风险（nutritional risk）指现存的或潜在的，与营养因素相关的，导致老年人出现不良临床结局的风险。需要注意的是，营养风险侧重于关注营养方面的因素引起的不良临床结局的风险，而不仅是出现营养不良的风险。临床结局指标包括生存率、病死率、感染性并发症发生率、住院时间、生活质量等。

营养风险筛查（nutritional risk screening，NRS）指由临床医生、护理人员、营养师、其他健康服务人员等进行的一种决定对老年人是否需要制订和实施营养支持计划的快速、简便的筛查方法。营养风险筛查可以预测老年人营养风险的大小，是合理营养管理的前提和基础。建议对老年人均应定期进行营养风险筛查。

（二）营养风险筛查工具

老年人较为常用的营养风险筛查工具包括营养风险筛查2002和营养不良通用筛查工具。

1. 营养风险筛查2002（nutritional risk screening 2002，NRS 2002） 是一般住院老年人最为常用的营养风险筛查工具，建立在循证医学的基础上，应用简便可行。中华医学会肠内肠外营养学分会推荐在住院老年人中使用NRS 2002作为营养风险筛查的首选工具。

《临床营养风险筛查》（WS/T 427—2013）规定NRS 2002适用对象为年龄18～90岁、住院1d以上、入院次日8:00前未行急诊手术、神志清醒、愿意接受筛查者。通常在入院24h内进行首次临床营养风险筛查，若首次筛查不存在营养风险，可在住院1周后再次进行营养风险筛查。

（1）评估内容：NRS 2002由初步营养风险筛查和最终营养风险筛查两部分组成。

1）初步营养风险筛查：简称为初筛，具体内容见表4-1。

表4-1 NRS 2002初步营养风险筛查的主要内容

筛查项目	是	否
1. 是否BMI<20.5kg/m²（国内用18.5kg/m²）?		
2. 在过去3个月是否有体重下降?		
3. 在过去1周内是否有摄食减少?		
4. 是否有严重疾病（如ICU治疗）?		

注：我国人群BMI的正常值下限为18.5kg/m²。因此，对我国人群进行筛查时应询问BMI是否<18.5kg/m²。

如果对以上任一问题回答“是”，则直接进入第二步“最终营养风险筛查”。如果对上述所有问题均回答“否”，说明目前没有营养风险，无须进行“最终营养风险筛查”，但需要1周后再次进行“初步营养风险筛查”。

即使是对以上所有问题回答均为“否”，如有计划接受腹部大手术治疗者，仍可以制订预防性营养支持计划，以降低营养风险。

2）最终营养风险筛查：简称为终筛，具体内容见表4-2。

表4-2 NRS 2002最终营养风险筛查的主要内容

评分内容	0分	1分	2分	3分
营养状况受损评分	BMI≥18.5kg/m²，近1～3个月体重无变化，近1周摄食量无变化	3个月体重丢失>5%或食物摄入量比正常需要量低25%～50%	一般情况差或2个月体重丢失>5%或食物摄入量比正常需要量低50%～75%	BMI<18.5kg/m²且一般情况差或1个月体重丢失>5%（或3个月体重下降15%）或前1周食物摄入量比正常需要量低75%～100%
疾病严重程度评分	—	髋骨骨折、慢性疾病急性发作或有并发症、慢性阻塞性肺疾病、肝硬化、糖尿病、一般肿瘤，血液透析	腹部大手术，脑卒中、重症肺炎、血液恶性肿瘤	颅脑损伤、骨髓移植、急性生理学和慢性健康状况评价>10分
年龄评分	18～69岁	≥70岁	—	—

注：对营养状况受损的评分，以上3项问题任一项符合即为其分值，几项都有取其最高分。

对疾病严重程度的定义：0分，即营养需要量正常。

1分，即营养需要量轻度增加。例如，慢性疾病患者因出现并发症而住院治疗，身体虚弱但不需卧床者，蛋白质需要量略有增加，但可以通过口服补充剂来弥补。

2 分，即营养需要量中度增加。例如，需要卧床者，如腹部大手术后。蛋白质需要量相应增加，但大多数患者仍可通过肠外或肠内营养支持得到恢复。

3 分，即营养需要量重度增加。例如，在重症监护病房靠机械通气支持者。蛋白质需要量增加，且不能被肠外或肠内营养支持所弥补，但通过肠外或肠内营养支持可使蛋白质分解和氮丢失明显增加。

（2）评分结果及判定

1）总评分计算方式：将最终营养风险筛查 3 项评分内容的最后得分相加，即为 NRS 2002 的总评分。

2）结果判定：NRS 2002 总评分≥3 分，说明个体存在营养风险，需要制订营养治疗计划；NRS 2002 总评分<3 分，每周重复 1 次营养风险筛查。

2. 营养不良通用筛查工具（malnutrition universal screening tool，MUST） 是由英国肠外肠内营养学会推荐用于不同医疗机构的营养风险筛查工具，目前也可用于预测住院老年人的病死率及住院时间。

（1）评估内容：具体内容见表 4-3。

表 4-3 MUST 的主要内容

测评内容	评分项目	分值
BMI	BMI＞20.0kg/m²	0 分
	18.5kg/m²≤BMI≤20.0kg/m²	1 分
	BMI＜18.5kg/m²	2 分
体重下降程度	过去 3～6 个月体重下降＜5%	0 分
	过去 3～6 个月体重下降 5%～10%	1 分
	过去 3～6 个月体重下降＞10%	2 分
疾病原因导致近期禁食时间	≥5d	2 分

（2）评分结果及判定

1）总评分计算方式：将 3 项评分相加，即为 MUST 的总评分。

2）结果判定：0 分为低营养风险状态，需定期进行重复筛查；1 分为中等营养风险状态；2 分为高营养风险状态；如果得分>2 分，表明营养风险较高，需要由专业营养医生制订营养治疗方案。

二、营养评定

营养评定（nutritional assessment）指通过采用膳食调查、人体测量、临床检查、实验室检查及多项综合营养评定方法等手段，判定老年人的营养状况，确定营养不良的类型及程度，估计营养不良后果的危险性，并监测营养治疗的效果。其意义在于通过对老年人进行营养调查，初步判断其营养状况，从而为确定营养治疗方案提供依据。目前尚无评定老年人营养状况的“金标准”，常常需要结合多项评定结果进行综合判断。

（一）膳食调查

膳食调查是营养评定的重要组成部分，通过评估一定时期内人群或个体的膳食摄入情况，了解其膳食结构和饮食习惯，从而评定其正常营养得到满足的程度，可成为指导人群或个体改善营养的依据。

1. 调查内容 包括被调查者一日三餐及加餐的食物品种和数量、日常饮食习惯（如地域特色、餐次、食物禁忌、口味、烹饪方法）、饮食结构、食物频率等，进而计算出每日能量与各种营养素的摄入量、各种营养素之间的比例关系。

2. 调查方法 根据具体情况可选择称重法、记账法、询问法、化学分析法及食物频率法等。

（1）称重法：又称为称量法，指详细记录某一膳食单位（集体食堂或家庭）或个人一日三餐所摄取的食物种类，并对每餐各种食物的食用量进行精准称重，借助食物成分表，计算出每人每日能量和各种营养素的平均摄入量。调查时间一般为3～7d。需要特别注意的是，被调查者在食堂或家庭以外摄入的零食或添加的菜肴也要被详细记录。

称重法能准确反映被调查者的食物摄入情况，也能反映一日三餐的食物分配情况，对评定其营养状况有重要意义，同时称重法因其称重得准确，成为衡量其他调查方法准确性的标尺。但该方法工作过程烦琐，对人、财、物力的要求均较高，对被调查者的配合要求高，且食物记录过程可能干扰被调查者的正常就餐，故不适合长时间、大规模的人群调查。

（2）记账法：又称为查账法，指对有建立膳食账目的集体食堂或家庭，通过查询过去一段时间内食品的消费总量及同一时间的进餐人数，可粗略计算出每人每日各种食物的摄取量，再利用食物成分表计算出这些食物所提供的能量和营养素。

记账法简便快速，可适用于大样本、长时间的调查，但仅能计算出集体中人均摄入量的情况，难以分析出个体的膳食摄入情况。与称重法相比，精确度欠佳，同时膳食账目的完整性直接影响调查结果的准确性和真实性。

（3）询问法：指通过问答方式，回顾性了解被调查者的膳食营养情况，是目前较为常用的膳食调查方法，群体或个体调查均可适用，包括膳食回顾法和膳食史回顾法。

1）膳食回顾法：通过被调查者尽可能准确回顾调查时刻前一段时间的食物消耗情况来进行评定。

24h膳食回顾指被调查者回顾调查由最后一餐开始向前推24h内的食物消耗情况，相对而言个体对该时段摄入的食物有较好的记忆，所获得的资料可靠性高，是目前最常用的一种膳食调查方法。调查时可借助家用餐具、食物模型或实物图谱对其食物摄入情况进行估计，信息获取方式可以面对面询问，也可使用开放式表格或事先编码好的调查表以电话、录音机或计算机程序进行。

在实际工作中通常需要连续调查3d，即每日回顾24h的进餐情况，连续记录3d，此外，由于被调查者工作日和休息日的膳食往往会有很大差异，因此，24h膳食回顾的调查时间应该是相连的2个工作日和1个休息日连续进行。

24h膳食回顾所用时间短，可适用于家庭、散居特殊人群的膳食调查，但因需要依靠被调查者的记忆力进行回忆，故不适用于75岁以上的老年人，一般在无法使用称重法和记账法的情况下使用。

2）膳食史回顾法：用于评价个体每日总的食物摄入量与在不同时期的膳食结构，还可用来评价不同群组人群的相对平均摄入量或组内摄入量的分布情况，通常覆盖过去1个月、6个月或1年的时段。膳食史回顾法由三部分组成：

第一部分：询问被调查者通常的每日摄入食物品种和数量，以一些家用量具特指的量为食用量单位。

第二部分：列表反复核对食物摄入量，以确定被调查者的膳食结构，可用1份包含各种食物的详细食物清单进行核对后确认。

第三部分：由被调查者以家用测量方法，记录3d的食物摄入量。

膳食史回顾法被广泛应用于营养流行病学调查中，全面地了解人群膳食摄入情况，对于很多慢性疾病如心血管疾病、糖尿病、肿瘤及慢性营养不良等有重要的研究意义。但该方法对调查者和被调查者都提出更高的要求，非营养学专家在使用时往往存在较大困难，也不适用于每日饮食变化较大的个体。

（4）化学分析法：指通过收集被调查者每日所摄入的食物，并将其在实验室进行化学分析，以测定所需观察的各种营养素及能量的方法。一般选择双份饭菜法。即一份用于食用，另一份作为样品进行分析，要求两份在数量和质量上均需保持一致。

化学分析法能够准确地得出食物中各种营养素的实际摄入量，但其分析过程复杂、代价高，常用于临床营养治疗的研究工作。

（5）食物频率法：又称为食物频数法，根据需要不同，分为定性食物频率法和定量食物频率法，是估算被调查者在指定的一段时间内摄入某种食物频率的一种方法。

食物频率法以问卷调查的形式进行，调查个体在每日、每周、每月甚至每年所进食的各种食物的次数或食物的种类来评价其膳食营养情况。调查结果经常在膳食与健康关系的流行病学研究中使用，也可作为研究慢性疾病与膳食结构关系的依据，但其调查的食物量和频率根据被调查者的不同存在较大偏倚。

3. 调查结果与评定 是将膳食调查结果中每人每日食物、能量和营养素的摄入量，与平衡膳食宝塔和膳食营养素参考摄入量进行比较，以分析被调查者的能量和营养素是否通过食物摄入得到满足。评定主要项目包括：

（1）食物总量是否合理，食物种类是否多样，营养素种类是否齐全，能量及各营养素摄入量是否满足需要。

（2）产能营养素能量分配比例是否恰当，主、副食搭配及荤素搭配是否合理，三餐能量分配是否合理。

（3）蛋白质、脂肪食物来源是否合理等。

（二）人体测量

人体测量操作简便、无创，能综合反映老年人的营养状况，主要包括身高、体重、皮褶厚度、上臂中围与上臂中肌围、腰围与腰臀比、人体成分分析等。

1. 身高 指头顶点到地面的垂直距离，受遗传、营养、环境、生活习惯、运动和疾病等多方面因素的影响，是反映机体生长发育和营养状况的重要指标之一。身高在一日内有细微波动，故宜在清晨进行测量。测量时根据老年人能否站直，包括直接测量法和间接测量法。

（1）直接测量法：适用于能够站直的老年人，测量时要求被测量者赤脚，以“立正”姿势站在身高计的底板上，脚跟、骶骨部及两肩胛间紧靠身高计的立柱上。测量者站在被测量者的左右均可，将其头部调整到耳屏上缘与眼眶下缘的最低点齐平，再移动身高计的水平板与被测量者的颅顶点接触，读数记录，记录数据以 cm 为单位，精确到小数点后 1 位。每次测量身高最好连续测 2 次，间隔 30s，2 次测量的结果应大致相同，身高计的误差不得超过 0.5cm。

（2）间接测量法：适用于因身体问题或并发症不能获得直立身高的老年人，可采用三种方式。

1）上臂距：上臂向外侧伸出与身体呈 90°，测量两侧最长指尖距离。

2）身体各部累积长度：用软尺测量腿、足跟、骨盆、脊柱和头颅的长度，各部分长度之和为身高估计值。

3）膝高：屈膝 90°，测量从足跟底至膝部大腿表面的距离。估算公式：

$$\text{男性：身高(cm)} = 64.19 + 2.02 \times \text{膝高(cm)} - 0.04 \times \text{年龄(岁)}$$

$$\text{女性：身高(cm)} = 84.88 + 1.83 \times \text{膝高(cm)} - 0.24 \times \text{年龄(岁)}$$

另外，对昏迷或不能活动的老年人可测卧位身长。

2. 体重 是反映人体横向生长，以及围、宽、厚及重量的整体指标。体重不仅能反映人体骨骼、肌肉、脂肪及脏器的发育状况，而且还能间接反映机体的营养状况，是营养评定中简单又重要的方法。但是，对于一些无法行走和站立的老年人，评估体重时往往需要使用轮椅或床称重，需注意准确的体重对营养评定的重要性。

（1）测量方法：目前普遍采用电子体重计进行测量，测量时将电子体重计平放于地面并校准归零。老年人在清晨空腹，排空大小便，着单衣赤足自然站立于体重计中央，待数字平稳后读数记录，反复测量 2 次取平均值，记录数据以 kg 为单位，精确到小数点后 1 位。

（2）评定指标：主要包括体重指数、标准体重、体重改变。

1）体重指数（body mass index，BMI）：又称为体质指数，是目前公认的反映肥胖程度及营养状况的可靠指标。计算公式：

$$BMI=体重(kg)/[身高(m)]^2$$

BMI 评定标准有多种，世界各国普遍采用 WHO 的成人标准，但该标准主要以西方人群的研究数据制订而成，并不适合亚洲人群。我国主要参考国内发布的标准，适用于年龄在 18～64 岁，详细内容见表 4-4。

需要注意的是，对于 65 岁以上的老年人，从降低死亡率考虑，其适宜体重和 BMI 应适当略高（20.0～26.9kg/m²）。

表 4-4　WHO、亚洲、我国 BMI 评定标准　　单位：kg/m²

分类	WHO	亚洲	中国
营养不良	<18.5	<18.5	<18.5
正常	18.5～24.9	18.5～22.9	18.5～23.9
超重	25.0～29.9	23.0～24.9	24.0～27.9
肥胖	—	—	≥28.0
一级肥胖	30.0～34.9	25.0～29.9	—
二级肥胖	35.0～39.9	≥30.0	—
三级肥胖	≥40.0	—	—

2）标准体重：又称为理想体重，根据不同的生长发育阶段、身高、年龄、性别等采用不同的计算公式。

国外常用布罗卡（Broca）公式：

$$标准体重(kg)=身高(cm)-100$$

我国多采用布罗卡改良公式和平田公式：

$$布罗卡改良公式：标准体重(kg)=身高(cm)-105$$

$$平田公式：标准体重(kg)=[身高(cm)-100]\times 0.9$$

一般以体重比，即实际体重占标准体重的百分比，评定营养状况。测量值>90% 为营养正常，80%～90% 为轻度营养不良，60%～80% 为中度营养不良，<60% 为严重营养不良。

3）体重改变：通常将体重改变程度与时间综合分析，可在一定程度上反映能量和蛋白质的代谢情况，提示是否存在蛋白质 - 能量营养不良。计算公式：

$$体重改变(\%)=[平时体重(kg)-实测体重(kg)]/平时体重(kg)\times 100\%$$

详细评定标准见表 4-5。

表 4-5　体重改变的评定标准

时间	中度体重减少 /%	重度体重减少 /%
1 周	1～2	>2
1 个月	5	>5
3 个月	7.5	>7.5
6 个月	10	>10

3. 皮褶厚度　通过测量人体皮下脂肪的厚度，可反映体脂储存和消耗情况，作为评定能量缺乏

和肥胖程度的指标。常用的测量部位有肱三头肌、肩胛下、脐旁。

（1）三头肌皮褶厚度的测量方法及评定标准

1）测量方法：被测量者上臂自然下垂，取左（或右）上臂背侧肩胛骨肩峰至尺骨鹰嘴连线中点，于该点上方 2cm 处，测量者用左手拇指、示指和中指将被测量部位皮肤连同皮下组织捏起呈皱褶，并在皱褶下方用皮褶计测量其皮褶厚度，记录数据以 mm 为单位，精确到小数点后 1 位。连续测量 2 次，若 2 次误差超过 2mm 需测第三次，取 2 次最接近的数值求其平均值。

2）评定标准：三头肌皮褶厚度（triceps skinfold thickness，TST）正常参考值，男性为 8.3mm，女性为 15.3mm。TST 实测值与正常值的百分比：>90% 为正常，80%～≤90% 为轻度亏损，60%～≤80% 为中度亏损，≤60% 为重度亏损。

（2）肩胛下皮褶厚度的测量方法及评定标准

1）测量方法：被测量者上臂自然下垂，取左（或右）肩胛骨下角约 1cm 处，顺自然皮褶方向（即皮褶走向与脊柱呈 45°），测量者用左手拇指、示指和中指将被测量部位皮肤连同皮下组织捏起呈皱褶，采用三头肌皮褶厚度的测量方法进行测量。

2）评定标准：常以肩胛下皮褶厚度和三头肌皮褶厚度之和来判定，正常参考值男性为 10～40mm，女性为 20～50mm。男性>40mm、女性>50mm 为肥胖；男性<10mm、女性<20mm 为消瘦。

（3）腹部皮褶厚度的测量方法：取被测量者距脐左（或右）方 1cm 处，测量者用左手拇指、示指和中指沿躯干长轴方向，垂直将被测量部位皮肤连同皮下组织捏起呈皱褶，采用三头肌皮褶厚度的测量方法进行测量。

4. 上臂中围（mid-arm circumference，MAC）与上臂中肌围（mid-arm muscle circumference，MAMC） 是反映肌蛋白储存和消耗的良好指标。

（1）上臂中围的测量方法及评定标准

1）测量方法：被测量者取站立位，上臂自然下垂，测量者站于身后，用软尺沿手臂背侧中点（即从肩峰到鹰嘴突连线中点）水平围绕一圈。读取周长即为上臂中围，记录数据以厘米（cm）为单位，精确到小数点后 1 位。

2）评定标准：我国男性上臂中围平均值为 27.5cm，女性为 25.8cm。测量值>标准值：>90% 为营养正常，80%～≤90% 为轻度营养不良，60%～≤80% 为中度营养不良，≤60% 为严重营养不良。

（2）上臂中肌围的计算方法及评定标准

1）计算公式：MAMC（cm）=MAC（cm）-3.14×三头肌皮褶厚度（cm）。

2）评定标准：我国男性上臂中肌围平均值为 25.3cm，女性为 23.2cm。测量值>标准值：>90% 为营养正常，80%～≤90% 为轻度营养不良，60%～≤80% 为中度营养不良，≤60% 为严重营养不良。

5. 腰围和腰臀比 腰围（waist circumference，WC）可在一定程度上反映腹部皮下脂肪厚度，是间接反映体脂分布状态的指标。腰臀比（waist-to-hip ratio，WHR）是判定向心性肥胖的重要指标，可作为心脑血管病的危险因素指标。

（1）腰围的测量方法及评定标准

1）测量方法：被测量者自然站立，测量者将软尺沿被测者肋下缘最底部和髂前上棘最高点的连线中点水平绕腰 1 周，读取周长即为腰围，记录数据以厘米（cm）为单位，精确到小数点后 1 位。重复测量一次，2 次测量的差值不得超过 1cm，取 2 次测量的平均值。

2）评定标准：我国男性腰围≥85.0cm、女性腰围≥80.0cm，可认为腹部脂肪蓄积。

（2）腰臀比的计算方法及评定标准

1）计算公式：WHR=腰围（cm）/ 臀围（cm）。

其中臀围为经臀部最隆起部位水平绕臀 1 周所得的周长，记录数据以厘米（cm）为单位，精确到小数点后 1 位。测量 2 次，2 次差值不超过 1cm，取 2 次测量的平均值。

2）评定标准：我国建议男性 WHR>0.9、女性 WHR>0.8，可认定为向心性肥胖。

6. 人体成分分析 通过对人体成分的测量和分析，不仅有助于评定机体的营养状况，对某些疾病的发生和预后也有一定的预测作用。

生物电阻抗法是一种通过电学方法进行人体组成成分的分析技术，因安全无创伤、结果准确、技术成本低、技术难度低、可重复性好等特点，使用较为广泛，可用于测定体脂含量、肌肉量、蛋白质量、总水分量、细胞外液量、细胞内液量、基础代谢率、体型等多项内容。

（三）临床检查

临床检查指主要通过病史采集和体格检查，评定老年人是否存在营养不良及其严重程度、重点需关注的营养相关问题。

1. 病史采集

（1）膳食史：包括有无厌食、食欲减退、进食困难、食物禁忌、吸收不良、消化障碍，以及能量与营养素摄入量等。

（2）与营养相关的既往病史、用药史及营养相关临床症状：与营养相关的既往病史，如糖尿病、高血压、脑卒中、恶性肿瘤等；用药史，如代谢药物、类固醇、免疫抑制剂、放射治疗和化学治疗（简称放化疗）、利尿剂、泻药等；营养相关临床症状，如消化道症状、咀嚼功能、吞咽功能等。

（3）其他：对食物的过敏和不耐受情况等。

2. 体格检查 必需营养素摄入不足可造成营养不良，当长期存在一种或多种营养素摄入不足时，会引起身体症状，通过体格检查可初步明确老年人存在的营养素缺乏表现及程度。

检查时要重点关注全身、头发、眼、舌、鼻、口、牙齿、口腔、皮肤、指甲、骨骼和神经系统等的变化，并注意与其他病因所导致的相似症状相鉴别。常见营养素缺乏的临床表现及可能缺乏的营养素见表 4-6。

表 4-6 常见营养素缺乏的临床表现及可能缺乏的营养素

部位	临床表现	可能缺乏的营养素
头发	干燥、变细、易断、脱发	蛋白质 - 能量、必需脂肪酸、锌
鼻部	皮脂溢	烟酸、维生素 B_2、维生素 E
眼	眼干燥症、夜盲症、比托斑	维生素 A、维生素 B_2、维生素 B_6
舌	舌炎、舌裂、舌水肿	维生素 B_2、维生素 B_6、维生素 B_{12}、叶酸、烟酸
牙	龋齿 牙龈出血、肿大	氟 维生素 B_2、叶酸、烟酸、维生素 C
口腔	味觉减退、改变 口角炎、干裂	锌 维生素 B_2、烟酸
甲状腺	肿大	碘
指甲	杵状指、指甲变薄	铁
皮肤	干燥、粗糙、过度角化 瘀斑 伤口不愈合 阴囊及外阴湿疹 糙皮病、皮疹	维生素 A、必需脂肪酸 维生素 C、维生素 K 锌、蛋白质、维生素 C 维生素 B_2、锌 烟酸
骨骼	佝偻病体征、骨质疏松	维生素 D、钙
神经	肢体感觉异常或丧气、运动无力	维生素 B_1、维生素 B_{12}
肌肉	腓肠肌触痛 腓肠肌萎缩	维生素 B_{12} 蛋白质 - 能量
心血管	脚气病性心脏病 克山病体征	维生素 B_1 硒

（四）实验室检查

实验室检查指通过采用生化、生理等检测手段，测定机体某些营养素或其代谢产物的水平，以判断老年人有无营养素缺乏或过量。一方面可为老年人提供客观准确的营养素缺乏或过量的种类和程度，另一方面对早期发现老年人营养素的缺乏有重要意义。

1. 血浆蛋白 是反映机体蛋白质营养状况的重要指标，包括白蛋白、前白蛋白、转铁蛋白和视黄醇结合蛋白。

（1）白蛋白：在血浆蛋白中含量最多，半衰期为14～20d，对维持血浆胶体渗透压有重要意义。白蛋白在术后或感染中能反映疾病的严重程度和预测手术风险的程度。持续的低白蛋白是判断营养不良的可靠指标。

评定标准：白蛋白的正常参考值为35～55g/L，28～34g/L为轻度缺乏，21～28g/L为中度缺乏，<21g/L为重度缺乏。

（2）前白蛋白：完全由肝合成的一种蛋白，半衰期短，仅为1.9d。测定其在血浆中的浓度对于了解蛋白质的营养不良和肝功能不全有较高的敏感性。前白蛋白在应激、传染病、手术创伤、肝脏疾病、透析和感染等情况下会出现前白蛋白的降低，脱水和慢性肾衰竭会造成前白蛋白的升高。

评定标准：前白蛋白的正常参考值为0.20～0.40g/L，0.16～0.20g/L为轻度缺乏，0.10～0.15g/L为中度缺乏，<0.10g/L为重度缺乏。

（3）转铁蛋白：主要在肝脏合成，对血红蛋白的生成和铁的代谢有重要作用，半衰期为8～10d。缺铁性贫血、急性病毒性肝炎、肝细胞坏死等会导致转铁蛋白升高，而患恶性贫血、慢性感染、肝脏疾病或补铁过多时会导致转铁蛋白的降低。

评定标准：转铁蛋白的正常参考值为2.0～4.0g/L，1.5～2.0g/L为轻度缺乏，1.0～1.5g/L为中度缺乏，<1.0g/L为重度缺乏。

（4）视黄醇结合蛋白：代谢量少，半衰期仅为10～12h，能及时反映内脏蛋白质的急剧变化，是诊断早期营养不良的敏感指标。视黄醇结合蛋白主要在肾内代谢，当患肾脏病时可造成血清视黄醇结合蛋白升高的假象。

评定标准：视黄醇结合蛋白的正常参考值为40～70mg/L。

2. 氮平衡 是反映蛋白质营养状况的常用指标，反映摄入氮是否能够满足机体需要量及体内蛋白质合成和代谢分解情况。内容详见第一章。

一般认为成人每日经肾排出非尿素氮2g，粪氮丢失约1g，皮肤丢失氮约0.5g，故可将氮平衡计算公式写为：

$$B(g/d)=\text{蛋白质摄入量}(g/d)\div 6.25-\text{尿素氮}(g/d)-3.5(g/d)$$

评定标准：零氮平衡提示人体代谢平衡；正氮平衡常见于恢复期的急危重症患者；负氮平衡常见于饥饿、消耗性疾病及老年期。

3. 肌酐身高指数（creatinine-height index，CHI） 是肾功能正常时测定肌蛋白消耗的指标，也是衡量机体蛋白质水平的一项灵敏的指标。测量方法：连续保留3d 24h尿液，测定24h尿肌酐总量，取其平均值并与相同性别及身高的标准肌酐值比较，所得的百分比即为CHI。

评定标准：CHI>90%为正常，80%<CHI≤90%为瘦体组织轻度缺乏，60%<CHI≤80%为瘦体组织中度缺乏，CHI≤60%为瘦体组织重度缺乏。

4. 免疫功能 蛋白质-能量营养不良常伴有细胞免疫功能的损害，会升高老年人的术后感染率和死亡率。免疫功能测定可间接反映机体的营养状况，主要包括总淋巴细胞计数和迟发型皮肤超敏试验。

（1）总淋巴细胞计数（total lymphocyte count，TLC）：是评定免疫功能的简易方法。计算公式：

$$TLC=\text{淋巴细胞百分比}\times\text{白细胞计数}$$

评定标准：TLC的正常参考值为$(2.5～3.0)\times10^9/L$，$(1.2～2.5)\times10^9/L$为轻度营养不良，(0.8～

1.2）$\times 10^9$/L 为中度营养不良，低于 0.8×10^9/L 为重度营养不良。

（2）迟发型皮肤超敏反应：测量方法是在前臂不同部位皮肤皮下注射 0.1ml 抗原（一般一次用 2 种抗原），24～48h 后测量注射部位皮肤硬结的直径。

评定标准：直径 > 5mm 为正常，直径 < 5mm，表示细胞免疫功能不良，至少有重度蛋白质营养不良。

（五）综合评定

利用单一的评价指标来评定老年人的营养状况存在较大的局限性，因此建议采用综合性营养评定方法，以提高营养评定的灵敏性和特异性。

1. 微型营养评定简表（mini-nutritional assessment short-form，MNA-SF） 是在微型营养评定量表（mini-nutritional assessment，MNA）的基础上改良而成的。在老年人无法称重或无法测量身高而不能取得 BMI 时，BMI 可用小腿围（calf circumference，CC）代替。MNA-SF 通常于老年人入院 48h 内进行评定；若遇急性疾病，可在病情稳定后再进行评定；对社区老年人评定的时间和频次无明确规定，建议应每年进行一次。

（1）评定内容：具体内容见表 4-7。

表 4-7 MNA-SF 的主要内容

评分内容		0 分	1 分	2 分	3 分
A 近 3 个月有无进食减少（因食欲减退、消化不良、咀嚼或吞咽困难）		食量严重减少	食量中度减少	食量没有减少	—
B 近 3 个月体重下降的情况		体重下降 > 3kg	不知道	体重下降 1～3kg	体重没有下降
C 活动能力		需长期卧床或坐轮椅	可以下床或离开轮椅，但不能外出	可以外出	—
D 近 3 个月有无急性疾病或应激		有	—	没有	—
E 神经精神疾病		严重痴呆或抑郁	轻度痴呆	没有神经精神疾病	—
F	F_1 BMI	BMI < 19kg/m²	19kg/m² ≤ BMI < 21kg/m²	21kg/m² ≤ BMI < 23kg/m²	BMI ≥ 23kg/m²
	F_2 CC	CC < 31cm	—	CC ≥ 31cm	—

注：如遇特殊情况（卧床或昏迷等），不能取得 BMI，可用 F_2 中的 CC 替代。如已经测得 BMI，则不需要测量 CC。CC 测量时要求被测量者两腿分开与肩同宽，测量者用软尺在小腿最粗壮处水平绕其 1 周计量。重复测量 3 次，取平均值，误差在 0.5cm 内。

（2）评分结果及判定

1）总评分计算方式：将 6 项评分内容的最后得分相加，即为 MNA-SF 的总评分。

2）结果判定：12～14 分为营养状态正常，8～11 分为存在营养不良风险，0～7 分为营养不良。

2. 营养筛查量表（nutrition screening initiative Checklist，NSI，又名 DETERMINE） 是基于社区老年人营养风险开发的量表，是老年人自我评估的主要工具，可由老年人自己单独或在护理者的帮助下完成。

（1）评定内容：DETEMINE 量表由 10 个与老年人健康相关的问题组成，具体内容见表 4-8。

表 4-8 DETEMINE 量表的主要内容

项目	是
1. 我因为生病或身体状况而改变我摄入食物的种类与进食量	2
2. 我每日饮食少于两餐(早、中、晚餐)	3
3. 我不常吃蔬菜和水果与乳制品(三个种类≤3次/周)	2
4. 我几乎每日都饮用3杯以上的啤酒(355ml/杯)、白酒(1两/杯)、黄酒(2两/杯)或葡萄酒(4两/杯)、药酒(1两/杯)	2
5. 我有牙齿或口腔问题以致进食困难	2
6. 我的经济状况不允许我购买我想吃的食物(指因为钱不够而减少购买三餐食物)	4
7. 我经常一个人吃饭	1
8. 我一日服用3种以上的处方药或非处方药	1
9. 我过去6个月内曾无意地减重或增重4.5kg以上	2
10. 我无法自行购买食物、烹饪食物和/或进食	2

注:1. 当使用该量表进行评估时,须依次回答,若"是"则在相应分数上画圈。
2. 1两=50g。

(2)评分结果及判定

1)总评分计算方式:将量表中答案为"是"的得分累计相加,即为DETEMINE量表的总评分。

2)结果判定:0～2分为营养状况良好,应在6个月后根据表格内容复查一次;3～5分为存在中度营养风险,应改善日常饮食习惯和生活方式,3个月后根据表格内容复查一次;≥6分为存在高营养风险,需要携带自测表咨询医生、营养师或其他相关专业人员,以改善营养状况。

3. 老年人营养不良风险评估表 老年人营养不良风险评估表由《老年人营养不良风险评估》(WS/T 552—2017)提出,适用于对65岁及以上老年人进行营养不良风险评估,标准化,有可操作性和规范性。

(1)评定内容:包括基本情况、初筛、评估。具体内容见表4-9。

表 4-9 老年人营养不良风险评估表

基本情况

姓名	年龄/岁	性别
身高/m	体重/kg	BMI/($kg \cdot m^{-2}$)
联系电话		

初筛

项目	0分	1分	2分	3分
1. BMI	BMI<19kg/m² 或 BMI>28kg/m²	19kg/m²≤BMI<21kg/m² 或 26kg/m²<BMI≤28kg/m²	21kg/m²≤BMI<23kg/m² 或 24kg/m²<BMI≤26kg/m²	23kg/m²≤BMI≤24kg/m²
2. 近3个月体重变化	减少或增加>3kg	不知道	1kg≤减少≤3kg 或 1kg≤增加≤3kg	0kg<减少<1kg 或 0kg<增加<1kg
3. 活动能力	卧床	需要依赖工具活动	独立户外活动	—
4. 牙齿状况	全口/半口牙齿缺失	用义齿	正常	—

续表

项目	0分	1分	2分	3分
5. 神经精神疾病	严重认知障碍或抑郁	轻度认知障碍或抑郁	无认知障碍或抑郁	—
6. 近3个月有无饮食量改变	严重增加或减少	增加或减少	无变化	—
总分14分，<12分提示有营养不良风险，继续以下评估；≥12分提示无营养不良风险，无须以下评估				

评估

项目		0分	0.5分	1分	2分
7. 患慢性疾病病种数>3种		是	—	否	—
8. 服药时间在1个月以上的药物种类>3种		是	—	否	—
9. 是否独居		是	—	否	—
10. 睡眠时间		<5h/d	—	≥5h/d	—
11. 户外独立活动时间		<1h/d	—	≥1h/d	—
12. 文化程度		小学及以下	—	中学及以上	—
13. 自我感觉经济状况		差	一般	良好	—
14. 进食能力		依靠别人	—	自行进食稍有困难	自行进食
15. 一日餐次		1次	—	2次	3次及以上
16. 每日摄入乳类； 每日摄入豆制品； 每日摄入鱼/肉/禽/蛋类食品		0～1项	2项	3项	—
17. 每日烹调油摄入量		>25g	—	≤25g	—
18. 是否每日吃蔬菜和水果500g及以上		否	—	是	—
19. 小腿围______cm		<31cm	—	≥31cm	—
20. 腰围______cm	男	>90cm	—	≤90cm	—
	女	>80cm	—	≤80cm	—
年龄超过70岁总分加1分。即年龄调整增加的分值：0分，年龄<70岁；1分，年龄≥70岁					
初筛分数(小计，满分14分)： 评估分数(小计，满分16分)： 量表总分(满分30分)：					

(2) 评分结果及判定

1) 总评分计算方式：若初筛总分<12分，则将初筛和评估两项评分内容的最后得分相加，即为老年人营养不良风险评估表的总得分。

2) 结果判定：若营养不良风险评估总分(初筛+评估)≥24分，表示营养状况良好；若营养不良风险评估总分(初筛+评估)<24分，当BMI≥24kg/m^2(或男性腰围≥90cm，女性腰围≥80cm)时，提示可能是肥胖/超重型营养不良或有营养不良风险；若营养不良风险评估总分(初筛+评估)17～24分，表示有营养不良风险；若营养不良风险评估总分(初筛+评估)≤17分，表示营养不良。

4. 主观全面评定(subjective global assessment, SGA) 是目前临床上使用最为广泛的一种通用临床营养状况评价工具，以详细的病史与临床检查为基础，省略人体测量和生化检查，操作简单可靠。

SGA 起初用于临床不同疾病患者的营养状况评价，后来被验证也可用于老年住院患者的营养状况评价，包括病史和体格检查两部分，主要内容及评定标准见表 4-10。

当 SGA 指标 8 项中至少 5 项属于 B 级或 C 级时，可分别被判定为中度或重度营养不良。但对老年人而言，病史容易出现回忆偏倚，可能影响结果。

表 4-10 SGA 的主要内容及评定标准

指标		A 级	B 级	C 级
病史	近期（2 周）体重改变	无 / 升高	减少 < 5%	减少 ≥ 5%
	饮食改变	无	减少	无进食 / 低能量流食
	胃肠道症状（持续 2 周）	无 / 食欲不减	轻微恶心、呕吐	严重恶心、呕吐
	活动能力改变	无 / 减退	能下床活动	卧床
	应激反应	无 / 低度	中度	高度
体格检查	肌肉消耗	无	轻度	重度
	三头肌皮褶厚度	正常	轻度减少	重度减少
	踝部水肿	无	轻度	重度

5. 老年营养风险指数（geriatric nutritional risk index, GNRI） 是针对老年人这一特定群体所设计的营养评定方法，适用于预测住院患者营养相关的发病率、死亡率风险，有较高的灵敏度和特异度。计算公式：

$$GNRI = 1.489 \times 白蛋白(g/L) + 41.7 \times [实际体重(kg) / 标准体重(kg)]$$

由于老年人多不记得自己的平常体重，故本公式中标准体重可采用洛伦兹（Lorentz）变换公式计算得出：

$$男性：标准体重(kg) = 身高(cm) - 100 - \{[身高(cm) - 150]/4\}$$

$$女性：标准体重(kg) = 身高(cm) - 100 - \{[身高(cm) - 150]/2.5\}$$

评定标准：GNRI > 98 为无营养风险；92 ≤ GNRI ≤ 98 为轻度营养不良；82 ≤ GNRI < 92 为中度营养不良；GNRI < 82 为重度营养不良。评分处于中度、重度的老年人营养相关风险较高，需要应用营养支持治疗。

第二节 医院膳食

案 例

王爷爷，65 岁，退休，身高 1.68m，近 3 年来由于活动量明显减少，体重由 65kg 增至 78kg，并出现活动后气促，心慌，失眠多梦，易惊醒，平常喜欢吃肉质食品及干果类零食，近日去医院检查后被告知患有肥胖症。

请问：

1. 针对王爷爷的情况，目前可考虑给予哪种医院膳食？
2. 该类膳食的适用范围和特点是什么？

根据人体的基本营养需求和各种疾病的治疗需要，将医院膳食分为基本膳食、试验膳食和治疗膳食。

一、基本膳食

基本膳食(basic diet)是按照不同疾病的病理和生理需要，通过改变各类食物的质地或烹调方式而配制的膳食。基本膳食适合于大多数老年人的需要，根据食物质地的不同，分为普通膳食、软食、半流质膳食和流质膳食。

(一) 普通膳食

普通膳食简称为普食，与正常健康老年人平时所用膳食基本相同，是医院膳食中所占比例最高、应用范围最广的一种膳食。

1. 适用范围及特点

(1) 适用范围：普通膳食适用于消化功能正常，无特殊膳食限制，体温正常或接近正常，无咀嚼功能障碍，不需要限制任何营养素或处于恢复期的老年人。

(2) 特点：膳食中的各种营养素被充分且均衡地提供，避免因膳食配置不当导致营养素缺乏。

2. 配制原则

(1) 膳食结构：以平衡膳食和接近正常膳食为原则，各营养素种类齐全、数量充分、相互间比例恰当。每日提供的总能量为9.20～10.88MJ(2 200～2 600kcal)，蛋白质每日供应量70～90g，其中优质蛋白占蛋白总量的1/3以上，维生素和无机盐供应量参照膳食营养素参考摄入量供应充分。

(2) 餐次要求：每日三餐，其中能量适当的分配在三餐中，一般能量分配比例为早餐25%～30%、午餐40%、晚餐30%～35%。

(3) 食物要求：注意食物种类多样化，选择合适的烹调方式，做到色、香、味俱全，同时注意食物的新鲜卫生，食用安全。

3. 食物选择

(1) 宜用食物：各种食物均可选择，与正常老年人饮食基本相同。

(2) 忌(少)用食物：辛辣刺激性食品及调味品，如辣椒、芥末、胡椒、大蒜等；不易消化、过分坚硬及易产气的食物，如油炸食物、动物油脂、大豆类等。

(二) 软食

软食比普通膳食更易消化，是介于普通膳食和半流质膳食之间的一种过渡膳食。

1. 适用范围及特点

(1) 适用范围：软食适用于轻度发热，消化道有疾病，消化吸收功能差，牙齿咀嚼不便而不能进食大块食物的老年人，也可用于肛门、结肠、直肠术后老年人，以及痢疾、急性肠炎等恢复期。

(2) 特点：质地软、少渣、易咀嚼。

2. 配制原则

(1) 膳食结构：软食也是一种平衡膳食，各类营养素应能满足老年人的需要。每日提供的总能量为7.53～9.20MJ(1 800～2 200kcal)，蛋白质70～80g，主食不限量。其他营养素按正常需要量供给。

(2) 维生素和无机盐要求：蔬菜和肉类需切碎、煮烂，但易导致维生素和无机盐的损失，应多补充菜汁、果汁等，以补充膳食中维生素和无机盐的不足。

(3) 餐次要求：每日3～5餐。

(4) 食物要求：软食应细、烂、软，易咀嚼、易消化，限制含膳食纤维和动物肌纤维多的食物，如选用应切碎、煮烂后食用。

3. 食物选择

(1) 宜用食物：主食可选软米饭、面条、饺子、馄饨等；肉类应选择肌纤维较细、短的瘦肉，如鸡肉、鱼肉，可将其切碎做成肉丸、肉末等；蛋类、豆制品如豆腐、豆浆、粉丝等均可食用；蔬菜和水果可多用含粗纤维少的，蔬菜如南瓜、冬瓜、胡萝卜等，水果如香蕉、橘子、苹果等；蔬菜选择嫩菜叶，切成小段后煮烂或做成菜泥；水果应去皮生食，或做成水果羹食用。

（2）忌（少）用食物：忌煎炸食品及过于油腻的食品，如煎鸡蛋；忌生冷和粗纤维多的食品，如芹菜、韭菜、竹笋等；忌硬坚果类食品，如花生、核桃、杏仁等，但可将其制成酱或磨碎后食用；忌整粒的豆类、糙米、硬米饭；忌刺激性调味品，如辣椒、芥末、胡椒粉等。

（三）半流质膳食

半流质膳食简称为半流食，是介于软食和流质膳食之间的一种过渡膳食。

1. 适用范围及特点

（1）适用范围：半流质膳食适用于中度发热，胃肠消化道疾病，身体比较衰弱，缺乏食欲，咀嚼吞咽困难，口腔疾病的老年人，某些外科手术后也可暂作为过渡饮食。

（2）特点：比较细软，外观呈半流体状态，易咀嚼和消化。

2. 配制原则

（1）膳食结构：一般全日供应的总能量为6.28～7.53MJ（1 500～1 800kcal），但对于术后早期或虚弱、高热的老年人不宜给予过高的能量。蛋白质按正常量供应，50～60g/d。主食定量，一般全日不超过300g。注意补充充足的维生素和无机盐。

（2）餐次要求：半流质膳食含水量大，能量密度低，需少量多餐，在减轻消化道负担的同时，满足能量及营养素的需要。一般情况下每隔2～3h一餐，每日5～6餐。

（3）食物要求：食物细软，呈半流体状，易咀嚼吞咽，易消化吸收，含膳食纤维少，避免摄入辛辣、油腻、坚硬的食物。注意食物品种的多样化，选择合理的烹调方式，做到色、香、味俱全，以增进食欲。

3. 食物选择

（1）宜用食物：主食可选大米粥、小米粥、软面条、馄饨、藕粉等；肉类可选择瘦嫩的猪肉做成肉泥、肉丸，也可选择虾仁、软烧鱼块、碎肝片等；蛋类除选择油煎外，各种烹调方式均可，如蒸鸡蛋、煮鸡蛋、蛋花汤等；乳及乳制品，如牛乳、乳酪等都可选择；豆类可选择豆浆、豆腐脑、豆腐等食用；水果及蔬菜可做成果汁、菜汁、菜泥后再食用，也可将少量的碎嫩菜叶加入汤面或粥中。

（2）忌（少）用食物：忌选坚硬而不易消化的食物，如蒸饺、煎饼、粗粮等；忌选大豆类、大块肉类、大块蔬菜，以及油炸食品，如熏鱼、炸丸子等；忌选浓烈，有刺激性调味品；对患伤寒、痢疾的老年人应严格限制含膳食纤维多的蔬菜、水果和粗粮；腹部手术后的老年人禁用胀气的食物，如牛乳。

（四）流质膳食

流质膳食简称为流食，是一种不平衡膳食，只能短期过渡食用。医院常用流质膳食一般包括普通流质、清流质、浓流质、冷流质和不胀气流质膳食，可根据老年人的病情需要，合理选择。

1. 适用范围及特点

（1）适用范围：流质膳食多适用于高热，急性传染病，消化道急性炎症，大手术后，极度衰弱无力咀嚼，进食困难或采用鼻饲进食的老年人。清流质和不胀气流质膳食可用于由肠外营养向全流质或半流质膳食的过渡。清流质膳食也可用于急性腹泻和严重神经衰弱恢复胃肠功能的最初阶段。浓流质膳食适用于口腔，颌面部和颈部手术后老年人。冷流质膳食可用于咽喉部手术后的最初1～2d。

（2）特点：普通流质膳食的特点是极易消化，含渣很少，呈液体状态或在口腔中能融化为液体。清流质膳食的特点是不含产气食物，残渣少，较普通流质膳食更清淡。浓流质膳食的特点是无渣较浓稠食物。清流质膳食的特点是凉性、无刺激性流质。不胀气流质膳食的特点是忌用蔗糖、牛乳、豆浆等产气食物。

2. 配制原则

（1）膳食结构：流质膳食所含的营养素不均衡，长期食用会导致营养不良。能量供应不足，平均每日仅3.35MJ（800kcal）左右，最多时能达到6.69MJ（1 600kcal），其中浓流质膳食能量最高，清流质膳食能量最低。有时为增加膳食中的能量，在病情允许的情况下，可给予少量的芝麻油、奶油、黄油、花生油等易消化的脂肪。

（2）餐次要求：每餐液体量200～250ml，少量多餐，每2～3h供应一次，每日6～7次。

（3）食物要求：所选择的食物均为流质状态，或在进入口腔后即溶化为液体，易吞咽，易消化，咸甜适宜，以增进食欲。

3. 食物选择

（1）宜用食物：各种流质膳食的宜用食物见表4-11。

（2）忌（少）用食物：一切非流质的固体食物、含膳食纤维多的食物，以及过于油腻、厚味、刺激性的食物均不宜选用。

表4-11 各种流质膳食的宜用食物

种类	宜用食物
普通流质膳食	各种肉汤、蛋花汤、蒸蛋羹、牛乳、牛乳冲鸡蛋、米汤、豆腐、藕粉、蔬菜汁、水果汁、豆浆、豆腐脑、去壳过箩赤豆汤等
清流质膳食	过箩米汤、过箩猪肉汤、过滤蔬菜汤、稀藕粉、过箩果汁等
浓流质膳食	较稠的藕粉、鸡蛋薄面糊、牛乳冲麦乳精、牛乳、可可乳等
冷流质膳食	冷牛乳、冷米汤、冷豆浆、冰激凌、冰棍、冷果汁等
不胀气流质膳食	除蔗糖、牛乳、豆浆等产气食物以外的其他流质

二、试验膳食

试验膳食（pilot diet）指在特定时间内，通过对饮食内容的调整来协助诊断疾病和保证实验室检查结果准确性的一种膳食。

（一）葡萄糖耐量试验膳食

1. 试验目的及适应证

（1）试验目的：葡萄糖耐量试验膳食是通过用高糖类膳食来测定人体对葡萄糖的耐量，帮助进行糖尿病的诊断。

（2）适应证：葡萄糖耐量试验膳食适用于空腹血糖正常或稍高，偶有尿糖，但糖尿病症状又不明显的老年人。

2. 试验要求及方法

（1）试验前3d，每日饮食中碳水化合物不少于250～300g。

（2）停用一切能升降血糖的药物。

（3）试验前晚餐禁食（10～12h）至翌晨试验。

（4）试验日晨空腹采血后将75g葡萄糖溶于250～300ml水中，5min内口服，分别在服后0.5h、1h、2h、3h各抽血一次测量血糖水平，观察空腹和进餐后血糖波动情况来判断糖耐量是否正常。

（二）隐血试验膳食

1. 试验目的及适应证

（1）试验目的：隐血试验膳食是通过检查粪便中是否有隐血，来协助诊断消化道有无出血。

（2）适应证：隐血试验膳食适用于胃癌、伤寒、胃和十二指肠疾患疑有出血及原因不明的贫血疑有消化道出血的老年人。

2. 试验要求及方法

（1）试验期为3d。3d内禁用红色肉类、肝脏、动物血、深色蔬菜及其他含铁丰富的食物，避免造成试验结果的假阳性。

(2) 主食不限制；可进食牛乳、鸡蛋、豆制品和白色蔬菜(如白菜、冬瓜、马铃薯等)。

(3) 3d 后测量粪便隐血。

(三) 肌酐试验膳食

1. 试验目的及适应证

(1) 试验目的：肌酐试验膳食是通过测定肌酐清除率，来协助检查肾小球的滤过功能。

(2) 适应证：肌酐试验膳食适用于肾盂肾炎、肾小球肾炎、尿毒症及其他各种疾病伴肾损伤的老年人。

2. 试验要求及方法

(1) 试验期为 3d，前 2d 为准备期，第 3 日为试验日。全日蛋白质供应量应少于 40g，主食不超过 300g，以免蛋白过量。

(2) 禁食各种肉类、禽类和鱼类，禁饮浓茶和咖啡。

(3) 在蛋白质限量范围内可用牛乳、鸡蛋和谷类及其制品，蔬菜和水果可不限量。

(4) 第 3 日测量肌酐清除率和血肌酐含量。

(四) 胆囊造影试验膳食

1. 试验目的及适应证

(1) 试验目的：胆囊造影试验膳食主要用于胆囊造影术，来协助检查胆囊、胆管疾病。

(2) 适应证：胆囊造影试验膳食适用于老年人胆石症、胆道运动功能障碍、胆囊切除术后综合征、慢性胆囊炎、胆囊良性肿瘤等。

2. 试验要求及方法

(1) 检查前 3d 最好禁食牛乳、豆制品、糖类等易于发酵产气食物。

(2) 检查前 1d 午餐进食高脂肪膳食，以刺激胆囊收缩排空。高脂肪膳食通常脂肪含量不低于 50g，如肥肉、油炒或油煎荷包蛋、全脂牛乳、奶油、植物油、乳酪等，常用油煎荷包蛋 2 个(鸡蛋 2 个，烹调油约 40g)。

(3) 检查前 1d 晚餐进食无油高糖类、低蛋白少渣清淡膳食，可选用馒头、面包、粥、藕粉、马铃薯等。晚餐后口服造影剂后禁食、禁水、禁烟。

(4) 检查当日禁食早餐，在服药 14h 后开始胆囊检查。第一次摄片后，如果胆囊显影良好，还需了解胆囊收缩功能，再进食高脂肪膳食一次，30～45min 后行第二次检查，观察胆囊、胆管变化。

(五) 纤维结肠镜检查用膳食

1. 试验目的及适应证

(1) 试验目的：纤维结肠镜检查用膳食是通过减少肠道残存的食物残渣，用于检查肠道功能。

(2) 适应证：纤维结肠镜检查用膳食适用于不明原因的便血或怀疑有肠道恶性病变的老年人，以及采用普通乙状结肠镜或 X 线钡灌肠检查后不能确诊，需行纤维结肠镜检查者。

2. 试验要求及方法

(1) 检查前进食少渣低脂半流质膳食 2d，无渣半流质膳食 1d，检查当日禁食或进食清流质膳食。

(2) 禁食牛乳、蔬菜和水果、豆类、肉类和煎炸食物。

(3) 若取活组织检查，可在检查后 2h 进食温牛乳，以后改为流质或少渣半流质膳食 1～2d。未取活组织检查，可进食半流质膳食。

(六) 甲状腺 ^{131}I 试验膳食

1. 试验目的及适应证

(1) 试验目的：甲状腺 ^{131}I 试验膳食是通过控制食物中碘的摄入量，辅助放射性核素甲状腺功能检查。

(2) 适应证：甲状腺 ^{131}I 试验膳食适用于需做甲状腺吸碘测定的老年人，碘治疗以及甲状腺功能亢进症的老年人。

2. 试验要求及方法

(1) 试验期2周。试验期间禁食含碘食物，如海带、海蜇、紫菜、海参、虾、鱼、加碘食盐等，以及其他影响甲状腺检查的食物和药物。

(2) 2周后做 ^{131}I 功能测定。

三、治疗膳食

治疗膳食(therapeutic diet)又称为调整成分膳食，是在基本膳食基础上，适当调整能量和营养素，来满足老年人不同疾病治疗对营养的需要，以达到治疗疾病和促进健康的一类膳食。

(一) 高能量膳食

1. 适用范围及特点

(1) 适用范围：高能量膳食适用于分解代谢亢进的老年人，如甲状腺功能亢进症、癌症、严重烧伤和创伤、高热等，以及合成代谢不足的老年人，如严重消瘦或体重不足、营养不良、吸收障碍综合征等。

(2) 特点：此类膳食所含的能量高于正常人普通膳食标准。

2. 配制原则

(1) 增加总能量：为避免造成胃肠功能的紊乱，增加能量摄入应循序渐进，少量多餐，一般每日能量供应量以增加1.26MJ(300kcal)作用为宜。

(2) 增加主食量：高能量膳食主要通过增加主食量、调整膳食内容来增加能量供给，应最大可能地增加主、副食量。

(3) 平衡膳食：为保证能量充足，膳食中应有足够的碳水化合物、蛋白质，适宜的脂肪，同时也需要相应增加无机盐和维生素的供给。

3. 食物选择

(1) 宜选食物：各类食物均可食用，加餐以牛乳、蛋糕、藕粉、甜食等能量高的碳水化合物为佳。

(2) 忌(少)用食物：无特殊禁忌，只需注意选择高能量食物代替部分低能量食物。

(二) 低能量膳食

1. 适用范围及特点

(1) 适用范围：低能量膳食适用于需减重的老年人，如肥胖症；以及需减少机体代谢负担而控制病情的老年人，如糖尿病、高血压、高脂血症、冠心病等。

(2) 特点：此类膳食所含的能量低于正常人普通膳食标准。

2. 配制原则

(1) 限制总能量：成人每日能量摄入较平常减少2.09～4.18MJ(500～1 000kcal)，减少量根据个体的具体情况而定，但每日总能量的摄入不应低于3.35MJ(800kcal)，以防体脂动员过快，引起酮症酸中毒。

(2) 平衡膳食：由于限制总能量，蛋白质在膳食中的功能比例相应增加，占总能量的15%～20%，保证蛋白质供应量不少于1g/(kg·d)，且优质蛋白应占50%以上。碳水化合物的供能占50%左右，尽量减少精制糖的供给。脂肪供能占20%左右，胆固醇摄入量应控制在300mg/d以下。

(3) 充足的无机盐和维生素：进食量减少，易出现无机盐(如铁、钙)和维生素(如维生素 B_1)供应的不足，必要时可使用制剂进行补充。

(4) 适当增加膳食纤维：膳食纤维的摄入可增加机体的饱腹感，可多采用富含膳食纤维的蔬菜和低糖的水果。

(5) 适当减少食盐摄入量：由于体重减轻后可能出现水钠潴留，因此应适当减少食盐的摄入量，一般每日不超过5g。

3. 食物选择

(1) 宜选食物：包括谷类、乳类、蔬菜和水果和低脂肪富含蛋白质的食物如瘦肉、禽类、蛋、豆类及豆制品等，但应限量选用。在烹饪方式上以蒸、煮、拌为宜。

（2）忌（少）用食物：少食肥腻食物和甜食，包括肥肉及动物油脂如猪油、牛油、奶油等，以及糖果、奶油蛋糕、蜂蜜等；忌用油煎、油炸等烹调方式。

（三）高蛋白膳食

1. 适用范围及特点

（1）适用范围：高蛋白膳食适用于营养不良、代谢亢进类疾病（如甲状腺功能亢进、烧伤）、重度感染性疾病（如伤寒、败血症、重度创伤）、慢性消耗性疾病（如贫血、神经性厌食、结核、肿瘤）、大手术前后的老年人。

（2）特点：此类膳食所含蛋白质含量高于正常人普通膳食的标准。

2. 配制原则 高蛋白膳食一般不需单独配置，在原先膳食基础上增加富含蛋白质的食物即可，如在午餐和晚餐中增加一个全荤菜（如炒猪肝、炒牛肉等）。

（1）增加蛋白质供应量：每日蛋白质供应量可达1.5～2.0g/（kg·d），每日摄入总量不超过120g。

（2）足够的能量：根据个体不同情况适当增加能量摄入量，推荐饮食中的热氮比为4.18～8.36MJ（100～200kcal）∶1g，平均为6.28MJ（150kcal）∶1g，有利于减少蛋白质分解供能。

（3）营养素比例适宜：碳水化合物适当增加，以保证蛋白质的充分利用，每日400～500g为宜；脂肪适量，每日60～80g。

（4）充足的无机盐和维生素：高蛋白膳食会增加尿钙的排出，长期摄入易导致机体出现负钙平衡，膳食中应增加含钙丰富的食物；维生素A及时补充，与能量代谢密切的维生素B族供应充分，贫血的老年人还应补充富含维生素C、维生素K、维生素B_{12}、叶酸、铁等的食物。

3. 食物选择 可多选用含蛋白质高的食物，如瘦肉类、鱼类、蛋类、豆类，以及富含碳水化合物的食物，如谷薯类、山药、藕等，并选择新鲜的蔬菜和水果。

（四）低蛋白膳食

1. 适用范围及特点

（1）适用范围：低蛋白膳食适用于肾脏疾病（如急慢性肾炎、急慢性肾衰竭、肾病综合征、尿毒症、肾透析）、肝脏疾病（如肝硬化、肝性脑病）的老年人。

（2）特点：此类膳食所含蛋白质含量低于正常人普通膳食的标准。

2. 配制原则

（1）限制蛋白质总量：蛋白质供应量应根据病情随时调整，在蛋白质限量范围内要设法供给适当量的优质蛋白食品，以避免出现负氮平衡。一般每日摄入量不超过40g。其中肝性脑病的个体应选择含高支链氨基酸、低芳香族氨基酸的豆类食品，避免动物性食物；肾功能不全的个体尽可能选择含必需氨基酸丰富的食物，如蛋类、乳类、瘦肉类等。

（2）充足的能量：能量供应量根据具体病情而定，充足的能量供应可节省蛋白质的消耗，减少组织的分解。可选择含蛋白质含量低的食物，如马铃薯、甜薯、芋头等。

（3）充足的无机盐和维生素：无机盐和维生素应供应充足，以满足机体对其的需要。无机盐的供给应根据病情进行调整，有水肿者，还应限制钠的摄入。

（4）食物要求：低蛋白膳食者往往食欲较差，应注意食物种类的多样化，以及烹调的色、香、味，以促进食欲。

3. 食物选择

（1）宜选食物：包括蔬菜类、水果类、植物油，以及低蛋白富含淀粉的食物，如藕粉、马铃薯、芋头等。

（2）忌（少）用食物：少食含蛋白质丰富的食物，如豆类、干果类、蛋类、乳类、肉类等。

（五）低脂肪膳食

1. 适用范围及特点

（1）适用范围：适用于急、慢性肝炎，急、慢性胰腺炎，胆囊炎，胆石症等；脂肪消化吸收不良的老年人，如肠黏膜疾病、胃切除、短肠综合征等所致的腹泻患者；肥胖症、高血压、冠心病、血脂异常患者。

（2）特点：摄入的脂肪含量较低，可改善机体脂肪代谢紊乱与吸收不良而引起的各种疾病。

2. 配制原则

（1）限制脂肪含量：根据不同的病情，限制脂肪供能比，必要时采用完全不含脂肪的纯碳水化合物膳食。临床上分为3种：

1）轻度限制脂肪膳食：膳食脂肪供能不超过总能量的25%，脂肪总量每日不超过50g。

2）中度限制脂肪膳食：膳食脂肪供能不超过总能量的20%以下，脂肪总量每日不超过40g。

3）严格限制脂肪膳食：膳食脂肪供能不超过总能量的10%以下，脂肪总量每日不超过20g。

（2）其他营养素均衡供应：可适当增加豆类、豆制品、新鲜蔬菜和水果的摄入。

（3）选择适宜的烹调方法：禁用油炸食物、肥肉、猪油或含脂肪多的点心，选择蒸、煮、炖、煲、烩等烹调方式。

3. 食物选择

（1）宜选食物：包括谷薯类、豆类、瘦肉类、禽类、鱼类、脱脂乳制品、蛋类及各种蔬菜和水果。

（2）忌（少）用食物：含脂肪高的食物，如肥肉、蛋黄、动物脑等和各种油煎炸食品。

（六）低盐（钠）膳食

1. 适用范围及特点

（1）适用范围：低盐（钠）膳食适用于肝硬化腹水、心脑肾功能不全、高血压、水肿的老年人。

（2）特点：低盐（钠）膳食的特点是通过限制钠的含量，可减轻由于水、电解质紊乱而出现的水、钠潴留。临床上一般将其分为低盐膳食、无盐膳食、低钠膳食三类：

1）低盐膳食：全日供钠2 000mg左右，每日烹调用盐限制在3g或酱油15ml，忌用一切咸食。

2）无盐膳食：全日供钠1 000mg左右，烹调时不加食盐或酱油，可用糖醋等调味，忌用一切咸食。

3）低钠膳食：全日供钠700mg，病情严重时不超过500mg，除无盐膳食的要求外，还限制含钠高的食物，如油菜、芹菜、松花蛋、豆腐干、猪肾等。

2. 配制原则

（1）根据病情及时调整钠盐限量：如肝硬化腹水的老年人，开始可给予无盐或低钠膳食，待病情改善后，再调整为低盐膳食。

（2）根据食量合理选择食物：对食量少的老年人，可适量放宽食物选择范围。

（3）选择适的烹调方式：可采用番茄汁、芝麻酱、糖醋等调味，或者用原汁蒸、炖法保持食物本身的鲜味。一些含钠高的食物，如芹菜、豆腐干，可用水煮或浸泡去汤方法减少其含钠量，用酵母代替食碱或发酵粉制成的馒头也可减少其含钠量。烹调时注意色、香、味、形，以增加食欲。

3. 食物选择

（1）宜选食物：包括谷薯类、畜禽肉、鱼虾类，乳类、豆类及其制品，蔬菜和水果类，烹调时宜少许盐或酱油。

（2）忌（少）用食物：包括各种腌制食品，如咸鱼、咸肉、香肠、咸菜、榨菜等；各种调味品，如盐、酱油、豆瓣酱、火锅调料等。

（七）高膳食纤维

1. 适用范围及特点

（1）适用范围：高膳食纤维适用于慢性便秘、无并发症的憩室病的老年人，以及高脂血症、冠心病、糖尿病、肥胖症的老年人。

（2）特点：膳食纤维含量高，可增加胃肠蠕动。

2. 配制原则　在普通膳食的基础上，增加富含膳食纤维的食物，建议成人每日摄入量35～40g。膳食中可增添有润肠、通便作用的食物，如蜂蜜、香蕉。烹调时适当增加植物油用量，也可增加排便。

需注意的是长期过量使用膳食纤维可能产生腹泻，并增加胃肠胀气，影响食物中钙、铁、镁、锌以及一些维生素的吸收，不宜长期过多食用。

3. 食物选择

（1）宜选食物：含膳食纤维丰富的食物，如燕麦、小米、玉米、黑米、糙米等粗粮；韭菜、芹菜、菠菜等蔬菜；香蕉、柑橘、苹果等水果。

（2）忌（少）用食物：少用精细食物，忌用辛辣调味品。

（八）低膳食纤维

1. 适用范围及特点

（1）适用范围：低膳食纤维适用食管或肠道狭窄、食管 - 胃底静脉曲张、肠憩室病、各种急慢性肠炎、痢疾、伤寒、肠道肿瘤的老年人，以及肠道手术前后，也可以是全流质膳食至半流质膳食或软食的过渡膳食。

（2）特点：膳食纤维含量极少，易于消化，可减少对消化道的刺激和梗阻，减少胃肠蠕动，减少粪便量。

2. 配制原则

（1）限制膳食纤维：选择的食物应细软、渣少、易于咀嚼和吞咽，如肉类应选择嫩的瘦肉部分；蔬菜选择嫩叶、花果部分。尽量少用富含膳食纤维的食物。

（2）控制脂肪含量：腹泻者对脂肪的消化吸收能力减弱，易致脂肪泻，应控制脂肪含量。

（3）选择适宜的烹调方法：将食物切碎煮烂，做成泥状，忌用油炸、油煎的烹调方法。

（4）少量多餐：注意营养素的平衡，由于食物限制，易引起维生素 C 和部分无机盐的缺乏，必要时补充维生素和无机盐制剂。

3. 食物选择

（1）宜选食物：包括精细米面制作的粥、烂饭、软面条、饺子等；含结缔组织少的嫩肉、鸡、鱼等；豆浆、豆腐脑；乳类、蛋类；菜水、菜汁、去皮质软的瓜类、番茄、胡萝卜；果汁等。

（2）忌（少）用食物：包括各种粗粮、整粒豆类、坚果；富含膳食纤维的蔬菜和水果；油炸、油煎的食物；浓烈刺激性调味品。

（九）低嘌呤膳食

1. 适用范围和特点

（1）适用范围：低嘌呤膳食适用于痛风、高尿酸血症的老年人。

（2）特点：膳食中限制嘌呤含量，以减少外源性嘌呤的摄入，降低血尿酸水平，增加尿酸的排出量。

2. 配制原则

（1）限制嘌呤摄入量：应控制在 150～250mg/d，在不影响正常营养摄取原则下，应尽量减少摄取富含嘌呤的食物。

（2）限制总能量：每日摄入总能量应较正常人减少 10%～20%，肥胖症者应逐渐递减，以免出现酮血症，促进尿酸的生成，减少尿酸的排泄。

（3）适当限制蛋白质：每日蛋白质摄入量为 50～70g，并以含嘌呤少的谷类、蔬菜类为主要来源，或选择含核蛋白很少的乳类、干酪、鸡蛋、动物血、海参等动物蛋白。

（4）适当限制脂肪：痛风的老年人多伴有高脂血症和肥胖症，且体内脂肪堆积可减少尿酸排泄，故脂肪每日摄入量应占总能量的 20%～25%，为 40～50g。烹调油量要适量，并应尽量选用植物油。同时禁食油炸食品。

（5）合理供应碳水化合物：碳水化合物具有一定的抗生酮作用，并可增加尿酸排出，每日摄入量应占总能量的 60%～65%，但注意应减少果糖的摄入。

（6）保证蔬菜和水果的摄入量：多食蔬菜和水果等碱性食物。

(7) 多饮水：每日饮水量达到2 000～3 000ml，以增加尿量，促进尿酸排出。选用白开水、茶水、矿泉水、果汁等，不选浓茶、咖啡。

3. 食物选择

(1) 宜选食物：可选择低嘌呤的食物。

(2) 忌(少)用食物：禁食动物内脏如肝、脑、肾等高嘌呤的食物；少用菠菜、花菜、蘑菇、各种肉类及豆制品；禁酒；尽量避免食用浓茶、咖啡、辣椒及胡椒、芥末、生姜等辛辣调味品，以免诱导痛风急性发作。

第三节 肠内营养与肠外营养

随着老龄化社会的到来，多种威胁老年人健康的疾病，如心脑血管疾病、肿瘤、神经系统疾病的发生率逐渐增多，导致老年人营养不良发生比例升高，也间接促进了老年人营养支持的需要。营养支持指在老年人不能正常进食的情况下，通过消化道或静脉将人体需要的经特殊制备的营养物质送入体内的营养治疗方法，包括肠内营养和肠外营养。

一、肠内营养

(一) 概述

肠内营养(enteral nutrition，EN)指采用口服或管饲等方式经胃肠道途径提供不需消化或只需化学性消化的营养制剂，从而获得机体所需的能量和营养素的营养支持方法，是胃肠道功能正常的老年人首选的营养支持方式。

1. 适应证 肠内营养适用于胃肠功能正常但营养摄入不足或不能摄入的老年人，如意识障碍、昏迷、烧伤、大手术后、危重症等；胃肠功能基本正常但合并其他脏器功能不良的老年人，如糖尿病、肝衰竭、肾衰竭等；胃肠道部分功能不良的胃肠疾病，如短肠综合征、炎性肠病、溃疡性结肠炎等；咀嚼能力受限或吞咽困难的老年人，如口腔颌面部肿瘤术后；其他可引起营养风险或伴有营养不良的疾病，如肿瘤放化疗、慢性阻塞性肺疾病、心力衰竭等。

2. 禁忌证 肠内营养不宜或慎用于持续性呕吐、顽固性腹泻、重度炎性肠病等；严重应激状态早期、休克、代谢紊乱、腹膜炎、严重感染等；完全性器质性肠梗阻、活动性消化道出血、严重腹腔内感染等，高位性肠瘘、重度吸收不良。

(二) 常用肠内营养制剂

肠内营养制剂是用于临床肠内营养支持的各种产品的统称，分为非要素制剂、要素型肠内营养剂、组件制剂和特殊应用制剂等。

1. 非要素制剂 又称为多聚体膳，指以整蛋白或蛋白游离物为氮源的一类肠内营养制剂，具有渗透压接近等渗、口感较好、使用方便、个体易耐受的特点，既可口服，也可管饲，适用于胃肠道功能较好的老年人，主要包括匀浆制剂、混合乳、以整蛋白为氮源的非要素制剂。

(1) 匀浆制剂：是由多种天然食物经捣碎并搅拌混合后制成，可根据个体需要进行调整，但需经肠道消化后才能被人体吸收和利用，且残渣量较大，适用于仅咀嚼、吞咽功能障碍但肠道功能正常的老年人。匀浆制剂一般包括自制匀浆制剂和商品匀浆制剂。

1) 自制匀浆制剂：由多种食物混合、打浆、过滤去渣后制成。优点是制备方便灵活，可根据实际情况调整营养成分，价格较低；缺点是维生素和无机盐的含量不明确或差异较大，性质不稳定导致固体成分易于沉降及浓度较高，不宜通过细孔径鼻饲管。

2) 商品匀浆制剂：为无菌、即用的均质液体，成分明确，可通过细孔径鼻饲管。优点是使用方便；缺点是营养成分不宜调整，价格较高。

（2）混合乳：以牛乳、豆浆、鸡蛋、白糖等混合而成，具有体积小，含蛋白质丰富，使用方便等优点，但由于蛋白质含量高且以动物蛋白为主，维生素和无机盐含量低，是一种不平衡的饮食，易引起腹泻、腹胀，长期使用易导致营养不良。

（3）整蛋白为氮源的非要素制剂：多以乳蛋白、大豆分离蛋白、可溶性酪蛋白盐和鸡蛋清固体为氮源。

1）含牛乳配方：氮源为全乳、脱脂乳或酪蛋白，蛋白质生理价值高，口感较以分离大豆蛋白为氮源者佳，但需注意其含有乳糖，对患有乳糖不耐受症的老年人不宜使用。

2）不含乳糖配方：氮源为可溶性酪蛋白盐、大豆蛋白分离物或鸡蛋清固体，可用于患有乳糖不耐受症的老年人。

3）含膳食纤维配方：包括添加水果、蔬菜匀浆制剂和以大豆多糖纤维形式添加膳食纤维的非要素制剂，适用于葡萄糖不耐受、肾衰竭、结肠疾患、便秘或腹泻等的老年人。

2. 要素型肠内营养剂 又称为要素膳，是一种营养素齐全，化学组成明确，不需消化或稍加消化即可被机体吸收的少渣营养剂，具有营养全面、成分明确、不含残渣或残渣极少、无乳糖、刺激性小的特点，适用于肠道功能低下、脂肪泻的老年人。

要素型肠内营养剂主要由氮源、脂肪、糖类、维生素和无机盐组成。

（1）氮源：L-氨基酸、蛋质完全水解或部分水解产物。其中标准含氮量型（STD）的能量比例为8%、高含氮量型（HN）的能量比例为17%。要素制剂氮源的氨基酸组成直接影响其营养价值，其中必需氨基酸的组成模式应与参考模式相近。

（2）脂肪：有长链多不饱和脂肪酸或中链脂肪酸，常用的有红花油、葵花籽油、玉米油、大豆油或花生油。它包括低脂肪型（能量比例为0.9%～2%）、高脂肪型（能量比例为9%～31%）、中链甘油三酯型（MCT型）。

（3）糖类：包括单糖、双糖、低聚糖、固体麦芽糖、玉米低聚糖、糊精等。

（4）维生素和无机盐：按膳食营养素参考摄入量要求添加。

3. 组件制剂 又称为不完全营养制剂，是以某种或某类营养素为主的肠内营养制剂。它可以对完全制剂进行补充和强化，以弥补完全制剂在适应个体差异方面的不足；亦可采用两种或两种以上的组件制剂构成组件配方，以适应个体的特殊需要。常用的有蛋白组件、脂肪组件、碳水化合物组件、维生素组件和无机盐组件。

4. 特殊应用制剂 是为满足疾病状态下特殊营养需要而调整营养素成分和比例，以达到治疗目的肠内营养制剂，常见的如糖尿病专用型制剂、肿瘤专用型制剂、肾病专用型制剂、肝病专用型制剂等。

（三）肠内营养供给途径

肠内营养按支持途径的不同，可分为口服和管饲。

1. 口服 口服营养补充（oral nutritional supplement，ONS）作为专用营养补充配方可增加膳食中蛋白质、碳水化合物、脂肪、维生素和无机盐等营养素的含量，提供均衡的营养素种类，满足机体对营养物质的需求，达到提高老年人营养水平，改善临床结局的目的。

口服营养补充是存在营养风险或营养不足、常规饮食不能满足机体需要量（少于目标量的60%）的老年人首选的营养干预方式。口服营养补充产品可以是液体，也可以是半固体或粉剂，可采用餐间、小口啜服或全代餐的方式补充。

2. 管饲 指经鼻-胃、鼻-肠途径或经胃、空肠等有创造口的方式置管，通过导管输注肠内营养制剂的营养支持方法。其适用于各种原因造成的不能经口进食或消化吸收功能严重受损的老年人，如昏迷、口腔疾患、急慢性胰腺炎恢复期、肝衰竭等。管饲营养的输注方式主要包括：

（1）一次性推注：将一定量配制好的肠内营养制剂注入注射器内（≥50ml）中，缓慢推注（推注速度≤30ml/min），每次250～400ml，每日4～6次。此方法适用于鼻胃管或胃造瘘、可活动或不想连续使用营养泵的老年人。

（2）间歇滴注：将每日所需的肠内营养制剂置于肠内营养容器内，经若干次缓慢注入老年人体内，可借助重力、输液泵输注，每次滴注量250～400ml，0.5～1h内完成，间隔2h。目前大多数老年人可耐受此方法。

（3）持续滴注：借助肠内营养泵的动力将肠内营养制剂连续输入老年人体内，每日可持续性输注16～24h。它适用于危重症、十二指肠或空肠喂养、血糖波动较大、长期卧床的老年人。

（四）肠内营养并发症及其防治

肠内营养并发症包括胃肠道并发症、机械性并发症、感染性并发症和代谢性并发症。

1. 胃肠道并发症 是肠内营养最常见的并发症，包括腹泻、腹胀、恶心、呕吐、便秘等，其中以腹泻最为常见。发生原因多与营养液配方不合理、输注方式不当、营养液被污染等有关，如脂肪吸收不良、营养液被污染、乳糖不耐受、营养液温度过低、输注速度过快等可导致腹泻；营养液渗透压过高、脂肪含量过高、输注速度过快等可导致恶心、呕吐、腹胀等。

防治措施：①减慢营养液的输注速度，一般可先从每小时200ml开始，根据个体的耐受情况，逐渐递增；②注意营养液渗透压的高低及脂肪的含量，从低浓度、小剂量开始，根据胃肠道适应情况逐步调整浓度；③营养液输注时注意保温；④营养液在配制时严格执行无菌操作，现配现用。

2. 机械性并发症 包括鼻咽部及食管、胃、十二指肠黏膜的损伤，喂养管堵塞、脱出，鼻旁窦炎、中耳炎、喂养管周围瘘或感染等。发生原因主要是长期置管，压迫鼻咽、食管、胃黏膜及周围组织，引起糜烂、坏死、溃疡、出血、瘘或感染等；也可由于导管质地太硬、管径较粗、插管时用力不当造成黏膜损伤；喂养管堵塞则多见于营养液凝固、营养液较黏稠、管饲后未及时冲净管道等。

防治措施：①选用管径细、质地柔软的喂养管，插管过程中动作轻柔，并妥善固定，避免移位。②对长期置管者，加强局部护理，每日用油膏润滑鼻腔黏膜，必要时可暂时拔出导管，待症状消失后再插管，或可选用其他途径行肠内营养。③每次管饲前后与连续输注（每隔4h）后，用20～30ml温开水冲净管腔，避免堵塞。

3. 感染性并发症 包括吸入性肺炎，营养液及输液器械污染等。其中误吸营养液进而导致吸入性肺炎的发生，是肠内营养最严重的并发症之一，多见于老年人和意识障碍者，可能与咳嗽、呕吐反流、胃排空延迟及精神因素等原因有关。

防治措施：①严格规范操作，管饲时抬高床头30°～45°，条件许可者给予半卧位；②加强监测，若在喂养过程出现咳嗽、心率加快、呼吸急促等，要高度怀疑发生营养液误吸，应立即停止输注，鼓励或刺激其咳嗽，尽量排出误吸的营养液，可同时合理使用抗生素，预防感染。

4. 代谢性并发症 常见的有脱水、高血糖症、维生素缺乏、电解质和微量元素异常等。发生原因主要与营养液浓度偏低或过高、营养液渗透压过高、输注速度过快、没有补充足够的水分和电解质、配方中维生素缺乏等有关。

防治措施：①密切监测，定期检查血糖、尿糖、血电解质水平；②及时调整肠内营养方案、输注方式和输注速度。

知识扩展

老年人群家庭营养管理

家庭营养管理（home nutrition administration，HNA）指由营养师、医生、护士、照护者及康复治疗师组成的多学科专业化团队，在家、社区及养老机构为老年人群提供的全面营养管理服务。HNA不仅可改善老年人的生理功能，满足其心理需要，还可促进医疗资源的优化配置。

我国HNA如今已形成以居家为基础、社区为依托、机构为支撑的“9073”养老模式（即90%的老年人由家庭自我照顾，采取以家庭为基础的居家养老；7%的老年人享受社区居家养老服务，提供日间照料；3%的老年人享受机构养老服务）。

“健康中国2030”规划纲要明确提出开展从医院到社区及家庭的延续性医疗卫生服务，这说明未来我国对HNA有极大的需求。

二、肠外营养

（一）概述

肠外营养（parenteral nutrition，PN）指通过胃肠外通路（通常为静脉途径）输注个体所需的全部能量和营养素，包括氨基酸、脂肪、各种维生素、电解质和微量元素，以纠正和预防营养不良，维持营养平衡的营养治疗方法。已广泛应用于与营养相关的综合治疗中，目前得到公认的营养支持理念首选肠内营养，必要时肠内营养与肠外营养联合应用。

1. 适应证 肠外营养适应于肠道功能障碍的老年人，如肠梗阻、消化道瘘、短肠综合征、严重小肠疾病、严重腹泻、顽固性呕吐等；高代谢症状危重的老年人，如大手术围手术期、大面积烧伤、严重复合伤等；严重营养不良的肿瘤患者；重要脏器功能不全者，如心、肝、肾功能不全或衰竭等；接受大剂量放化疗或接受骨髓移植者。

2. 禁忌证 肠外营养不宜或慎用于胃肠功能正常，能获得足够营养者；原发病需立即行急诊手术，术前不宜强调肠外营养；严重水、电解质紊乱、酸碱平衡失调者；临终或不可逆昏迷患者。

（二）常用肠外营养制剂

1. 碳水化合物制剂 是最简单、有效的肠外营养制剂，可为机体提供所需能量的50%～70%。葡萄糖是常选用的能量制剂，临床上常配制成5%、10%、25%、50%等规格的注射液，70%葡萄糖注射液专供肾衰竭患者使用。除外，也有果糖、麦芽糖及糖醇类（如山梨醇和木糖醇）制剂，但长期使用会导致机体出现高乳酸血症、高胆红素血症、高尿酸血症等代谢紊乱现象，均不应长期使用。目前已不主张单独应用葡萄糖制剂，而应与脂肪乳剂合用，以减少葡萄糖用量，避免糖代谢紊乱的发生。

2. 氨基酸制剂 氨基酸是肠外营养的氮源物质，是机体合成蛋白质所需的底物，因此，每日必须补充一定量的外源性氮。氨基酸制剂按配比模式可分为平衡型和非平衡型氨基酸制剂，临床应用时应结合使用目的、病情、年龄等综合选择。

平衡型氨基酸制剂是肠外营养理想的氨基酸制剂，所含必需氨基酸和非必需氨基酸的比例符合人体基本代谢所需，生物利用度高，适合于多数营养不良者，如5%复方氨基酸等。

非平衡型氨基酸制剂的配方针对某一种疾病的代谢特点所设计，包括提供营养支持和治疗的目的，如用于肝病的制剂中含有较多的支链氨基酸，而芳香族氨基酸含量较少；用于肾病的制剂则以8种必需氨基酸为主，仅含少数非必需氨基酸。

在某些特殊情况下，应注意条件必需氨基酸的补充，如对于外科术后和危重症的老年人，推荐选用包含谷氨酰酸双肽的氨基酸溶液。

3. 脂肪乳制剂 是肠外营养中较理想的能源物质，所供能量可占总能量的30%～50%。目前脂肪乳制剂种类较多，其中以大豆油或红花油为原材料，经卵磷脂乳化制成的脂肪乳剂（以长链甘油三酯为主）最为常用，与人体内的乳糜颗粒相似，理化性质稳定。除外，中、长链脂肪乳剂是在长链甘油三酯中添加中链甘油三酯的脂肪乳剂，与长链脂肪乳剂相比具有氧化快速完全、很少引起脂肪浸润、对肝功能刺激小等特点，目前在临床应用较多。结构脂肪乳剂是一种人工合成的脂肪酸甘油酯，在耐受性方面优于物理混合的中/长链脂肪乳剂，适用于肝功能异常和糖尿病患者。富含ω-3脂肪酸的鱼油脂肪乳剂有一定的调节免疫和调节炎症作用，特别适用于老年危重症使用。

临床上常用制剂浓度有10%、20%、30%。在输注时需注意调节输注速度，避免太快可能出现发热、畏寒、心悸、呕吐等不良反应。

4. 电解质制剂 电解质是维持人体水、电解质和酸碱平衡，保持人体内环境的稳定，维护各种酶的活性和神经、肌肉的应激性以及营养代谢正常的一类重要物质。常用制剂有 0.9% 氯化钠、10% 氯化钾、10% 葡萄糖酸钙、25% 硫酸镁以及有机磷制剂等。

5. 维生素制剂 维生素参与糖、脂肪、蛋白质代谢及人体的生长发育、创伤修复等，肠外营养时需添加水溶性和脂溶性维生素制剂，以免出现维生素的缺乏。目前临床上有多种水溶性和脂溶性维生素制剂，这些制剂每支中的维生素含量可满足成人每日的需要量，也有专供静脉用的复合维生素制剂，既含有水溶性维生素又含有脂溶性维生素，临床应用方便。

6. 微量元素制剂 微量元素参与酶、核酸、多种维生素和激素的作用，是维持人体正常代谢和生理功能所不可或缺的营养素。常用复合微量元素制剂有适合成人用的复方微量元素制剂安达美。

（三）肠外营养供给途径

1. 输注途径 主要有经中心静脉肠外营养（central parenteral nutrition，CPN）和经外周静脉肠外营养（peripheral parenteral nutrition，PPN）。

（1）经中心静脉肠外营养：适用于预计肠外营养治疗需 2 周以上，营养液渗透压高于 900mmol/L 者。由于在经腔静脉置管输液时可不受输入液体浓度和速度的限制，能在 24h 内持续不断地输注，故能最大限度地依据机体的营养需要，较大幅度地调整输液量、输入液体的浓度和输液速度，同时还能减少老年人遭受反复经外周静脉穿刺的痛苦，避免表浅静脉栓塞、炎症等并发症。首选上腔静脉，如锁骨下静脉、颈内静脉，下肢静脉一般不主张使用。

（2）经外周静脉肠外营养：适应于肠外营养治疗时间小于 2 周，营养液渗透压低于 900mmol/L 者，中心静脉置管禁忌或不可行者，导管感染或有脓毒症者。由于采用外周静脉穿刺，操作较中心静脉方便，可在普通病房进行，是老年人短期肠外营养的首选。多采用上肢浅表静脉。

2. 输注方式 肠外营养液的输注可以采用重力滴注和营养泵输注两种方式，对于危重症者，多推荐采用营养泵输注，以精准控制输液速度和输液量。

3. 输注方法

（1）全营养混合液输注：全营养混合液（total nutrient admixture，TNA）即全合一营养液（all-in-one solution，AIO solution），指将一日所需的全部营养素，如碳水化合物、氨基酸、脂肪乳、维生素及微量元素按一定比例混合于密闭的无菌输液袋中，一般输液袋的容量设计为 3L，故又称为 3L 袋。这是一种将患者所需的全部营养素混合后输注的方法，具有符合生理、促进机体蛋白质合成、降低单个营养素浓度和渗透压、减少肝肾等器官代谢负荷、减少代谢并发症的优点，同时还能满足老年人个性化的治疗需要，是老年人肠外营养支持强推荐的输注方法，一般在 16～18h 输完，重症者在 20～24h 输完。

（2）单瓶输注：氨基酸和非蛋白质能量液体应合理间隔输注，同时输注高渗葡萄糖液体后应以含葡萄糖的等渗液过渡，以防止发生低血糖。由于此方法输注时各营养素非同步进入机体，容易造成营养素的浪费，且易发生代谢性并发症。

（四）肠外营养并发症及其防治

肠外营养并发症包括机械性并发症、感染性并发症、代谢性并发症等，但大多数是可以预防和处置的。

1. 机械性并发症 常见的有置管失败、气胸、血胸、动脉损伤、胸导管损伤、空气栓塞等，发生原因多与置管时操作技术及护理不当有关。

防治措施：熟练掌握操作技术和严格执行操作规程，可防止这类并发症的发生。

2. 感染性并发症 感染是中心静脉途径的常见并发症之一，在导管置入、营养液配制及输入过程中极易发生，其中导管性败血症是肠外营养治疗中最常见、最严重的并发症，如在中心静脉性营养治疗中突然出现寒战高热，且无法用其他病因解释时，则可考虑导管性败血症的发生。

防治措施：①置管过程中严格执行无菌操作；②在超净工作台配制营养液；③采用全封闭式输液系统，输液管道每日更换，定期消毒穿刺点皮肤并更换敷料等。

3. 代谢性并发症 常见的有高血糖症、水及电解质代谢紊乱、酸碱平衡失调等，发生原因多与病情监测不到位、治疗方案选择不当或未能及时纠正有关，如高血糖的发生可因葡萄糖输注过多、过快，外源性胰岛素补充不足所致；而氨基酸溶液中某些氨基酸代谢后可产生氢离子，导致高氯性酸中毒，特别是对伴有腹泻者，易导致代谢性酸中毒的发生。

防治措施：①密切监测，定期检查血糖、血电解质水平；②通过合理调整肠外营养支持配方和输注速度，多数并发症可以有效防止。

4. 肝功能损伤 长期肠外营养可致肝功能的损伤，老年人接受较长时间的全胃肠外营养治疗，也易发生肠外营养相关性肝病。

防治措施：①及时调整营养液用量和配方；②尽早恢复进食或肠内营养支持。

5. 肠道并发症 长期禁食及使用不含谷氨酰胺的肠外营养液，可破坏肠黏膜正常结构和功能，导致肠黏膜上皮绒毛萎缩、变稀，皱褶变平，肠壁变薄，影响肠屏障功能，导致肠细菌移位，引起肠源性感染。

防治措施：①在肠外营养液中加入谷氨酰胺，有明显保护肠道黏膜屏障的作用；②尽早恢复肠内营养等。

知识扩展

家庭肠内肠外营养

家庭肠内营养指为节省医疗资源和费用、改善个体生活质量，将某些需依赖肠内营养治疗的个体安排在家中进行肠内营养支持的方法，主要用于老年人。在选择家庭肠内营养时，要考虑其生活方式、教育水平、老年人及护理者的主动性、资源的可获得性和费用等因素。在家庭中使用肠内营养更倾向于快速推注的方式，既可节省时间，也能使老年人保持自由的生活方式，同时必须确保适当的监测。相关并发症有胃肠道并发症、喂养管堵塞或移位、营养师随访受限等。

家庭肠外营养支持指让长期或较长期需要肠外营养治疗的个体在家中实施，以维持和改善个体的营养状况的方法，可提高生活质量，增强体力活动能力，恢复家庭生活，节省开支。短肠综合征、克罗恩病和某些恶性肿瘤的个体适合选择家庭肠外营养。由于不容易发生代谢并发症，因此无须进行频繁的监测。

（秦　娜）

思考题

1. 老年人营养评定的内容有哪些？
2. 针对长期行肠外营养支持的老年人，如何在营养上帮助其从肠外营养过渡到肠内营养？

第五章

老年人常见疾病的营养与膳食指导

学习目标

1. 掌握老年人常见疾病的营养防治和膳食指导。
2. 熟悉老年人常见疾病的营养相关因素。
3. 了解老年人常见疾病的食物选择。
4. 学会根据老年常见疾病的营养特点，规范化地制订营养治疗方案，并开展工作。
5. 具有科学精神、工匠精神、人文精神，关爱和尊敬老年人群，领会构建营养膳食指导对老年健康的重要性，提升职业自信心，尽职尽责地从事自己专业领域的工作。

第一节　心血管疾病的营养与膳食指导

随着社会经济的发展，人们生活水平不断提高，不良的生活方式和不合理的饮食结构使心血管疾病正逐步成为威胁人类健康的主要疾病。心血管疾病的危险因素包括总胆固醇和 LDL-C 水平升高、甘油三酯升高、载脂蛋白水平增加、高密度脂蛋白水平降低、高血压、糖尿病，吸烟、超重或肥胖、缺乏运动、年龄、性别、遗传等。膳食和生活方式的合理调控对降低心血管疾病的发生和发展具有重要作用。

一、高血压

案　例

王爷爷，70 岁，身高 1.73m，体重 80kg，患高血压 8 年，尚未发现明显的心血管疾病及肾脏并发症。王爷爷饮食规律，但平时口味重，不喜欢吃蔬菜和水果，喜食咸鱼、咸菜等盐腌食品及红烧肉、动物内脏等食物；喜欢聚会饮酒，平均每日喝 150ml（3 两）白酒；抽烟每日 1 包；空余时间有钓鱼或下棋等爱好。王爷爷因血压控制不理想（BP 160/100mmHg），现进行营养咨询。

请问：

1. 王爷爷的哪些生活习惯不利于高血压的控制？
2. 请为王爷爷进行高血压膳食指导。

高血压（hypertension）是以体循环动脉压升高为主要临床表现的心血管综合征。

年龄≥65 岁，在未使用抗高血压药的情况下非同时 3 次测量血压，收缩压（systolic blood pressure，SBP）≥140mmHg 和 / 或舒张压（diastolic blood pressure，DBP）≥90mmHg，即诊断为老年高血压。曾明确诊断高血压且正在接受抗高血压药治疗的老年人，虽然血压＜140/90mmHg，也应诊断为老年高血压。老年高血压的定义与分级与一般成人相同。

《中国高血压防治指南(2021年修订版)》指出，我国人群高血压的危险因素包括高钠低钾饮食、超重或肥胖、饮酒、长期精神紧张、吸烟、血脂异常、糖尿病等。通常，高血压患者在接受药物治疗的同时，应该重视营养治疗，低盐、低脂、低能量的清淡饮食，有助于防治高血压，减少心血管事件的发生，改善老年人的生活质量。

(一) 营养相关因素

1. 钠 摄入量与血压有关。当人体摄取高钠食物后，体内钠吸收增加，并在体内蓄积，终因水钠潴留致血容量增多，心脏收缩加强，血管平滑肌细胞反应增强；同时增加肾的负荷以排出过多的水和钠。

2. 钾 对高血压具有一定的调节作用。钾可以减少体内钠的不良作用，有利于钠与水的排出，阻止摄盐过多引起的血压升高。

3. 钙 摄入量与血压呈负相关。当钙摄入不足时，细胞外液中钙量相对较低，血管平滑肌细胞膜通透性增加，细胞外的钙向细胞内转移，促使血管平滑肌细胞收缩，外周阻力、血压升高；当钙摄入增加时，可促进钠排出，进而降低血压。当缺钙与甲状旁腺有关，低钙饮食时，甲状旁腺分泌一种耐高热的多肽物质，称为“致高血压因子”，能使血压升高；高钙饮食可抑制甲状旁腺分泌“致高血压因子”。

脂肪、能量、维生素及酒精等对高血压也有一定的影响。例如，长期高脂肪、高能量、高胆固醇饮食使人肥胖或超重，加速动脉粥样硬化；大量饮酒也能引起外周小动脉收缩，引发高血压等。

(二) 营养防治

确诊高血压后，长期坚持生活方式干预是高血压治疗的基石，营养治疗是生活方式干预的关键。应合理控制总能量，保持标准体重，采取低盐、低脂、低胆固醇、适宜蛋白质膳食，合理增加钾、钙、镁、膳食纤维的摄入，从而实现良好血压控制，保护心、脑、肾等重要靶器官。

1. 控制总能量 超重或肥胖患者是高血压的高危人群。做好高血压防治，首先要控制体重。超重或肥胖患者每日摄入的能量应根据标准体重计算，按84～105kJ/kg(20～25kcal/kg)计算每日总能量；或者通过膳食调查评估，在目前摄入量的基础上减少2.09～4.18MJ/d(500～1 000kcal/d)。

做到平衡膳食，避免高碳水化合物与高脂肪食物的过量摄入。超重或肥胖的老年高血压患者可适当增加体力活动。

维持标准体重、纠正向心性肥胖有利于控制血压，减少心血管病发病风险，但老年人应注意避免过快、过度减重。

2. 适量摄入蛋白质 选用鱼、虾、鸡蛋白、豆制品等优质蛋白，要注意适量；过量摄入蛋白质可加重肾负担，其代谢产物可引起血压波动。蛋白质提供能量宜占总能量的10%～15%，以1g/(kg·d)蛋白质的量供给为宜。注意增加优质蛋白的摄入，建议植物蛋白占50%，建议每周摄入2～3次鱼类蛋白质食物。

3. 限制脂肪和胆固醇摄入 高脂肪、高胆固醇膳食容易导致动脉粥样硬化，过多脂肪和胆固醇的摄入不利于高血压的防治。每日摄入总脂肪占总能量比应小于30%，其中饱和脂肪酸小于10%，食用油应低于25g。对于血胆固醇水平已经升高的老年人，建议每日摄入的胆固醇总量控制在200mg以下。膳食脂肪应以植物油为主，可选择橄榄油、山茶油、花生油等富含不饱和脂肪酸的油脂，对预防高血压有一定的作用。

4. 选择复合碳水化合物 可选择摄入多糖及含膳食纤维丰富的食物，促进肠道蠕动、胆固醇的排泄，有利于防治原发性高血压。少选择葡萄糖、蔗糖、果糖等单糖、双糖，可防止血脂升高。

5. 限制钠盐摄入 高血压与钠摄入有关，应尽可能地减少钠盐的摄入，每日食盐摄入量应小于5g。除食盐外，还要考虑钠的其他来源，如酱油、味精、卤制及腌制食品等也应考虑摄入量。提倡科学烹饪方法，采用煮、炖、蒸、焖的烹饪方式，避免煎炒、熏烤，改变不良的饮食习惯；使用特制盐勺、称量加用盐等工具，以及选用食盐替代产品等方式；使用新鲜食品，提升天然食物的风味，可借助天然食物如香菇、薄荷、香菜等来改善低盐饮食的风味。

6. 增加钾、钙、镁等无机盐摄入 钾盐可利尿降压，促进钠的排出，缓冲钠的有害影响。肾功能良好者可选择高钾低钠盐，但不建议服用钾补充剂（包括药物）来降低血压。肾功能不全者补钾前应咨询医生。膳食中钾钠比至少应当为1∶1.5。

钙对心血管具有保护和降血压的作用。镁具有剂量依赖性降低血压的作用，可缓解动脉血管僵硬，从而降低缺血性心脏病发生。

7. 丰富的维生素 补充维生素C，大剂量维生素C可使胆固醇氧化为胆酸进而排出体外，改善心脏功能和血液循环。

8. 限制饮酒 酒精是高血压的重要危险因素。虽然少量饮酒后短时间内血压水平会有所下降，但长期少量饮酒仍会使血压轻度升高。过量饮酒使血压明显升高，且血压上升幅度随着饮酒量的增加而快速增高。饮酒还会降低治疗的效果。因此，建议高血压患者限制饮酒。

9. 注意药物饮食 当治疗高血压时，常遇到用单胺氧化酶抑制剂治疗，因酪胺可使血压急剧升高而发生高血压危象，故不要食用含酪胺高的食物，如扁豆、蘑菇、腌肉、腌鱼、干酪、酸牛乳、香蕉、葡萄干、啤酒、红葡萄酒等。在降压治疗时，因甘草酸可引起低钾血症和钠潴留，患者不宜服用天然甘草或含甘草的药物。

（三）膳食指导

1. 食物选择

（1）宜用食物：富含钾的食物，如瓜子、青椒、番茄、香蕉等；富含钙的食物，如牛乳、虾皮、鱼、蛋等；富含镁的食物，如香菇、菠菜、桂圆等。

（2）忌（少）用食物：过咸的食物，如腌制品、咸蛋、酱料等；高能量食物，如动物油脂、油炸食物等；富含饱和脂肪酸和胆固醇的食物，如油渣、动物脑、鱼子、蟹黄等；辛辣食物，如芥末、辣椒、胡椒等。

2. 食谱与营养分析 案例分析：王爷爷，高血压160/100mmHg，身高173cm，体重80kg。饮食评估：饮食规律，抽烟约每日1包，饮酒约每日150ml，口味重，喜食腌制食物，无食物过敏史。

每日能量及宏量营养素目标：每日摄入的能量应根据标准体重计算，按84～105kJ/kg（20～25kcal/kg）计算每日总能量；蛋白质供能占总能量的15%，脂肪供能占总能量的25%，碳水化合物供能占总能量的60%。

标准体重及BMI：

$$\text{标准体重}=\text{身高}-105=173-105=68\,(\text{kg})$$

$$\text{BMI}=\text{体重}/\text{身高}^2=80/1.73^2\approx 26.73\,(\text{kg/m}^2)$$

王爷爷体重超重，应限制总能量。

每日能量及宏量营养素需要量：

$$\text{每日能量需要量}=68\times(20\sim25)=1\,360\sim1\,700\,(\text{kcal})$$

$$\text{蛋白质需要量}=(1\,360\sim1\,700)\times15\%\div4=51\sim63.75\,(\text{g})$$

$$\text{脂肪需要量}=(1\,360\sim1\,700)\times25\%\div9\approx37.78\sim47.22\,(\text{g})$$

$$\text{碳水化合物需要量}=(1\,360\sim1\,700)\times60\%\div4=204\sim255\,(\text{g})$$

食谱示例见表5-1。

营养分析：食谱提供能量6.40MJ（1 530kcal），蛋白质61g（244kcal，供能占总能量16.0%），脂肪45g（405kcal，供能占总能量26.5%），碳水化合物220g（880kcal，供能占总能量57.5%）。

食谱分析：食谱中蛋、乳、瘦肉、鱼、豆制品为其提供了优质蛋白，蔬菜和水果提供了维生素、无机盐和膳食纤维。三餐膳食结构主副食、荤素菜搭配合理，低能量、低脂、低胆固醇，能够满足上述老年高血压人群的营养防治需要。

表 5-1 高血压食谱

餐次	食物名称	原料名称	重量/g（或体积/ml）
早餐	牛乳	脱脂牛乳	250
	素馅包子	全麦面粉	50
		豆腐	25
		西葫芦	50
		香菇	5
	凉拌海带	干海带丝	50
		胡萝卜丝	50
午餐	糙米红豆饭	糙米	75
		红豆	25
	小黄鱼炖豆腐	小黄鱼	50
		豆腐	50
	醋溜卷心菜	卷心菜	150
	清炖牛肉萝卜汤	牛肉	50
		白萝卜	100
加餐	柚子	柚子	200
晚餐	杂粮馒头	玉米面	25
		白面	25
	拌菠菜	菠菜	100
		洋葱	15
	溜鸡片	鸡胸肉	50
		青椒	50
	紫菜蛋花汤	紫菜	5
		鸡蛋	10

全日用油：大豆油 20g；全日用盐：低钠盐 3g

知识拓展

高血压适宜膳食结构

1. 得舒饮食（DASH diet） 富含新鲜蔬菜和水果、低脂（或脱脂）乳制品、禽肉、鱼、大豆和坚果及全谷物，限制含糖饮料和红肉的摄入，饱和脂肪酸和胆固醇水平低，富含钾、镁、钙等无机盐、优质蛋白和膳食纤维。

2. 东方健康膳食结构 具体内容可参考第三章第一节。

3. 心脏健康膳食（CHH diet） 与我国城市人群普通膳食相比，此膳食结构减少钠摄入、脂肪摄入，增加蛋白质、碳水化合物、钾、镁、钙和膳食纤维摄入。

二、血脂异常

案　例

王爷爷，72 岁，身高 1.70m，体重 78kg，血压正常，尚未发现明显的心血管疾病。王爷爷平时饮食规律，但口味重，不喜欢吃蔬菜和水果，喜食红烧肉、油炸等食物，近日体检发现血脂异常，现进行营养咨询。

请问：

1. 血脂异常的营养防治原则有哪些？
2. 如何为王爷爷进行膳食指导？

血脂异常（dyslipidemia）是血浆中胆固醇（cholesterol）、甘油三酯（triglyceride）和 LDL-C 水平升高或 HDL-C 水平降低等为特点的脂质合成障碍、代谢紊乱或降解受体通路障碍的总称。血脂异常与饮食、生活习惯等因素紧密相关，如饮酒、少动，肥胖、年龄、性别等也是重要因素。血脂异常多与动脉粥样硬化、糖尿病、冠心病相伴。

（一）营养相关因素

1. 能量　当机体摄入的能量大于消耗量时，多余的能量将以甘油三酯的形式储存于脂肪组织中，血清中的甘油三酯量也会增加；甘油三酯分解代谢障碍或自身合成增多，以及二者兼有时，都可引起高甘油三酯血症。

2. 脂类　高能量、高脂肪膳食甘油三酯密度高，是引起血浆胆固醇水平升高的重要因素；同时会促进胆汁分泌，其水解产物极易形成混合微胶粒，促进胆固醇在黏膜细胞中进一步参与合成乳糜微粒，再转运入血，加剧血浆胆固醇的升高。

当饥饿、低能量饮食或肝吸收胆固醇较多时，可减少胆固醇合成。膳食中丰富的不饱和脂肪酸可促进磷脂酰胆碱合成，生成较多的胆固醇酯，使血浆胆固醇降低。

膳食中饱和脂肪酸含量高可使血浆胆固醇升高。单不饱和脂肪酸能降低血总胆固醇和 LDL-C；膳食中的 α- 亚麻酸等 *n*-3 系列多不饱和脂肪酸能降低极低密度脂蛋白胆固醇（VLDL-C）和 LDL-C、甘油三酯的含量，并且升高血清 HDL-C 水平，同时抑制血小板凝聚，减少血栓形成；亚油酸等 *n*-6 系列多不饱和脂肪酸能降低血液胆固醇含量，同时也降低 HDL-C；反式脂肪酸可增加血清 LDL-C 含量，同时降低 HDL-C。

胆固醇的摄入可使血浆胆固醇浓度升高，正常成人胆固醇每增加 100mg，男性血浆胆固醇水平将升高 0.038mmol/L、女性升高 0.073mmol/L；膳食中饱和脂肪酸含量过高，会使血浆胆固醇升高。

3. 碳水化合物　摄入过多会使肝合成较多的极低密度脂蛋白、甘油三酯，造成血脂升高。

4. 膳食纤维　可影响胆固醇和胆酸的吸收，降低血胆固醇水平。尤其是可溶性膳食纤维对降低血胆固醇有明显的效果。

5. 饮酒　适量饮酒可使血清中高密度脂蛋白增高，低密度脂蛋白水平降低。但过量饮酒消耗大量辅酶，使脂肪酸氧化不足，促使合成甘油三酯，抑制极低密度脂蛋白的清除。

6. 其他　豆类中的磷脂酰胆碱还可以脂化胆固醇，促进其排出体外。植物蛋白、姜、大蒜、洋葱、食用菌等有降低胆固醇的作用。粮豆类食物含有植物固醇，有竞争性抑制胆固醇吸收的作用。

（二）营养防治

通过合理的营养可以控制总能量、脂肪及糖类的摄入，减轻体重，增加膳食纤维和多种维生素，调控血脂。

1. 限制总能量　高胆固醇血症者要降低脂肪供能比，高甘油三酯血症者应严格控制单糖和双糖的摄入，添加糖摄入不应超过总能量的 10%，肥胖和高甘油三酯血症者添加糖摄入应更低。

限制能量密度高的食物（如动物脑、内脏等）。从年龄和降低死亡风险考虑，65 岁以上老年人可适当增加体重。65 岁轻体力活动的老年人每日能量控制在 6.69～7.95MJ（1 600～1 900kcal），同时伴有肥胖者除饮食控制外需要增加中等强度运动，以促进体脂的分解。

2. 限制饱和脂肪酸和胆固醇 高脂血症人群脂肪摄入量以占总能量 20%～25% 为宜，每日烹调油应不超过 25g。《成人高脂血症食养指南（2023 年版）》建议：

（1）饱和脂肪摄入量应少于总能量的 10%，其中高胆固醇血症者应降低饱和脂肪摄入量，使其低于总能量的 7%。

（2）高脂血症人群胆固醇摄入量应少于 300mg/d，而高胆固醇血症者胆固醇摄入量应少于 200mg/d，少食富含胆固醇的食物，如动物脑和动物内脏等。

（3）反式脂肪酸摄入量应低于总能量的 1%，即不宜超过 2g/d，减少或避免食用部分氢化植物油等含有反式脂肪酸的食物。

（4）适当增加不饱和脂肪酸的摄入，特别是富含 *n*-3 系列多不饱和脂肪酸的食物。

3. 碳水化合物 摄入量应占总能量的 55%～65%，以成人能量摄入 7.53～8.37MJ（1 800～2 000kcal）/d 为例，相当于全日碳水化合物摄入量在 247～325g。

4. 适量蛋白质 动物蛋白可适当选择脂肪含量较低的鱼虾类、去皮禽肉、瘦肉等。乳类可选择脱脂或低脂牛乳等。提高大豆蛋白等植物蛋白的摄入，摄入 25g/d 含大豆蛋白的食物，可降低心血管疾病发生的风险。

5. 增加膳食纤维、维生素和无机盐 每日膳食中包含 25～40g 膳食纤维（其中 7～13g 水溶性膳食纤维）。多食新鲜蔬菜，推荐摄入 500g/d，深色蔬菜应当占一半以上，并含有丰富的膳食纤维的蔬菜。新鲜水果推荐摄入 200～350g/d，含有丰富的维生素和无机盐，保护血管作用，可促进胆固醇的排泄。

6. 避免刺激性食物 少食辛辣、煎炸、油腻及热性食物。

7. 烹调方法 适量食用植物油，采用蒸、煮、炖、焯等烹调方法，避免油煎、油炸食品。

8. 用药注意

（1）胆酸螯合树脂类：通过阻止胆酸或胆固醇从肠道吸收，使其随粪便排出，促进胆固醇降解，适用于纯合子家族性高胆固醇血症以外的任何类型的高胆固醇血症。主要制剂有考来烯胺和考来替泊，服药时从小剂量开始，副作用有胀气恶心、呕吐、便秘，可干扰叶酸、脂溶性维生素的吸收，服药过程中注意叶酸和脂溶性维生素的补充。

（2）烟酸类：烟酸可升高血 HDL-C 水平，但其严重的副作用是使消化性溃疡恶化，阿昔莫司为烟酸衍生物，适用于血甘油三酯水平明显升高、HDL-C 水平明显低者，副作用较烟酸少，注意餐后服用。

（3）他汀类：是胆固醇生物合成的限速酶，可降低血胆固醇水平，通常每晚一次口服，可引起胃肠功能紊乱、肌痛。

（三）膳食指导

1. 食物选择

（1）宜用食物：包括各种粗粮，如燕麦、荞麦、小米、玉米等；含单不饱和脂肪酸和多不饱和脂肪酸的食物，如鱼类、大豆与坚果类食物；含膳食纤维丰富食物，如蔬菜和水果和菌藻类食物；富含优质蛋白的食物，如鸡蛋、去皮鸡胸肉、瘦肉、脱脂的乳及乳制品等。

（2）忌（少）用食物：忌除鱼油外的动物性油脂，如牛油、羊油、猪油等；忌含反式脂肪酸的人造奶油、油炸食品、经过高温烹饪过的植物油等；忌各类高胆固醇食物，如动物内脏、鱼子、蟹黄、蛋黄等；忌甜食和纯糖类食物，如蛋糕、糖果、高糖饮料等；忌辛辣刺激性食物，如辣椒、芥末、烈性酒、浓咖啡、浓茶等。

2. 食谱与营养分析 案例分析：王爷爷，体检血脂异常，身高 1.70m，体重 78kg。王爷爷平时饮食规律，口味重，喜食动物性食物。

每日能量及宏量营养素目标：王爷爷现体重超重，应限制总能量。每日摄入的能量应根据标准体重计算，按84～105kJ/kg（20～25kcal/kg）计算总能量；蛋白质供能占总能量的15%～20%，脂肪供能占总能量的20%～25%，碳水化合物供能占总能量的55%～65%。

标准体重及BMI：

$$标准体重 = 身高 - 105 = 170 - 105 = 65（kg）$$

$$BMI = 体重 / 身高^2 = 78/1.70^2 \approx 26.99（kg/m^2）$$

王爷爷体重超重，应限制总能量。

每日能量及宏量营养素需要量：

$$每日能量需要量 = 65 \times（20～25）= 1\,300～1\,625（kcal）$$

$$蛋白质需要量 =（1\,300～1\,625）\times（15\%～20\%）\div 4 = 48.75～81.25（g）$$

$$脂肪需要量 =（1\,300～1\,625）\times（20\%～25\%）\div 9 \approx 28.89～45.14（g）$$

$$碳水化合物需要量 =（1\,300～1\,625）\times（55\%～65\%）\div 4 \approx 178.75～264.07（g）$$

食谱示例见表5-2。

表5-2 血脂异常（高脂血症）老年人食谱

餐次	食物名称	原料	重量/g（或体积/ml）
早餐	牛乳燕麦片	牛乳（脱脂牛乳）	250
		燕麦片	25
	花卷	面粉	35
	鸡肉炒青椒	鸡胸肉（去皮）	75
		青椒	100
加餐	苹果	苹果	100
午餐	杂粮饭	小米	25
		大米	50
	炖草鱼	草鱼	80
	蒜蓉菠菜	菠菜	150
		蒜	15
晚餐	玉米饼	玉米面	100
	清炒油菜	油菜	150
	白菜炖豆腐	白菜	100
		北豆腐	200
全日用油：橄榄油10g；全日用盐：食盐4g			

营养分析：食谱提供能量6.39MJ（1 528kcal），蛋白质72g（288kcal，供能占总能量19%），脂肪33g（297kcal，供能占总能量19.4%），碳水化合物235g（940kcal，供能占总能量61.6%）。

食谱分析：食谱中牛乳、去皮鸡胸肉、鱼、豆制品提供了优质蛋白，蔬菜和水果提供足量的维生素、无机盐和膳食纤维。三餐膳食结构主副食、荤素菜搭配合理。这属于低能量、低脂、低胆固醇膳食，符合体重78kg，身高1.70m的高脂血症轻体力活动并需要减脂的男性老年人的营养需求。

三、冠心病

案　例

王爷爷，68岁，身高1.68m，体重76kg。王爷爷1年前被确诊为冠心病，置入支架1个，按医嘱口服阿司匹林肠溶片、盐酸氯吡格雷片和他汀类降脂药物治疗。王爷爷平时饮食规律，每日饮少量白酒，喜食油炸食品，水果和蔬菜摄入较少，不喜活动。

请问：

1. 冠心病的营养防治原则有哪些？
2. 针对王爷爷用药，在膳食指导方面应注意哪些问题？

冠心病（coronary artery heart disease）是冠状动脉粥样硬化性心脏病的又称，指供养心肌的冠状动脉发生粥样硬化性改变（痉挛）使血管腔狭窄或阻塞导致心肌缺血、缺氧引起的心脏病。冠心病是动脉粥样硬化造成身体器官受累中最常见的类型，也是危害人类健康的常见疾病。

（一）营养相关因素

1. 能量　若能量摄入过多，运动量减少，未消耗掉的一部分能量则在体内转化为体脂，诱发肥胖、高脂血症、高血压，以上均是诱发冠心病的因素。

2. 脂类　高胆固醇血症是冠心病的重要危险因素，膳食中胆固醇摄入过高可使血液中胆固醇含量升高。

膳食中脂肪酸的种类对冠心病的发生也有重要影响。摄入过多的饱和脂肪、反式脂肪酸和胆固醇，不饱和脂肪酸摄入量不足，使体内血浆胆固醇水平升高，会增加罹患冠心病的风险；但不饱和脂肪酸、多不饱和脂肪酸具有降低血胆固醇和减少血小板聚集的作用。

3. 碳水化合物　摄入过多的碳水化合物，尤其以单糖为代表的蔗糖、果糖，可使血浆甘油三酯升高，诱发或加重冠心病。

4. 蛋白质　动物蛋白摄入过多，而含优质蛋白的大豆类摄入不足，可使血浆胆固醇升高，增加动脉硬化风险。

5. 膳食纤维　具有吸附胆固醇作用，还有加速胆酸排泄、减少血胆固醇升高的作用，可降低冠心病的发病风险。

6. 维生素　在维持血管壁的完整性、增加血管弹性中起重要作用。维生素C和维生素E具有抗氧化作用，降低心肌耗氧量，改善冠状动脉供血。维生素B族在维持正常血脂水平中发挥作用，降低动脉硬化和冠心病的发病风险。例如，维生素B_6可将亚油酸转化为多不饱和脂肪酸，并能减少血小板积聚，促进血管扩张。

7. 无机盐　在安全摄入量内的钙、镁、铜、铬、锌、锰、碘对心血管系统疾病有抑制作用，缺乏或过量时可使心脏功能和代谢异常。钠和镉可引发血压升高，加重动脉粥样硬化。

8. 烟、酒、咖啡和茶　吸烟是动脉粥样硬化的独立风险因素，使氧合血红蛋白降低，并造成动脉内皮损伤，导致心肌缺氧，增加冠心病发病概率。

少量饮酒可抑制血小板聚集，对预防冠心病有一定作用；大量饮酒则损害心肌，加重心脏负担，消耗大量维生素B族，使甘油三酯水平升高，促发冠心病。咖啡和浓茶可诱发心绞痛。

9. 不良饮食习惯和生活方式　长期不合理的膳食结构和少动多食，以及高度紧张可诱发冠心病。

（二）营养防治

膳食因素与冠心病的发病关系密切，对预防冠心病的发生和控制病情的发展十分重要。控制膳食总能量，保持标准体重，减少脂肪、饱和脂肪酸和胆固醇的摄入，限制盐、单糖的摄入，增加不饱和脂肪酸、膳食纤维和维生素的摄入，可以预防动脉粥样硬化的发生和发展、防止心脑血管并发症、提高生活质量。

1. 限制总能量 维持标准体重，BMI 在 20～26.9kg/m^2 为宜。当提供能量时，要注意宏量营养素供能的适宜比例，坚持每日足量的中等强度锻炼。

2. 限制脂肪、胆固醇摄入 脂肪所提供的能量应占每日摄入总能量的 20%～25%，适当增加多不饱和脂肪酸（P），减少饱和脂肪酸（S）的供给，P/S 应在 1～1.5，胆固醇摄入量以低于 300mg/d 为宜。若老年人原本有高脂血症，胆固醇应严格控制在 200mg/d 以下。

3. 适量摄入蛋白质 每日蛋白质供给应占总量的 15%～20%，适当减少动物蛋白的摄入，植物蛋白中大豆蛋白为优质蛋白，并含有多种生物活性物质和膳食纤维，建议摄入 25g/d 的大豆类食物，蛋白质摄入量以 1g/（kg·d）为宜。

4. 适量碳水化合物 谷薯类食物是碳水化合物的主要来源，占总能量的 55%～65%，主食应粗细搭配，用根茎类蔬菜或薯类替代部分主食，限制单糖类食物摄入量。

5. 增加膳食纤维 适量增加膳食纤维摄入量可有效缩短食物在肠道停留的时间，减少脂肪、胆固醇的吸收，膳食纤维摄入量不低于 25g/d。限制摄入含反式脂肪酸的食物。

6. 丰富的维生素和无机盐 摄入新鲜绿色蔬菜和水果，补充各种维生素；摄入钙、镁、锌、铬、锰等无机盐含量丰富的海产品、蛋、乳、瘦肉、坚果类食物。

7. 吃清淡少盐的食物 合理限制食用盐的摄入量，控制在 3～5g/d，并长期坚持。

8. 健康生活方式 戒烟限酒，少食多餐，细嚼慢咽，每餐八分饱，用餐规律。

9. 用药注意 服用冠心病常用药（如复方丹参滴丸）者，可舌下含服或餐后服用；应用阿司匹林肠溶片的老年人，应用适量水服用，最好在餐前 30min 服用，不应掰开、压碎或咀嚼肠溶片，应确保活性物质在小肠碱性环境中释放。

（三）膳食指导

1. 食物选择

（1）宜用食物：富含优质蛋白和不饱和脂肪酸的食物，如豆类及其制品、深海鱼类、脱脂乳及乳制品以及核桃、杏仁等坚果类；富含维生素和无机盐的瓜果蔬菜类，如苹果、橙、桃等。

（2）忌（少）用食物：忌用高脂肪的动物性食物，如肥猪肉、肥羊肉、肥鹅等；忌用高胆固醇食物，如动物的内脏、鱼子、蟹黄等；忌用含反式脂肪酸的食物，包括黄油、甜点；忌用高能量高糖类食物，如巧克力、蔗糖、各种高糖饮料；忌用刺激性食物，如辣椒、芥末、胡椒、浓咖啡、浓茶等；禁烟限酒。

2. 食谱与营养分析 案例分析：王爷爷，身高 1.68m，体重 76kg，被确诊为冠心病。饮食评估：饮食规律，每日饮少量白酒，喜食油炸食品，水果和蔬菜摄入较少，不喜活动。

每日能量及宏量营养素目标：每日摄入的能量应根据标准体重计算，按 84～105kJ/kg（20～25kcal/kg）计算每日总能量；蛋白质供能占总能量的 15%～20%，脂肪供能占总能量的 20%～25%，碳水化合物供能占总能量的 50%～60%。

标准体重及 BMI：

$$标准体重=身高-105=168-105=63\,(kg)$$

$$BMI=体重/身高^2=76/1.68^2\approx 26.93\,(kg/m^2)$$

王爷爷体重超重，应限制总能量。

每日能量及宏量营养素需要量：

$$每日能量需要量=63\times(20\sim25)=1\,260\sim1\,575\,(kcal)$$

$$蛋白质需要量=(1\,260\sim1\,575)\times(15\%\sim20\%)\div4=47.25\sim78.75\,(g)$$

$$脂肪需要量=(1\,260\sim1\,575)\times(20\%\sim25\%)\div9=28\sim43.75\,(g)$$

$$碳水化合物需要量=(1\,260\sim1\,575)\times(50\%\sim60\%)\div4=157.5\sim236.25\,(g)$$

食谱示例见表 5-3。

表 5-3 冠心病老年人食谱

餐次	食物名称	原料	重量/g(或体积/ml)
早餐	牛乳	脱脂牛乳	200
	花卷	玉米粉	25
		面粉	50
	水煮蛋	蛋清	50
	黄瓜炒肉片	黄瓜	100
		瘦肉	15
午餐	米饭	大米	75
	肉末豆腐	鸡胸肉末	10
		北豆腐	100
	胡萝卜海带丝	海带丝	100
		胡萝卜	20
	虾仁炒西蓝花	虾仁	10
		西蓝花	100
		水发木耳	50
加餐	柑橘	柑橘	170
晚餐	杂粮米饭	小米	25
		大米	50
	清蒸鲈鱼	鲈鱼	50
	香菇油菜	香菇	100
		油菜	100
全日用油：橄榄油 15g；全日用盐：食盐 2g			

营养分析：食谱提供能量 6.61MJ（1 581kcal），蛋白质 75g（300kcal，供能占总能量 19%），脂肪 41g（369kcal，供能占总能量 23%），碳水化合物 228g（912kcal，供能占总能量 57.7%）。

食谱分析：食谱中蛋、乳、瘦肉、鱼、豆制品为冠心病老年人提供了优质蛋白，蔬菜和水果提供充足的维生素、无机盐和膳食纤维。三餐膳食结构主副食、荤素菜搭配合理。这属于低能量、低脂、低胆固醇膳食，能够满足体重 76kg，身高 1.70m 轻体力活动冠心病老年人营养的需要。

（焦凌梅 孙联伟）

第二节 内分泌与代谢性疾病的营养与膳食指导

内分泌系统主要通过固有腺体或分布在肝、肾、胃肠、脑等的器官上的分泌组织和细胞分泌高生理效能的激素，起到调节生理功能的作用。当某一固有腺体或具有分泌功能的组织和细胞发生病变、受外界恶性刺激及长期不良生活习惯影响时，都会不同程度地干扰激素正常分泌，继而影响营养素代谢并引发相关疾病。

一、糖尿病

案　　例

王奶奶，68 岁，身高 1.65m，体重 71kg，性格开朗。王奶奶患有 2 型糖尿病 5 年，血脂、血压均正常，未见糖尿病合并症。王奶奶喜欢吃甜酸口味的食物，近期食欲增强，食量明显增加。社区医生指导王奶奶做好饮食控制。

请问：

1. 简述 2 型糖尿病的营养防治原则。
2. 请为王奶奶制订一份糖尿病食谱。

糖尿病（diabetes mellitus，DM）是遗传因素和环境因素长期共同作用所引起的慢性、全身性及代谢性疾病。糖尿病因胰岛素分泌不足或胰岛素作用障碍引起内分泌失调，可出现糖耐量降低，并伴有血糖、尿糖升高为主要特点的碳水化合物、脂肪、蛋白质、水与电解质等代谢紊乱。

糖尿病典型的临床表现有“三多一少”（多食、多饮、多尿及体重减少），以及皮肤瘙痒、四肢酸痛、乏力，可造成眼、肾、脑、心脏等重要器官及神经、血管多系统慢性损害，病情严重时可发生酮症酸中毒、高渗高血糖综合征、急性代谢紊乱，甚至威胁生命。

老年糖尿病可分为进入老年期前已患糖尿病（约占 30%）及进入老年期后患糖尿病（约占 70%）两类，在自身状况、糖尿病临床特点、合并其他疾病和已存在脏器功能损伤等方面均有所不同。

进入老年期后患糖尿病者多表现为明显胰岛素抵抗和胰岛素代偿性分泌过高，多存在心血管病风险因素伴多种因素所致的肾损害，急、慢性并发症多，致死率、致残率高，与多种老年病并存，易并发低血糖等。

（一）营养相关因素

胰岛素是体内唯一促进能量储备和降低血糖的激素。当胰岛素不足或缺乏，或者组织对胰岛素的生物反应性减低时，即可引起碳水化合物、脂肪、蛋白质、水与电解质等物质代谢紊乱。长期的代谢紊乱可诱发急、慢性糖尿病合并症，如酮症酸中毒、糖尿病肾病、大血管和微血管病变等，甚至昏迷和死亡。

1. 能量　若能量摄入过低，机体处于饥饿状态，可引发脂类代谢紊乱，出现酮血症；摄入能量过多会增加体重，血糖难以控制，加重病情。

2. 碳水化合物　是主要能量来源和构成机体组织的重要成分。中枢神经系统几乎只能靠碳水化合物供能。糖尿病老年人因胰岛素分泌不足或胰岛素抵抗，引起糖代谢紊乱造成血糖增高、尿糖排出增多，引起多尿、多饮和多食。食物多样性、淀粉类型，以及烹调方式、时间、加工程度等对餐后血糖均有影响。

3. 脂类　糖尿病老年人体内脂肪分解加速、合成减少，肝内糖原合成和储存减少，引发脂肪代谢紊乱，形成脂肪肝。长期摄入高脂肪膳食可损害糖耐量、促发高脂血症、心血管疾病等。为减少体脂的过度动员，必须限制饱和脂肪酸和胆固醇的摄入。

4. 蛋白质　机体能量供应不足会动员蛋白质分解供能。由于胰岛素分泌不足，易发生负氮平衡，糖异生作用增强，使血糖进一步升高，并可伴有血酮升高。由于蛋白质代谢呈负氮平衡，老年人抵抗力减弱、易感染、伤口愈合不良。

5. 维生素　糖尿病老年人糖异生作用旺盛，维生素 B 族消耗增多，如供给不足，加重糖代谢紊乱。维生素 E 可改善机体对胰岛素的敏感性。维生素 C、β- 胡萝卜素和硒能帮助消除积聚的自由基，防止生物膜的脂质过氧化。维生素 C 还有清除过氧化脂质的作用，可防止微血管病变。充足的维生素对调节机体的物质代谢有重要作用。

6. 无机盐　糖尿病老年人的多尿可使锌、镁、钠、钾等无机盐从尿中丢失增加，可出现低锌血症、低镁血症，会引起2型糖尿病老年人的机体组织对胰岛素不敏感。三价铬是葡萄糖耐量因子的组成成分，有增强葡萄糖的利用和促进葡萄糖转变为脂肪的作用，有利于改善糖耐量。锰是羧化酶的激活剂，参与碳水化合物和脂肪的代谢，锰缺乏可加重糖尿病老年人的葡萄糖不耐受。糖尿病老年人钙、磷代谢异常可诱发骨量减少和骨质疏松。

7. 膳食纤维 可溶性膳食纤维能控制餐后血糖及降低血胆固醇，有利于延缓葡萄糖的吸收及限制血糖上升的幅度。

（二）营养防治

糖尿病营养治疗是一项重要的基础治疗措施，应该长期严格执行。

对于1型糖尿病患者而言，在合适的总能量、食物成分，规律的餐次安排等措施基础上，配合胰岛素治疗，有利于控制高血糖，防止低血糖，防止各种并发症的发生。

对于2型糖尿病患者，尤其是肥胖或超重的患者，营养防治有利于减轻体重。肥胖患者减重后可以改善胰岛素抵抗，有利于血糖控制。超重或肥胖的2型糖尿病患者减重3%～5%，即能产生有临床意义的健康获益。建议超重或肥胖患者按照每个月减少1～2kg的速度，3～6个月减少体重5%～10%。

1. 合理控制能量摄入 是糖尿病患者的营养防治的首要原则，能量摄入应以能维持标准体重、血糖、尿糖、活动量大小及有无并发症为依据，对于营养不良者或有营养风险的患者能量摄入量应相应提高。

根据《成人糖尿病食养指南（2023年版）》推荐糖尿病患者膳食能量的宏量营养素占总能量比分别为蛋白质15%～20%、碳水化合物45%～60%、脂肪20%～35%。具体摄入量可根据病情、性别、BMI、应激状态、劳动强度进行调整（表5-4）。

表5-4 糖尿病老年人每日能量供给量 单位：kJ/kg（kcal/kg）

体型	卧床	轻体力劳动	中体力劳动	重体力劳动
消瘦	84～105（20～25）	146（35）	167（40）	188～209（45～50）
正常	63～84（15～20）	125（30）	146（35）	167（40）
肥胖或超重	63～84（15～20）	84～105（20～25）	125（30）	146（35）

注：50岁老年人年龄每增加10岁，能量相应减少10%，女性能量相应减少一些。

2. 控制碳水化合物摄入 碳水化合物摄入量占总能量的45%～60%。主食定量，不宜过多，多选全谷物和选择血糖指数低的食物（附表二）；其中全谷物和杂豆类等低血糖指数食物，应占主食的1/3以上，同时要随身携带少量饼干或糖果以防低血糖引起的心悸、大汗、震颤甚至昏迷。

3. 适当增加蛋白质摄入量 蛋白质的供能应占总能量的15%～20%。

《中国老年2型糖尿病防治临床指南（2022年版）》推荐健康老年人蛋白质摄入量1.0～1.3g/(kg·d)，急性或慢性疾病患者摄入量1.2～1.5g/(kg·d)。对于尚未透析的老年慢性肾病患者，建议摄入量0.6～0.8g/(kg·d)。有严重疾病或显著营养不良的老年人需摄入2.0g/(kg·d)蛋白质。所提供的蛋白质中，动物蛋白须占供给量的1/3～1/2，并补以一定量的大豆类优质蛋白，以利于降低胆固醇。胆固醇摄入量<300mg/d。

4. 限制脂肪和胆固醇摄入 脂肪摄入量占总能量20%～35%。

对于体重和血脂正常的老年人，饱和脂肪酸和多不饱和脂肪酸摄入不宜超过总能量的10%，单不饱和脂肪酸占总能量的10%～15%，控制饱和脂肪酸摄入量，尽量减少反式脂肪酸摄入，可选用多不饱和脂肪酸、单不饱和脂肪酸、饱和脂肪酸的比值为1∶1∶1的调和油，胆固醇的摄入量每日不超过300mg/d。

对于LDL-C增高者，限制饱和脂肪供能比<7%，胆固醇的摄入量应<200mg/d。对于甘油三酯和

VLDL-C 增高者，适量增加单不饱和脂肪酸的摄入量，控制饱和脂肪酸供能比<10%，同时碳水化合物供能比应低于 50%。

5. 丰富的维生素和无机盐 充足的维生素能增强体内抗氧化能力，应供给足量的维生素 B 族、维生素 C、维生素 E、维生素 A。对于长期服用二甲双胍的糖尿病老年人，维生素 B_{12} 缺乏，要适当增加维生素 B_{12} 的摄入量。锌、铬、钾、硒、镁与糖尿病关系密切，应限制钠盐摄入量。

6. 增加膳食纤维 膳食纤维有降低空腹血糖和餐后血糖及改善葡萄糖耐量的作用，摄入量以 30g/d 左右为宜，豆类、蔬菜类、水果类和粮谷类是膳食纤维的良好来源。

7. 合理的餐次 餐次与营养分型治疗要根据血糖、尿糖的升高时间、用药时间，以及病情是否稳定等情况来确定，并结合患者的饮食习惯，合理分配餐次。至少一日三餐，定时、定量，可按早、午、晚各占 1/3，或者 1/5、2/5、2/5 的能量比例分配。口服降血糖药或注射胰岛素后易出现低血糖的患者，可在三餐之间加餐 2～3 次。在总能量范围内，适当增加餐次有利于改善糖耐量和预防低血糖的发生。

糖尿病膳食应因人而异，强调个体化，根据病情特点、血糖与尿糖的变化，结合血脂水平和合并症等因素确定和调整能量物质的比例，即进行膳食分型（表 5-5）。在不违背营养原则的条件下，选择的食物与烹调方法应尽量顾及患者的饮食习惯。

表 5-5 糖尿病膳食分型

单位：%

分型	碳水化合物	蛋白质	脂肪
轻型糖尿病	60	16	24
血糖、尿糖均高	55	18	27
合并高胆固醇	60	18	22
合并高甘油三酯	50	20	30
合并肾功能不全	66	8	26
合并高血压	56	26	18
合并多种并发症	58	24	18

8. 禁烟戒酒 长期大量吸烟可导致血红蛋白糖化，在相同 BMI 的前提下，无吸烟史者内脏脂肪量、空腹血糖和胰岛素水平均低于吸烟者。

《成人糖尿病食养指南（2023 年版）》指出饮酒会扰乱糖尿病患者的正常膳食和用药，导致血糖波动，有可能使患者发生低血糖的风险增加，尤其是在服用胰岛素或胰岛素促泌剂时。此外，患者在饮酒时往往伴随大量食物摄入，使总能量摄入过多，从而引起血糖升高。过量摄入酒精还可损害人体胰腺，引起肝损伤，这也是痛风、癌症和心血管疾病等发生的重要危险因素。

9. 用药注意 双胍类药物是肥胖或超重 2 型糖尿病的一线药物，常见副作用表现为胃肠道反应，进餐中服用或从小剂量开始可减轻副作用。糖尿病治疗除进行饮食合理控制外，还需要坚持有氧运动，定期血糖监测，根据病情合理用药，做好糖尿病教育。

（三）膳食指导

1. 食物选择

（1）宜用食物：低血糖指数（GI<55）食物，如粗加工的粮谷类食物玉米、大麦、荞麦等；杂豆如绿豆、红豆、扁豆等；薯类如甘薯、马铃薯、山药等；大豆类及其制品如黄豆、黑豆、青豆等；含糖量低的蔬菜和水果如黄瓜、李子、樱桃、柚子等。宜用粗粮替代部分精加工的米面，如可选用燕麦、荞麦、玉米面、豆面等代替部分稻米和面粉，或做成杂粮饭、杂粮面食。

（2）忌（少）用的食物：不宜摄入含精制糖的食物，如白糖、红糖、甜点心、蜜饯、雪糕、甜饮料等。不宜摄入动物脂肪含量高的食物，如肥肉、禽肉皮、动物内脏、鱼子、带鱼、蛋黄、猪油等。减少使用油炸或腌制的食物；忌烟酒。

2. 食谱与营养分析 案例分析：王奶奶，68岁，身高1.65m，体重71kg，患有2型糖尿病5年，血脂、血压均正常，未见糖尿病并发症。须为王奶奶进行糖尿病膳食指导。

确定每日能量：根据患者年龄、性别、身高、体重、体力活动强度等信息，计算标准体重，参考表5-4计算出所需能量。

$$标准体重=身高-105=165-105=60(kg)$$

是否超重：标准体重60kg，实际体重71kg，$(71-60)\div 60\times 100\%\approx 18.3\%$，超重；或者$BMI=71/1.65^2\approx 26.08(kg/m^2)$，超重。

每日能量：查表5-4，轻体力活动肥胖或超重者每日所需能量为84～105kJ/kg（20～25kcal/kg）。

$$每日能量需要量=60\times(20\sim25)=1\,200\sim1\,500(kcal)$$

蛋白质、脂肪、碳水化合物供给量：患者血糖和尿糖偏高，查表5-5，蛋白质、脂肪、碳水化合物分别占总能量的18%、27%、55%。它们的供能系数分别是4kcal/g、4kcal/g、9kcal/g。

$$蛋白质供给量=(1\,200\sim1\,500)\times18\%\div4=54\sim67.5(g)$$

$$脂肪供给量=(1\,200\sim1\,500)\times27\%\div9=36\sim45(g)$$

$$碳水化合物供给量=(1\,200\sim1\,500)\times55\%\div4=165\sim206.05(g)$$

按食物份法确定各类食物份数：

$$碳水化合物类份数=(1\,200\sim1\,500)\times55\%\div90\approx7\sim9(份)$$

$$脂肪类份数=(1\,200\sim1\,500)\times27\%\div90\approx3.5\sim4.5(份)$$

$$蛋白质类份数=(1\,200\sim1\,500)\times18\%\div50\approx4\sim5(份)$$

$$水果类=0.5份$$

$$蔬菜类=1份$$

根据食物等值互换表确定每日三餐食物中各类食物的份数，见表5-6。

表5-6 糖尿病患者一日各餐食物交换份数 单位：份

食物类别	交换总计	早餐	中餐	晚餐
谷类	8	1.5	3	3.5
蔬菜类	1	0.2	0.4	0.4
水果	0.5	0.2	0.3	—
乳类	1.5	1	0	0.5
肉蛋类	4	1	1.5	1.5
油脂类	3.5	1.5	1.5	0.5
合计	18.5	5.4	6.7	6.4

根据本例患者的饮食习惯和病情分配餐次，各类食物按摄入量分配到三餐中，早、午、晚餐比例分别为1/5、2/5、2/5。

常用食物成分表、食物交换份法计算各种食物用量和配膳，具体可参考第三章食谱编制相关内容。

食物成分表计算法计算数据较准确，但较烦琐，糖尿病老年人在家不易操作。目前有多种与食谱编制相关的电脑软件，采用电脑配餐方便，快捷。

食品交换份法是将食物成分表计算简化，较容易掌握。糖尿病老年人食谱示例见表5-7。

表 5-7 糖尿病老年人食谱

餐次	食物名称	原料	重量/g(或体积/ml)
早餐	牛乳	牛乳	160
	杂粮糕	玉米面	28
		标准粉	25
	水煮蛋	带壳鸡蛋	60
	蒜泥苦瓜丝	苦瓜	100
		蒜	5
加餐	柚子	柚子	50
午餐	杂豆饭	糙米	50
		红豆	25
	芹菜炒肉	瘦猪肉	50
		芹菜	150
	海带豆腐丝	水发海带	50
		豆腐丝	25
加餐	桃	桃	50
晚餐	白菜阳春面	挂面	65
		白菜	50
		鸡肉丝	25
	拌黄瓜	黄瓜	150
	蒸豆腐	豆腐	100
加餐	牛乳燕麦片	牛乳	80
		燕麦片	13
全日用油：大豆油 20g；全日用盐：食盐 4g			

营养分析：食谱提供能量 5.91MJ（1 413kcal），蛋白质 60g（240kcal，供能占总能量 17%），脂肪 45g（405kcal，供能占总能量 28.9%），碳水化合物 192g（516kcal，供能占总能量 54.3%）。

食谱分析：食谱中蛋、乳、瘦肉、鱼、豆制品为患者提供了优质蛋白，蔬菜和水果提供了足量的维生素、无机盐和膳食纤维。三餐膳食结构主副食、荤素菜搭配合理。为预防夜间低血糖，加餐牛乳燕麦，可助眠。食谱中提供的营养素和膳食结构符合王奶奶身体状况对营养的需要并达到饮食控制目标。

（四）特殊情况及并发症处理

1. 糖尿病低血糖反应 正常成人空腹血糖为 3.9～5.6mmol/L，低于 3.5mmol/L 为低血糖。糖尿病老年人容易出现低血糖，使用胰岛素的患者最常见。导致低血糖的原因与胰岛素过量、口服降血糖药物过量、膳食过少或运动突然增多未及时进食等相关。主要症状是心慌、出汗、头晕、饥饿、烦躁、手抖、全身无力，严重时可致神志不清、精神抑郁、全身抽搐，甚至昏迷等。

营养治疗主要原则：

（1）症状轻、神志清醒者，取葡萄糖或蔗糖 20～50g，用温开水冲服，几分钟后症状消失；如症状稍重，除饮糖水外，再进食馒头、饼干或面包等 25g，或水果一个，十几分钟后症状可消失。

（2）病情严重、神志不清者，应立即送医院抢救，静脉输注葡萄糖。注射长效胰岛素者，除进食葡萄糖或蔗糖外，还需进食牛乳、鸡蛋等吸收较慢的食物，避免反复出现低血糖反应。饮酒后容易发生低血糖，因此，糖尿病老年人应少饮酒或戒酒。

2. 糖尿病肾病 是糖尿病严重的微血管并发症。患者除糖尿病症状外，还有肾功能不全的表现。其临床特征是持续蛋白尿、高血压、氮质血症和水钠潴留等，严重者可发生尿毒症。

营养治疗主要原则：

（1）能量供给量应满足机体的需要，必要时可由静脉补充。

（2）蛋白质供给量适当限制，应根据尿量、尿蛋白丢失情况和氮质血症严重程度确定蛋白质供给量，早期患者蛋白质供给量应控制在0.8～1.0g/（kg·d），晚期出现尿素氮潴留时，降为0.5g/（kg·d）。宜采用含优质蛋白的动物性食物，如乳类、蛋类、瘦肉等，少用植物性食品，如谷类、豆类。可用麦淀粉、藕粉等淀粉类低（无）蛋白质食物代替部分米、面等主食。

（3）限制钠盐摄入食盐应控制在2g/d左右，或更低些，根据病情补钾。

二、痛风

案　例

王爷爷，67岁，身高1.65m，体重69kg，喜食海鲜、喝啤酒，近日因右足大脚趾关节疼痛加重，被确诊为痛风入院，经过秋水仙碱治疗后症状缓解，现已出院。社区医生给予王爷爷膳食指导。

请问：

1. 痛风急性发作期和缓解期的营养防治原则有哪些？
2. 请为王爷爷做膳食指导。

痛风（gout）是嘌呤合成代谢紊乱或尿酸排泄减少、血尿酸增高所致的一组疾病。其临床特点为高尿酸血症，以及尿酸盐结晶、沉积所引起的特征性关节炎、痛风石、间质性肾炎和尿酸肾结石，严重者可致关节活动功能障碍和畸形。

高尿酸血症和反复发作的急性关节炎是痛风的重要特征。根据引起血尿酸升高的原因，痛风可分为原发性和继发性两大类。原发性痛风大多病因尚未明确，少数是由于嘌呤代谢的一些酶的缺陷引起，属于遗传病。

患有痛风的老年人常伴有高脂血症、肥胖、原发性高血压、糖尿病和动脉粥样硬化等。继发性痛风可由肾脏病、血液病、药物、高嘌呤食物等多因素引起。

（一）营养相关因素

1. 嘌呤 人体尿酸主要有外源性和内源性两个来源途径。20%来自富含嘌呤或核蛋白的食物；80%为内源性，是体内氨基酸、磷酸核糖和其他小分子化合物合成的核酸等代谢产物。嘌呤最终代谢产物是尿酸。

高尿酸血症主要由内源性嘌呤代谢紊乱、尿酸排出减少与生成增多所致。虽然高嘌呤饮食并不是痛风的致病原因，但可使细胞外液尿酸值迅速增高，诱发痛风。

2. 蛋白质 高蛋白饮食不仅促使核酸分解增多，还促进内源性嘌呤的合成，同时摄入的嘌呤也增多。

3. 碳水化合物 摄入过量会转化为糖原，小部分合成脂肪，使体重增加，并加速嘌呤代谢，导致血尿酸浓度升高。

4. 脂肪 分解，使机体生成大量酮体，血酮浓度增加，与尿酸竞争排泄通道进而抑制尿酸在肾的排泄。

5. 维生素 维生素B族和维生素C能促进组织内的尿酸盐溶解，促进尿酸排出体外，减少体内尿酸的数量，以利于缓解痛风。

6. 水 是机体代谢的基础。适量饮水有利于血液循环，可促进尿酸盐溶解，有利于尿酸盐排出。

7. 酒 酒精在代谢过程中生成乙酸，过多的乙酸与尿酸形成一种竞争关系，影响尿酸盐的排泄。

8. 碱性食物 尿酸易溶于碱性液中，多食用呈碱性食物，可使尿液偏碱性、促进尿酸盐的排泄。

（二）营养防治

痛风的发生与食物中蛋白质所含的嘌呤分解后的产物——尿酸相关，因此痛风防治的重要措施是给予科学、合理的膳食指导。

1. 限制嘌呤 嘌呤是诱发痛风的主要原因，健康成人嘌呤摄入量为600～1 000mg/d。在痛风急性期，嘌呤摄入量应控制在150mg/d以下，选择低嘌呤食物（嘌呤含量低于75mg/100g）；在痛风缓解期，可选择嘌呤含量中等的食物（嘌呤含量为75～150mg/100g）。高尿酸血症及患有的痛风老年人无论哪种情况都应长期限制含高嘌呤的食物，提倡平衡膳食，以维持标准体重。食物嘌呤含量分类见表5-8。

表5-8 食物嘌呤含量分类表

单位：（mg/100g）

食物分类	嘌呤含量	食物种类	食物举例
低嘌呤食物	<25	谷类	精制面粉、精米、玉米、小米、苏打饼干、米粉、精制糙米、麦片、面条
		蔬菜类	紫菜头、卷心菜、胡萝卜、芹菜、黄瓜、茄子、冬瓜、马铃薯、山芋、莴笋、番茄、葱头、白菜、甘蓝、南瓜等
		水果类	橙子、苹果、梨、桃、香蕉、西瓜等
		蛋类	鸡蛋、松花蛋等
		乳类	牛乳、乳粉等
		油脂类	植物油、动物油等
		糖浆类	糖果、蜂蜜、果酱等
		果干类	红枣干、葡萄干、山楂干等
		海产类	海参、海蜇皮等
		各种饮料	汽水、果汁饮料、茶、巧克力、咖啡、可可等
中嘌呤食物	25～150	畜禽肉	鸡肉、猪肉、牛肉、羊肉、鸡心、鸡肿、鸭肠、猪腰、猪肚、猪脑等
		豆类	绿豆、红豆、豆腐、豆干、豆浆等
		鱼虾蟹类	黑鲳鱼、草鱼、鲤鱼、红鲶、秋刀鱼、鳝鱼、鳗鱼、旗鱼、乌贼、虾、螃蟹、鲍鱼、鱼翅、鱼丸等
		蔬菜类	菠菜、花椰菜、青江菜、九层塔、茼蒿菜、枸杞、菜豆、皇帝豆、豌豆、豇豆、洋菇、鲍鱼菇、海带、笋干、金针菇、银耳等
		坚果类	花生、腰果、栗子、莲子、杏仁等
高嘌呤食物	150～1 000	鱼贝类	白鲳鱼、鲢鱼、虱目鱼、白带鱼、乌鱼、鲫仔鱼、鲨鱼、海鳗、沙丁鱼、四破鱼、小管、草虾、牡蛎、蛤蜊、蚌蛤、干贝、小鱼干、扁鱼干等
		畜禽内脏	鸡肝、鸡肠、鸭肝、猪肝、猪小肠、牛肝等
		豆类	黄豆、发芽黄豆等
		蔬菜类	豆苗、黄豆芽、芦笋、紫菜、香菇等
		汤汁类	肉汁、浓肉汤、火锅汤、浓鸡汤等
		酒类	陈酿黄酒、普通黄酒、啤酒、白酒等
		其他	鸡精、酵母粉、大豆酱油等

2. 限制能量 老年人的代谢率逐渐降低，又因痛风者多伴有肥胖、高血压和糖尿病等，因此应限制总能量，体重控制在标准体重范围为宜。建议能量摄入84～105kJ/(kg·d)，通常不超过105kJ/(kg·d)。如果需要减重应循序渐进，切忌减重过快。减重过快促进脂肪分解，导致酮症，抑制尿酸排出，诱发痛风急性发作。

3. 限制脂肪 痛风老年人常常合并有高血压、动脉硬化、脂肪肝、肥胖、胆石症等，限制脂肪的摄入，降低体重。脂肪摄入量一般控制在40～50g/d为宜，占总能量的20%～25%。采用蒸、煮、炖、煨、焯、煲等低油烹调方法，忌煎、炸、烤等烹饪方法，植物油不超过20g/d为宜。

4. 限制蛋白质 老年人肾功能减退，蛋白质丰富的食物往往嘌呤含量比较高，痛风老年人蛋白质的摄入应限制在0.8g/(kg·d)或50～70g/d为宜，动物蛋白首选牛乳和鸡蛋含嘌呤较低的优质蛋白。

5. 适量的碳水化合物 碳水化合物可减少脂肪分解产生酮体，有利于尿酸盐排出，痛风老年人的能量来源主要为碳水化合物，碳水化合物提供的能量占总能量的55%～65%。但谷物皮中嘌呤含量相对较高，过多食用会引起尿酸升高，建议痛风老年人主食以细粮为主。

老年人要避免摄入果糖，摄入果糖可引起血尿酸升高，而痛风老年人血尿酸升高的幅度更明显。

6. 丰富的维生素和无机盐 补充维生素B族可以帮助尿酸盐溶解，促进其代谢，有利于缓解血尿酸过高；食用富含钾、钙、镁等无机盐的呈碱性蔬果，需要控制钠盐摄入，通常控制在3～5g/d范围内。

7. 饮水 痛风老年人应适当勤饮水、多饮水，饮水量在2 000～3 000ml/d为宜，适当饮水可促进尿酸排出，避免结石生成，并切忌憋尿。在睡前或者起夜时可适当饮少量水，以防止夜尿浓缩。但肾功能不全者，应根据情况适当限制饮水，除了白开水，也可饮淡茶水、矿泉水等，也可多选用含水量高的蔬菜和水果。

8. 禁饮酒、忌用含酒精饮料 酒精可加快ATP降解、提高嘌呤合成速度，使尿酸生成增加，所以痛风老年人应禁白酒、啤酒等含酒精的饮料，尤其啤酒，尽管酒精度数不高，但它含有较多的鸟苷酸，在体内代谢后产生大量嘌呤。不同酒类的嘌呤含量从多到少排序为陈年黄酒、啤酒、普通黄酒、白酒。

9. 限制刺激性强的食物 限制刺激性强的调味品，不建议喝浓茶、咖啡、可可等兴奋自主神经的饮料，以免增加痛风急性发作风险。

10. 药物 不选用抑制尿酸排泄药，服用碳酸氢钠3～6g/d等碱性药物，并注意多饮水，保持尿液的pH在7.0～8.0，以预防结石形成。

（三）膳食指导

1. 食物选择

（1）宜用食物：急性期嘌呤摄入量控制在150mg/d以下，宜选用嘌呤含量低（表5-8）；含蛋白高的食物，如牛乳、鸡蛋、猪血、海参等。缓解期，可适量选用含嘌呤中等量的食物，如畜肉、禽肉，肉类摄入量不超过120g/d为宜，并分到一日三餐中，避免一餐摄入过多诱发痛风，蔬菜可选用菠菜、花椰菜、莴笋等。

（2）忌（少）用的食物：在急性关节炎期和慢性关节炎期，都应禁用含嘌呤高的食物，如瘦肉类、动物内脏、海产品等；同时应忌用果糖含量高的食物，如含果糖或葡萄糖的糖果、果脯、甜点、果汁、速溶咖啡等，以及蜂蜜及其蜂蜜的加工食物；禁酒、忌用含酒精饮料。

2. 食谱与营养分析 王爷爷，67岁，身高1.65m，体重69kg，BMI 25.34kg/m^2，属于超重；喜食海鲜、喝啤酒，痛风虽已缓解，但危险因素尚存，需要严格限制高嘌呤食物、蛋白质每日摄入量在0.8g/kg，低能量、低脂肪、低胆固醇膳食，避免辛辣、刺激性的食物。

（1）痛风急性发作期老年人食谱见表 5-9。

表 5-9 痛风急性期食谱

餐次	食物名称	原料	重量 /g（或体积 /ml）
早餐	牛乳	牛乳	250
	花卷	面粉	70
	韭菜炒鸡蛋	鸡蛋	60
		韭菜	100
	苹果	苹果	200
午餐	精米饭	精米	100
	海参拌黄瓜	海参	50
		黄瓜	150
	醋溜卷心菜	卷心菜	150
晚餐	杂粮馒头	玉米面	25
		白面	25
	拌蒜蓉木耳、苋菜	苋菜	100
		蒜	10
		水发木耳	50
	小米粥	小米	25
加餐	牛乳	牛乳	250
	发糕	标准粉	20
		玉米面	15
全日用油：大豆油 15g；全日用盐：食盐 4g；全日饮水 2 000～3 000ml			

营养分析：食谱提供能量 6.54MJ（1 564kcal），蛋白质 63g（252kcal，供能占总能量 16%），脂肪 41g（369kcal，供能占总能量 23.6%），碳水化合物 236g（944kcal，供能占总能量 62.2%）。

食谱分析：食谱选用低嘌呤食物，其中蛋、乳、海参为痛风急性发病期老年人提供优质蛋白，蔬菜和水果提供充足的维生素、无机盐和膳食纤维。三餐膳食以及加餐结构中主副食、荤素菜搭配合理。这属于低能量、低脂、低胆固醇、低嘌呤膳食，能够满足体重在 60～70kg、轻体力活动的痛风发作期老年人营养的需要。

（2）痛风缓解期老年人食谱见表 5-10。

表 5-10 痛风缓解期老年人食谱

餐次	食物名称	原料	重量 /g（或体积 /ml）
早餐	牛乳	牛乳	250
	花卷	面粉	70
	番茄炒鸡蛋	鸡蛋	60
		番茄	100
加餐	苹果	苹果	200

续表

餐次	食物名称	原料	重量/g(或体积/ml)
午餐	香米饭	香米	100
	猪瘦肉炒甜椒	猪瘦肉	100
		甜椒	150
	醋溜卷心菜	卷心菜	150
晚餐	杂粮馒头	玉米面	25
		白面	25
	洋葱干豆腐丝	洋葱	50
		干豆腐丝	30
	小米粥	小米	25
全日用油：大豆油 20g；全日用盐：食盐 4g；全日饮水：2 000～3 000ml			

营养分析：食谱提供能量 7.01MJ（1 676kcal），蛋白质 70g（280kcal，供能占总能量 16.6%），脂肪 47g（423kcal，供能占总能量 25.3%），碳水化合物 244g（976kcal，供能占总能量 58.1%）。

食谱分析：食谱选用含嘌呤中等的食物，其中蛋、乳、猪瘦肉为痛风缓解期老年人提供优质蛋白，蔬菜和水果提供充足的维生素、无机盐和膳食纤维。三餐膳食结构中主副食、荤素菜搭配合理。这属于低能量、低脂肪、低胆固醇、中等嘌呤膳食，能够满足 BMI 在正常范围内、体重在 60～70kg、轻体力活动的痛风缓解期老年人营养的需要，饮水量在 2 000～3 000ml。

三、肥胖症

案　例

王奶奶，68 岁，身高 1.58m，体重 76kg。王奶奶活动后有关节疼痛、气喘等症状，日常活动量较少；一日三餐规律，食欲旺盛，无忌口，偏爱甜食，尤其心情不愉快时食量会加大。

请问：

1. 肥胖症的营养指导原则有哪些？
2. 请为王奶奶制订膳食方案。

肥胖症（obesity）指体内脂肪储存过多或分布异常，以体重增加为特点的慢性代谢异常疾病，表现为脂肪细胞体积增大或脂肪细胞数增多。

正常成年男性的脂肪组织占体重的 15%～20%，女性占 20%～25%。若成年男性脂肪组织超过 20%～25%，女性超过 30%，即为肥胖；按标准体重计算，体重超过标准体重标准值的 20% 者为肥胖。

肥胖症可分为单纯性肥胖和继发性肥胖。单纯性肥胖是遗传因素和环境因素共同作用的结果，是一种慢性代谢异常疾病，常与高血压、高脂血症、冠心病、2 型糖尿病等合并出现，或是这些疾病的重要危险因素。随着生活水平的改善和体力劳动的减少，单纯性肥胖有逐年增加的趋势，已成为世界性的健康问题之一。继发性肥胖是某些疾病，如甲状腺功能减退症、正常促性腺素性功能减退症、下丘脑 - 垂体炎症、肿瘤、库欣综合征等的临床表现之一。

本节主要介绍单纯性肥胖的营养与膳食指导。

（一）营养相关因素

1. 能量　各类能量食物均可转变成脂肪储存在体内，过量的体脂堆积即可引起肥胖症。成年后的肥胖症多由脂肪细胞体积增大，体力活动不足引起，能量消耗减少是引起肥胖症的原因之一。肥胖老年人可能会因体型受到过多关注而自卑，逐渐内向；或者因活动受限、困难而不愿意活动，使耗能更加减少，形成恶性循环。因此，应控制能量摄入、增加能量消耗，纠正能量代谢引起的体内脂肪堆积。

2. 碳水化合物 与肥胖症的关系密切，特别是单糖、双糖等在体内消化吸收较快，反馈性地使胰岛素过度分泌，促进葡萄糖进入细胞合成体脂。另外，糖的饱腹感较低，可增加食欲，摄入能量过多，消耗相对少，引起大量脂肪储存在皮下和各组织器官中，形成肥胖，故而肥胖者常伴有食欲亢进现象。

3. 脂肪 膳食脂肪的能量密度高，老年人在饥饿时，常摄入高脂肪食物而增加能量，过多摄入脂肪使过剩的脂肪存储在体内，尤其饱和脂肪酸易转化为体脂，引起肥胖。

4. 蛋白质 如果蛋白质摄入过多，在动物蛋白摄入的同时也会增加脂肪的摄入，使脂肪储存在体内，促发肥胖，又因含氮代谢产物增加，加重肝、肾负担。

5. 维生素和无机盐 某些维生素、无机盐，如维生素 A、维生素 B 族、铁、锌、钙等，在脂肪的分解代谢过程中起着重要作用。其中，维生素 B 族参与糖类、脂肪、蛋白质的每个代谢过程，而体内的脂肪一旦形成，只有通过能量转化才能被消耗。

6. 水 可以加速机体的能量代谢，有利于脂肪分解，如果体内水分不足，可使脂肪代谢减慢，造成脂肪堆积，体重增加。脂肪组织中的含水量远低于其他组织，因此肥胖者体液总量占体重的比例较体重正常人少，对缺水的耐受性相对弱。

7. 膳食纤维 食物纤维不溶于水，但具有吸水膨胀的作用，可使胃肠道扩张，产生饱腹感，促进肠蠕动，加速肠道排空，减少胆固醇、脂肪吸收。

（二）营养防治

肥胖症的营养防治重点在保证机体所需的蛋白质及其他各种营养素的基础上，维持机体能量摄入与能量消耗的负平衡，并持续一定阶段，促使体脂逐渐分解，达到减重的目的。

1. 限制能量 应长期坚持控制能量，通过科学运动增加体能消耗，促进体脂分解，预防肥胖比减重更有意义，同时又能维持身心健康。

对于没有肥胖倾向的老年人，每日能量摄入按 84～105kJ/kg（20～25kcal/kg）计算；对于轻度肥胖的老年人每日能量摄入以减少 523～1 046kJ（125～250kcal）来配制一日三餐的膳食；对于中重度肥胖的老年人，每日能量摄入减少 2.09～4.18MJ（500～1 000kcal），但每日能量的摄入不应少于 4.18MJ（1 000kcal）。以上是长时间坚持减重的最低标准，减少能量摄入应循序渐进，不宜骤减，切忌骤然降至最低水平，以每月减重 0.5～1.0kg 为宜。

2. 限制脂肪和胆固醇 脂肪应占总能量的 20%～25%。膳食胆固醇供给量应少于 300mg/d。烹调油控制在 10～20g/d，可选用含不饱和脂肪酸的油脂。

3. 限制碳水化合物 碳水化合物摄入量应占总能量的 45%～60%，摄入过低易产生酮症、过高会影响蛋白质的摄入，尽量少用或不用富含精制糖的食物。对于重度肥胖的老年人，减重过程中碳水化合物摄入量至少占总能量的 20%。

4. 适量的蛋白质 肥胖老年人由于限制能量摄入，会引起机体组织蛋白分解，易发生蛋白质营养不良，故应提高膳食中优质蛋白的比例。蛋白质占总能量的 20%～30% 为宜，优质蛋白应占蛋白质总量的约 50%。蛋白质摄入量按老年人标准体重计算，1g/（kg·d）为宜。

5. 丰富的维生素和无机盐 充足的维生素和各种无机盐供给比例均衡，是保证体内能量正常代谢和消耗的关键。必要时可适量补充维生素和无机盐制剂，以防缺乏。因肥胖常伴高血压、高脂血症、糖尿病等，为了减少水在体内潴留，应限制食盐摄入量，不宜超过 5g/d。

6. 充足的膳食纤维 应合理增加膳食纤维的摄入量，保证膳食纤维摄入 35g/d 左右。新鲜蔬菜和水果提供一部分膳食纤维，属低能量食物，可有效地阻止脂肪、胆固醇的吸收，有饱腹作用，以减少能量食物的摄入量。

7. 改变不良的饮食习惯和行为 食物宜以蒸、煮、炖、拌、卤等少油烹调方法制备为主，以减少用油量。避免暴饮暴食，控制零食、甜食和含糖饮料。进餐时细嚼慢咽，调整进餐顺序，可以先汤后饭，增加蔬菜类食物。可将三餐能量比例调整为4∶4∶2或4∶5∶1，常年坚持，晚餐严格控制摄入量。

酒不利于脂肪代谢和糖代谢，应尽量少饮用。积极并坚持每日30min中强度体育锻炼，或每周150min中等强度的有氧运动和抗阻运动，既可增加能量消耗，又可保持肌肉组织力量。

（三）膳食指导

1. 食物选择

（1）宜选用食物：各种粮谷类粗细搭配，增加膳食纤维，减少脂肪、胆固醇的吸收；各种低脂肪的瘦肉、鱼、豆、乳、蛋类。适量增加蔬菜和水果，水果以水分多、能量低者为宜。

（2）少选或忌用食物：富含饱和脂肪酸的各类食物，如肥肉、猪油、羊油、动物内脏等，以及各类油炸、煎、烤的食物；各种糕点、含糖饮料、零食和酒类。

2. 食谱与营养分析 案例分析：王奶奶，68岁，身高1.58m，体重76kg，属于中度肥胖。王奶奶活动后有关节疼痛、气喘等症状，表明身体承重负荷过大，需要科学控制饮食，减轻体重，预防因肥胖引起的其他疾病。

推荐低能量、低脂肪、富含无机盐、维生素和膳食纤维膳食。

标准体重及BMI：

$$标准体重=身高-105=158-105=53（kg）$$

$$BMI=体重/身高^2=76/1.58^2\approx30.44（kg/m^2）$$

每日能量及宏量营养素需要量：

$$每日能量需要量=53\times（20\sim25）=1\,060\sim1\,325（kcal）$$

$$蛋白质需要量=（1\,060\sim1\,325）\times（20\%\sim30\%）\div4\approx53\sim99.38（g）$$

$$脂肪需要量=（1\,060\sim1\,325）\times（20\%\sim25\%）\div9\approx23.56\sim36.81（g）$$

$$碳水化合物需要量=（1\,060\sim1\,325）\times（45\%\sim60\%）\div4=119.25\sim198.75（g）$$

肥胖老年人食谱示例见表5-11。

表5-11 肥胖老年人食谱

餐次	食物名称	原料	重量/g（或体积/ml）
早餐	牛乳	牛乳	250
	馒头	标准粉	35
	水煮蛋	鸡蛋	60
	炒圆白菜	圆白菜	100
午餐	糙米饭	糙米	50
	草鱼炖豆腐	草鱼	50
		豆腐	50
		油菜	50
	炝芹菜或胡萝卜丝	芹菜	100
		胡萝卜	50
晚餐	杂粮馒头	玉米面	25
		白面	25
	番茄牛腩汤	番茄	150
		牛腩	25
	虾仁炒冬瓜	冬瓜	200
		虾仁	25
加餐	苹果	苹果	200
全日用油：大豆油12g；全日用盐：食盐3g			

营养分析：食谱提供能量4.77MJ(1 143kcal)，蛋白质58g(234kcal，供能占总能量20.5%)，脂肪31g(279kcal，供能占总能量24.5%)，碳水化合物158g(630kcal，供能占总能量55%)。

食谱分析：食谱中蛋、乳、瘦肉、鱼、豆制品为肥胖老年人提供优质蛋白，蔬菜和水果提供充足的维生素、无机盐和膳食纤维。膳食结构主副食、荤素菜搭配合理。食谱低能量、低脂肪、低胆固醇，优质蛋白充足，能够满足减重老年人营养需要，并可以有效控制能量摄入过多。

四、骨质疏松症

案 例

王奶奶，73岁，身高1.61m，体重65kg。王奶奶半年前不慎跌倒，引起左侧股骨颈骨折，给予股骨颈骨折复位内固定术，血清25-羟维生素D_3[25-(OH)D_3]测定6.15ng/ml，提示严重骨质疏松症。目前已恢复，能自如行走，近期复查血清25-(OH)D_3，结果为15ng/ml，仍需要进一步治疗和膳食干预。

请问：

1. 骨质疏松症的营养指导原则有哪些？
2. 怎样为王奶奶制订骨质疏松症的营养防治措施？

骨质疏松症(osteoporosis，OP)是以骨量不断减少，骨的微观结构退化为特征的，表现为骨的脆性强的、骨折风险增加的一种全身性骨骼疾病。骨质疏松症临床上有三种分型，即原发性骨质疏松症、继发性骨质疏松症和特发性骨质疏松症。

老年骨质疏松症指随着年龄增长而出现的骨骼生理功能退行性病变，属于原发性骨质疏松症，表现为骨痛、易骨折、身高下降等。许多有骨质疏松症的老年人，生活质量严重下降，遭受精神和肉体的痛苦，甚至因此致残或去世。

(一) 营养相关因素

1. 钙 是骨的主要成分，身体中总钙量的99%存在于骨中，成人全身钙总量为1 100～1 200g。老年人需要钙1 000～1 500mg/d。骨质疏松症的发生和发展与一生中摄入钙的情况密切相关，老年人骨质疏松症也受饮食习惯、营养状况、室外活动量、日照影响。

2. 磷 成人全身磷总量500～800g，在骨组织中磷占85%～95%。磷的最低需要量为880mg/d。血浆磷的浓度不稳定，常受年龄、饮食、代谢等因素的影响，但是血浆钙、磷之间常处于相对恒定的状态。钙、磷比值约为2∶1。

3. 维生素D 内源性与外源性维生素D，都不具有生物活性，需要在肝细胞线粒体内通过25-羟化酶系统作用后转化为25-羟维生素D_3，并受其反馈机制的调节，保持于一定水平(正常为15～30ng/ml)。

这些代谢产物又经肾小管上皮细胞线粒体1-羟化酶的作用，再转化为1，25-$(OH)_2D_3$后，才具有生物活性，作用于肠及骨，不但可调节钙、磷水平，而且还受血钙水平的负反馈控制，以及受甲状旁腺激素(PTH)、降钙素(CT)及血磷等的调节。

另外，经日光照射，食物产生的外源性维生素D由肠道吸收，经淋巴管，与由皮肤产生的内源性维生素D，一并由肝、肾转化为25-(OH)D_3或1，25-$(OH)_2D_3$。

在血钙正常时，骨盐沉积(沉钙作用)，骨骼生长。故当溶钙作用超过沉钙作用时，引起机体缺钙。老年人易受多种因素影响，具有活性的维生素D缺乏严重，加快钙的流失。

4. 蛋白质 是组成骨基质的原料。成人每代谢1g蛋白质，尿钙就丢失1mg。当蛋白质摄入量高于75g/d，钙摄入量低于600mg/d时，会出现负钙平衡。因此，摄入的高蛋白食物若超过人体需要量，会存在增加骨丢失和髋骨骨折的风险。

蛋白质对尿钙的影响与含硫氨基酸代谢有关。蛋白质摄入过少，会导致营养不良，不利于骨质形成，增加骨折的风险。因此应根据年龄和体重，合理摄入蛋白质，并保证优质蛋白的摄入量。

5. 钠 尿中钠排出增加会引起尿钙增加，肾每排出 2 300mg 钠，会排出 20～60mg 的钙。高钠饮食可导致尿中钠、钙增加，血钙减少。在我国北方与沿海地区普遍存在高钠盐膳食问题。

6. 维生素和无机盐 维生素 K 缺乏能导致血骨钙结合蛋白（BGP）减少、羧化程度降低、与羟磷灰石结合能力减弱。维生素 A、维生素 C，以及微量元素锌、铜、锰、氟等参与骨有机基质合成。

7. 酒和咖啡 咖啡中的咖啡因能与人体内的游离钙结合，并经尿排出，草酸、多酚与钙结合成螯合物影响钙吸收。

饮酒会阻碍胃肠功能，降低钙的吸收率；还可抑制成骨细胞，破坏形成的骨骼。长期饮酒会导致骨质疏松。

（二）营养防治

老年人防治骨质疏松症应在合理摄入能量和蛋白质的基础上，适当补充钙、磷和各种维生素，如维生素 C、维生素 D、维生素 K 等。

1. 能量 摄入充足，可减少蛋白质的消耗。适当的活动、充足的蛋白质都可以促进钙的吸收。健康轻体力活动的老年人根据标准体重以 84～105kJ（20～25kcal）/（kg·d）为宜。

2. 适量的蛋白质 可促进钙的吸收和储存，而过量的蛋白质可增加钙的排泄，因此应根据个体的需要摄入适量的优质蛋白。乳蛋白，白蛋白，骨、核桃中的蛋白质包含的胶原蛋白和弹性蛋白，是形成骨基质的原料。

3. 充足的钙 老年人钙摄入量应达到 1 000～1 500mg/d，乳及乳制品含钙量高，且较易吸收，是补钙的优选食物。补钙量不得超过 2 000mg/d，过量补钙会增加肾结石的风险。多选用促进钙吸收的食物，如富含维生素 C、维生素 D 的食物，以及乳糖、牛乳、蛋白质等，同时应保证适宜的钙、磷比；尽量避免同时食用含草酸、植酸和鞣酸的食物，以及含膳食纤维较多的食物。

4. 丰富的维生素 适当增加日光照射，增加体内维生素 D 的合成；也可以增加富含维生素 D 的膳食。当日照或膳食摄入不足时，不能满足维生素 D 的需要量，要及时补充维生素 D，最多不得超过 50μg/d。维生素 C 可以促进骨基质中胶原蛋白的合成。维生素 A 可以促进骨骼发育。维生素 K 缺乏能导致血骨钙结合蛋白减少。老年人膳食维生素的推荐摄入量或适宜摄入量可详见第二章第三节内容。

5. 生活方式 运动既可以促进钙的吸收，又能防止钙的流失，保持标准体重，坚持 30min/d 以上的室外活动或中等强度的体育锻炼，以促进钙吸收，可有效预防骨质疏松，戒烟酒，忌饮浓茶、浓咖啡。

6. 用药注意 当服用补钙制剂时，避免同时进食富含膳食纤维的食物以免影响钙的吸收。不滥用镇静剂，在应用阿仑膦酸钠盐类药物时要注意早晨空腹状态下适量温开水送服，30min 内不躺卧和进食，并保证钙摄入量充足。

（三）膳食指导

1. 食物选择

（1）宜用食物：含钙高的食物，如乳制品（牛乳）、鱼类、海带等；富含维生素 D 的食物，如沙丁鱼、鳜鱼、青鱼等；维生素丰富的蔬菜，如白菜、油菜、苜蓿菜等（除外含草酸高的蔬菜）。

（2）忌（少）用食物：高磷酸盐食物，如肝、含高磷酸盐的添加剂食品；含草酸高的蔬菜，如菠菜、冬笋、茭白、空心菜等；浓咖啡、浓茶。

2. 食谱与营养分析 案例分析：王奶奶，身高 1.61m，体重 65kg，BMI 24.15kg/m^2，属于超重，患骨质疏松症。血清 25-（OH）D_3 测定 15ng/ml，提示维生素 D 仍低于正常水平，建议膳食中要提供充足的优质蛋白、无机盐，需要增加维生素 D 和钙的摄入量，避免选择草酸和植酸含量高的食物，以免影响钙的吸收。

老年骨质疏松症食谱示例见表 5-12。

表 5-12 老年骨质疏松症食谱

餐次	食物名称	原料	重量/g(或体积/ml)
早餐	豆浆	豆浆	250
	豆包	面粉	50
		小红豆	10
	拌裙带菜	裙带菜	50
		蒜	5
		木耳	20
	水煮蛋	鸡蛋	60
午餐	糙米饭	糙米	100
	鲫鱼炖豆腐	鲫鱼	50
		豆腐	70
	炒油菜	油菜	150
加餐	柚子	柚子	200
晚餐	杂粮馒头	玉米面	25
		白面	25
	拌生菜	生菜	150
		蒜	10
		虾皮	20
	海带汤	海带	20
加餐	牛乳	牛乳	250
	高钙饼干	高钙饼干	10
全日用油：大豆油 20g；全日用盐：食盐 4g			

营养分析：食谱提供能量 6.24MJ（1 492kcal），蛋白质 65g（260kcal，供能占总能量 17.5%），脂肪 44g（396kal，供能占总能量 26.5%），碳水化合物 209g（836kcal，供能占总能量 56%），含钙量（1 175mg）。

食谱分析：食谱中蛋、乳、虾皮、鱼、豆制品为骨质疏松老年人提供优质蛋白，蔬菜和水果提供足量的维生素、无机盐和膳食纤维。膳食结构主副食、荤素菜搭配合理，并选择草酸含量低的蔬菜。在能量、脂肪和碳水化合物适中，膳食中提供充足的维生素 D 和钙量，能够满足骨质疏松症老年人营养需要。

（孙联伟）

第三节 消化系统疾病的营养与膳食指导

消化系统包括食管、胃、肠、肝、胆囊、胰腺，以及腹膜、肠系膜等脏器。基本生理功能是摄入食物，将其分解、消化成为小分子物质，并从中吸收营养成分，经肝加工，成为体内自身物质或提供能量，满足身体的生命活动需要，并把未被吸收的残余物排出体外。消化系统疾病属于老年人常见疾病、多发病，包括胃肠道疾病和肝胆胰疾病。任何影响消化道功能的因素都可产生相应的症状，影响健康。科学营养与膳食对其疾病预防、控制和恢复意义重大。

一、胃炎

案 例

王爷爷，70岁，身高1.76m，体重58kg，患有慢性胃炎10年。王爷爷近期饮食不规律，出现泛酸、嗳气、腹胀、上腹疼痛症状，被诊断为胃炎，经治疗好转后出院。

请问：

1. 老年人慢性胃炎的膳食指导原则有哪些？
2. 王爷爷胃炎康复期的营养教育应包括哪些内容？

胃炎（gastritis）指多种不同病因所引起的胃黏膜急性和慢性的炎症，是胃黏膜对各种损伤的反应过程，包括上皮损伤、黏膜炎症反应、上皮再生等，是常见的消化道疾病。按临床发病的缓急和病程的长短，胃炎一般分为急性胃炎和慢性胃炎。

（一）急性胃炎

急性胃炎（acute gastritis）是由各种原因引起的急性胃黏膜非特异性炎症，常见有急性单纯性胃炎和急性糜烂出血性胃炎，多数起病急、病程短，伴有上腹部饱胀不适、隐痛、无食欲、嗳气、恶心、呕吐、脱水、隐性出血或黑便。

1. 营养相关因素

（1）无机盐和水：急性胃炎老年人因腹痛、恶心、呕吐和腹泻等症状，摄入机体的水和食物减少，排泄增加，引起机体水、电解质紊乱。临床上可见低钠、低钾、低氯，甚至脱水，严重者可出现休克。

（2）维生素：因摄入不足，并吸收能力有限，会出现多种水溶性维生素缺乏。

（3）能量：为减轻胃肠负担，每日进食量减少，严重者需禁食。这使患者每日的能量代谢呈现负平衡状态，直接影响到患者的体力和营养状态。

2. 营养防治 应根据急性胃炎患者的营养状况评价结果及病情科学制订营养防治措施，在治疗过程中动态监测营养相关指标的变化。

（1）去除致病因素：通过催吐促使胃内致病因素排出，避免任何致病因素对胃黏膜的刺激，减轻胃肠负担。对症治疗，卧床休息；腹痛和呕吐剧烈者可暂禁食。

（2）大量补水：及时补充水和电解质以缓解脱水，并促使毒物排出体外。胃黏膜充血水肿，应给予低脂、低盐、无渣、适当增加蛋白质的摄入量。

（3）饮食过渡方法

1）急性期：腹痛明显或持续呕吐者，应暂时禁食，卧床休息，采用静脉输液补充水分和电解质；中度以上营养不良者采用肠外营养。能进食但胃黏膜水肿明显者，给予低盐、无渣流质饮食。

2）缓解期：呕吐、腹泻停止12～24h以后，可给予低脂少渣半流质膳食。

3）恢复期：从低脂少渣半流质饮食逐渐过渡到软食。患者痊愈后可逐渐转入普通膳食。尽量减轻胃的负担，使胃得到充分休息。

（4）烹调方式：以煮、炖、汆、烩烹调方式为主，避免油煎、油炸，以减少脂肪用量。

（5）餐次：进食流质、半流质时每日5～7餐，每餐200～250ml，每日流质总量1 200～1 800ml；恢复到软食、普通膳食时，一般为正常三餐，必要时可调整为五餐或六餐。

3. 膳食指导

（1）食物选择

1）宜用食物：宜选择膳食纤维含量较少、易消化的蔬菜，如冬瓜、角瓜、胡萝卜等。主食宜选择精加工的面粉、米粉和薯类，限制粗粮的摄入，如米汤、藕粉、米糊、发面馒头、龙须面、蒸蛋羹、米粥、清蒸嫩茄子、热拌豆腐等。

2）忌（少）用食物：禁食富含膳食纤维的蔬菜；若伴有肠炎、腹泻、腹胀，应限制产气及含脂肪多的食物，如牛乳、豆乳、蔗糖等。忌肉汤、肉羹、甜食、刺激性汤羹。禁用各种酒及含酒精饮料、产气饮料及辛辣调味品，如汽水、辣椒、咖喱、胡椒粉、芥末等。

（2）食谱与营养分析。案例分析：王爷爷，70岁，身高1.76m，体重58kg，BMI 18.7kg/m^2，属于正常范围。王爷爷饮食不规律，有泛酸、嗳气、腹胀、上腹疼痛，被诊断为胃炎。

急性胃炎急性期应积极采取禁食，症状消失后给予清淡流质饮食；当缓解后方可由少渣饮食、半流食、软食逐渐过渡到正常饮食。

急性胃炎急性期食谱示例见表5-13，急性胃炎缓解期食谱示例见表5-14。

表5-13 急性胃炎急性期流质饮食

餐次	食物名称	原料	重量/g(或体积/ml)
早餐	过箩米汤	大米	25
		白糖	10
		水	200
加餐	鸡蛋羹	鸡蛋	50
午餐	藕粉	藕粉	15
		白糖	5
		水	250
加餐	鲜橙汁	新鲜橙子	200
晚餐	藕粉	藕粉	50
		水	200
加餐	牛乳	牛乳	250
		水	250
全日用油：橄榄油5g；全日用盐：食盐2g			

表5-14 急性胃炎缓解期低脂少渣半流质饮食

餐次	食物名称	原料	重量/g(或体积/ml)
早餐	大米粥	大米	25
	蒸鸡蛋羹	鸡蛋	50
	肉末小包	面粉	25
		瘦肉末	15
加餐	脱脂牛乳	脱脂牛乳	250
午餐	虾仁冬瓜面（软烂）	挂面	100
		冬瓜	50
		虾仁	50
	番茄炖马铃薯	番茄	50
		马铃薯	100
加餐	烤苹果	苹果	200

续表

餐次	食物名称	原料	重量/g(或体积/ml)
晚餐	香菇瘦肉粥	干香菇	15
		瘦肉末	25
		大米	50
	烩小瓜	小瓜	100
	胡萝卜泥	胡萝卜	50
加餐	牛乳冲藕粉	牛乳	200
		藕粉	25
全日用油：大豆油 15g；全日用盐，食盐 4g			

营养分析：食谱总能量 5.36MJ（1 282kcal），其中蛋白质 53g（212kcal，供能占总能量 16%）；脂肪 27g（243kcal，供能占总能量 19%）；碳水化合物 206g（824kcal，供能占总能量 64%）。

食谱分析：急性胃炎食谱食物种类不全，以流食为主，避免产气和刺激性食物，以减轻胃肠的负担，只适合短期应用；急性胃炎缓解期食谱为低脂少渣半流质，主副食、荤素搭配合理，食物以软烂好消化的面食、稠粥、果泥、菜泥为主，为满足能量需要量可增加餐次。

（二）慢性胃炎

慢性胃炎（chronic gastritis）是多种原因引起的胃黏膜慢性炎症。根据病理组织学、内镜，结合可能的病因，慢性胃炎分为浅表性胃炎、萎缩性胃炎、特殊类型胃炎。慢性胃炎的病因有幽门螺杆菌感染、自身免疫、十二指肠液反流等其他因素。

其中 70%～80% 的慢性胃炎患者无症状，部分患者表现为非特异性的消化不良症状，如上腹部有饱闷感或疼痛、食欲减退、恶心、呕吐、反酸、胃灼热、腹胀等。慢性萎缩性胃炎，与胃黏膜一定程度的退行性病变、血供不足致营养不良、分泌功能低下相关，伴有蛋白质和维生素 B 族缺乏，患者由于胃酸缺乏，不利于铁吸收，并伴有维生素 B_{12} 吸收不良，可导致恶性贫血。

1. 营养相关因素

（1）无机盐和水：大多数患者消化功能差，长期摄入不够，可出现电解质紊乱。

（2）维生素：因摄入量不够，人体对维生素的需要量无法保证，导致缺乏。

（3）能量：因进食后可引起或加重胃部不适，患者的蛋白质、脂肪和碳水化合物摄入不足，导致能量和蛋白质的负平衡。

2. 营养防治 慢性胃炎的主要治疗措施就是营养治疗，通过调整膳食的成分、质地及餐次，减少对胃黏膜的刺激，促进胃黏膜的修复，防止慢性胃炎发作。慢性胃炎发作期应暂时禁食、禁水，可参照急性胃炎治疗方法。慢性胃炎进入间歇期后按如下原则进行营养治疗：

（1）充足的能量和蛋白质：供给能量平衡膳食，保证蛋白质的摄入。适当增加优质蛋白的比例，有利于损伤组织的修复。能量按每日 125～146kJ/kg（30～35kcal/kg）供给，蛋白质按每日 1～1.5g/kg；对于贫血或蛋白质 - 能量营养不良患者，可适当补充乳类、蛋类等优质蛋白。

（2）适量的脂肪：脂肪应占总能量的 25%～30%，减少饱和脂肪酸的摄入，适当控制动物性油脂。

（3）适量的碳水化合物：慢性胃炎患者碳水化合物摄入量与正常人相同，宜选用产气少、纤维少的精制米面和薯类。

（4）限制膳食纤维：减少膳食纤维的摄入，以减轻对胃黏膜的机械刺激。多选择低纤维的水果、蔬菜，以满足机体对维生素和无机盐的需要。若有恶性贫血症状，可直接补充维生素 C、维生素 B_2 及铁剂，后二者以静脉补充为宜。

（5）用药注意：根据药物作用和用法选择餐前或餐后服用，如保护胃黏膜、降血糖药物应在餐前

15～30min 服用。尽量不选用对胃黏膜刺激性强的药物，除要求必须空腹用药，如阿司匹林肠溶片、阿伦磷酸钠等药物，用药后需饮用一定量温水，保持坐位或直立 30min，以利于药物顺利进入肠道，缩短药物在胃内的停留时间。

3. 膳食指导

（1）食物选择

1）宜用食物：根据病情有针对性地指导饮食。

发作期：流食以鲜果汁、藕粉、米汤为主。症状减轻后给予半流食，以蛋花粥、米粥、瘦肉粥、蛋羹、挂面、面包为宜。可根据病情给予营养均衡肠内营养制剂。

间歇期：可给予软米饭、花卷、包子、馄饨、鱼肉、虾肉、瘦肉、低纤维的瓜、果、蔬菜，如黄瓜、番茄、茄子、冬瓜、角瓜等。萎缩性胃炎胃酸分泌过少或缺乏的患者，可给予浓鱼汤、肉汁，如浓缩的肉汤、鸡汤、鱼汤、带酸性的水果和糖醋食品以刺激胃酸分泌；多用蛋白质含量高而脂肪低的食物；同时应补充含铁丰富的食物，如瘦肉、血豆腐、带皮茄子、带皮花生等。浅表性胃炎胃酸分泌过的患者，应避免食用富含氮浸出物的原汁浓汤；可适量增加有中和胃酸作用的牛乳、豆浆，加碱的馒头、苏打饼干和面包。

2）忌（少）用食物：忌用难以消化的主食，如年糕、糯米饭、冷面等；含膳食纤维多的蔬菜和水果，如韭菜、芹菜、空心菜等；避免生、冷、硬、产气、过热、刺激性食物和调味品、酒及含酒精饮料。

（2）食谱与营养分析。案例分析：王爷爷，出院后在饮食方面应注意营养均衡，蛋白质、能量、维生素、无机盐充足，注意补充含铁丰富的食物。

慢性胃炎食谱示例见表 5-15。

表 5-15 慢性胃炎少渣半流食食谱

餐次	食物名称	原料	重量 /g（或体积 /ml）
早餐	米粥	小米	50
	花卷	标准粉	50
	鸡蛋羹	鸡蛋	50
	胡萝卜泥	胡萝卜	50
加餐	豆浆	黄豆	200
	发糕	面粉	25
午餐	龙须面	鸡蛋 龙须面	100
	肉泥丸	鸡胸肉泥	100
	菠菜泥	菠菜	200
加餐	藕粉	藕粉	30
	苹果泥	苹果	100
晚餐	馄饨	面粉（小麦标粉）	50
		瘦肉末	50
		白菜泥	200
加餐	牛乳	牛乳	200
全日用油：大豆油 25g；全日用盐：食盐 5g			

营养分析：食谱提供能量 7.44MJ（1 778kcal），蛋白质 76g（304kcal，供能占总能量 17%），脂肪

50g（450kcal，供能占总能量25%），碳水化合物256g（1 024kcal，供能占总能量58%）。

食谱分析：食谱中蛋、乳、瘦肉、豆制品为慢性胃炎老年人提供了优质蛋白，蔬菜和水果泥提供丰富的维生素、无机盐，低膳食纤维。将全日食物分为六餐，减轻胃肠负担，主餐膳食结构主副食、荤素菜搭配合理。食谱能够满足上述慢性胃炎老年人营养治疗的需要。

二、肝硬化

案　例

王爷爷，69岁，身高1.75m，体重63kg，肝硬化2年，曾住院治疗后好转出院。目前营养良好，饮食规律，厌恶油腻，喜清淡饮食，食量适中，偶有嗳气。

请问：

1. 老年人肝硬化营养防治原则有哪些？
2. 怎样为王爷爷做肝硬化膳食指导？

肝具有参与机体物质代谢、生成胆汁、合成凝血因子、稳定免疫功能、改变激素活性等生理功能。

肝硬化（liver cirrhosis）是由一种或多种病因长期或反复作用形成的弥漫性肝损害，是各种慢性肝病发展的最后阶段。常见病因为病毒性肝炎、酒精、药物、营养不良、代谢障碍、循环阻滞及胆道阻塞、充血性心力衰竭等。肝硬化时，肝功能受损，机体可出现代谢紊乱、免疫功能下降等，引起多种营养物质的代谢障碍，因此营养支持治疗非常重要。

（一）营养相关因素

1. 能量　由于食欲缺乏，营养摄入不足，营养物质消化吸收不良，能量代谢处于负平衡状态，肝硬化患者体重减轻并且抵抗力下降。

2. 碳水化合物　肝糖原是血糖的主要来源，糖原合成和分解受胰高血糖素和胰岛素的调节。当肝硬化时，糖代谢异常，葡萄糖耐量试验异常，对葡萄糖利用能力下降，肝不能充分利用葡萄糖作为基质供能，同时胰岛素抵抗增加。

3. 蛋白质　蛋白质代谢发生障碍时，肝合成蛋白质的水平下降，血浆白蛋白合成减少，出现低白蛋白血症，胶体渗透压下降，白蛋白减少还影响其运输物质（包括脂肪酸、某些激素、微量元素等）的代谢。运载蛋白合成减少，相应物质的运输和代谢也受到影响，如铁、铜等。肝自身所需的蛋白质合成减少，使正常肝细胞数目进一步减少而出现肝功能异常。

当肝损害时，血液中支链氨基酸（缬氨酸、亮氨酸、异亮氨酸）水平下降，而分解芳香族氨基酸（酪氨酸、苯丙氨酸、色氨酸、甲硫氨酸）能力下降，致使芳香族氨基酸增加。

4. 脂肪　肝对脂肪的利用率降低，脂肪动员与分解加强，血浆中游离脂肪酸增加、脂蛋白代谢出现异常，胆固醇在肝合成出现障碍，可使血清胆固醇水平降低。

5. 水和电解质　水和电解质紊乱会影响水、电解质和血管活性激素在肝中的代谢。当肝硬化时肝对这些激素的灭活能力降低，并且门静脉高压、低白蛋白血症导致腹水形成，使有效循环血量减少，电解质发生紊乱。

（二）营养防治

肝硬化的营养防治应提供充足的能量与营养，减轻肝负担，同时防止并发症的发生，应给予高能量、高蛋白质、高维生素、适量脂肪的饮食。

1. 高能量　肝硬化患者多处于高代谢状况，能量消耗增加，应给予高能量饮食。根据患者具体病情确定，逐步达到1.3倍的静息能量消耗或按每日125～146kJ/kg（30～35kcal/kg）供给。

2. 高蛋白质　高蛋白质膳食可以改善患者的肝肾功能及其营养状况，避免出现低白蛋白血症、腹水，并修复被破坏的肝组织。

蛋白质供给量应以患者耐受、保持正氮平衡、不引起肝性脑病、促进肝细胞再生为准，建议给予

1.2～1.5g/(kg·d)，100～120g/d，优质蛋白应占50%以上。

有血氨升高者，以植物蛋白为主，但若处于肝功能失代偿期，如肝性脑病先兆等，则应严格控制蛋白质摄入量，以50～55g/d为宜，必要时禁用蛋白质，同时避免摄入富含芳香类氨基酸的食物，增加支链氨基酸的摄入量。

3. 适量的脂肪 肝硬化患者肝功能减退，胆汁合成减少，脂肪消化吸收受到影响。因此，应控制脂肪的供给量，40～50g/d为宜，以植物油为主。

4. 高碳水化合物 每日可供给碳水化合物350～500g，以使肝合成足够的肝糖原，防止致病因素损害肝细胞，从而有利于肝功能恢复。另外，充足的糖类还可减少机体对蛋白质的消耗。

5. 高维生素 肝硬化患者饮食少、胆盐分泌少以及胰腺功能异常而导致脂溶性维生素减少；在酒精引起的进展性肝病中，水溶性维生素（叶酸、维生素 B_1、维生素 B_6）也会减少。膳食中应供给充足的维生素以保护肝内酶系统，增加肝细胞的抵抗力，促进肝细胞再生。如果饮食不能提供充足的维生素，可服用相应的营养素补充剂。

6. 水和电解质 对于腹水、水肿的患者，应严格限制钠和水的摄入量。低盐饮食即氯化钠1.2～2.0g/d，进水量限制在1 000ml/d左右；如果有显著性高钠血症、严重水肿时，宜给予低钠饮食，钠限制在0.5g/d，水在500ml以内。

在这种情况下，在限钠、限水的基础上合并应用利尿剂，在用利尿剂时会有低钾血症，应给予含钾丰富的食物。

（三）膳食指导

1. 食物选择

（1）宜用食物：富含碳水化合物的食物，如米饭、面条、藕粉、马铃薯、南瓜等；新鲜的蔬菜和水果，如黄瓜、萝卜、苹果、香蕉等；蛋白质来源视肝功能情况确定，肝硬化早期可适当摄入动物性食物，如鸡蛋、牛乳、鱼、虾、瘦肉等。

（2）忌（少）用食物：有刺激性的食物和调味品；饮含酒精的饮料。少食含脂肪高的食物。当肝功能减退或有肝性脑病时，应限制富含芳香族氨基酸的动物性食物的摄入，如猪肉、牛肉和羊肉；对于食管静脉曲张者，应进食细软、易消化的软食，避免摄入粗糙纤维和坚硬的食物，如韭菜、竹笋、芹菜等；腹水患者限制水和钠的摄入。

限脂肪饮食的食物选择可参考表5-16。

表5-16 限脂肪饮食的食物选择

分类	允许食品	限制食品
饮料	脱脂牛乳、咖啡、茶、果汁、软饮料、脱脂的可可乳	全乳、全乳制作的可可乳、脂肪含量高的冷饮
面包和谷类产品	普通的谷类、通心粉、面条、全麦面包	含脂肪的饼干、面包、蛋糕、乳酪；添加脂肪的面包圈、通心粉和谷类
蛋	含相应脂肪的蛋白、低脂蛋白的替代品	每日不超过1个，除非替代肉的部分
蔬菜	普通准备的蔬菜	经奶油烹制的蔬菜
瘦肉、鱼、家禽和肉的替代品	除去皮的家禽、鱼、瘦猪肉、牛肉、火腿、肝脏、羊肉，烹制时剔掉脂肪	带脂肪、带皮的肉；烧烤或油炸肉类、香肠、玉米肉饼、炖肉

2. 食谱与营养分析 案例分析：王爷爷，身高1.75m，体重63kg，BMI 20.59kg/m^2，体重在正常范围内，营养良好，饮食规律，厌恶油腻，喜清淡饮食，偶有嗳气。

可适当摄入动物性食物，如鸡蛋、牛乳、鱼、虾、瘦肉等，选择新鲜的蔬菜和水果，食物以易消化、无刺激性为宜，根据病情限制水和钠盐的摄入。

肝硬化食谱示例见表 5-17。

表 5-17 肝硬化食谱

餐次	食物名称	原料名称	重量/g(或体积/ml)
早餐	馒头	面粉	100
	甜豆浆	豆浆	300
		白糖	10
	肉松小米粥	小米	50
		肉松	20
加餐	甜牛乳	牛乳	250
		白糖	10
	香蕉	香蕉	100
午餐	番茄鸡蛋面	挂面	50
		番茄	100
		鸡蛋	50
	清蒸鱼	鱼	100
	素炒油菜	油菜	100
加餐	甜藕粉	藕粉	30
		白糖	10
晚餐	软米饭	粳米	100
	肉末茄子	瘦肉末	50
		茄子	100
	虾仁冬瓜汤	虾仁	20
		冬瓜	100
全日用油：大豆油 15g；全日用盐：食盐 3g			

营养分析：食谱提供能量 10.18MJ(2 435kcal)，蛋白质 112g(448kcal，供能占总能量 19%)，脂肪 44g(396kcal，供能占总能量 16%)，碳水化合物 396g(1 584kcal，供能占总能量 65%)。

食谱分析：食谱中牛乳、瘦肉、虾、豆制品为肝硬化老年人提供优质蛋白，蔬菜和水果提供充足的维生素、无机盐。将全日食物分为五餐，选择高能量、高碳水化合物、高蛋白质、高维生素膳食，膳食结构主副食、荤素菜搭配合理。食谱能够满足 1 900kcal 能量需求的肝硬化老年人营养治疗的需要。

知识拓展

肝性脑病患者蛋白质的合理选用

临床中普遍存在因预防肝性脑病的发生而限制蛋白质摄入的现象。

低蛋白饮食导致的肌少症是肝硬化患者发生肝性脑病的独立危险因素，因此，应尽量避免为预防肝性脑病而禁止或限制蛋白质的摄入。严重肝性脑病患者可根据患者对蛋白质的耐受情况，逐渐增加蛋白质摄入量至目标值。

研究指出，可将蛋白质摄入总量分餐至 4～6 餐次，以改善其耐受性，蛋白质“不耐受”的肝硬化患者，可食用植物蛋白或支链氨基酸，同时加强对肝硬化患者及其家属营养宣教。对大多数患者，除酒精外，没有绝对禁忌的食物前提下，可选择食物多样化，摄入充足的能量和蛋白质，在有经验的营养师或医生的指导下，应用复合维生素制剂，同时注意补充多种微量元素。

三、胆囊疾病

案　例

王奶奶，71岁，身高1.63m，体重72kg，喜欢油腻食物。王奶奶1年前右上腹间歇性绞痛，向右肩背部放射，被确诊为胆囊炎合并胆石症，经治疗1个月后症状缓解。王奶奶目前饮食规律，清淡饮食，状态良好。

请问：

1. 老年人胆囊疾病的营养指导原则有哪些？
2. 请为王奶奶做一次防治胆囊疾病的健康教育。

胆囊的生理功能是储存和浓缩肝细胞分泌的胆汁，胆汁能够促进脂肪消化和吸收，并能促进脂溶性维生素的吸收。胆囊炎与胆石症是胆道系统的常见疾病与多发病，二者常同时存在，且互为因果。病因多样，但饮食等营养因素与其发生、发展和防治具有密切的关系。

（一）营养相关因素

1. 肥胖　胆石症多见于肥胖且血脂高的患者。肥胖者胆固醇的合成和分泌增加，而人体不易将过剩的胆固醇转化为胆汁酸，致使胆汁中的胆固醇过饱和，容易发生胆囊炎和胆石症。

2. 蛋白质　低脂肪、低蛋白饮食易形成胆红素结石阻塞胆囊管引起胆囊炎，高脂肪、高蛋白、低膳食纤维饮食易形成胆固醇结石，阻塞胆囊管后引起胆囊炎。

3. 脂肪　高脂肪膳食能刺激胆囊收缩，使疼痛加剧，并且摄入过量的胆固醇大部分重新分泌于胆汁中，从而容易导致胆固醇结石。

4. 碳水化合物　适量的碳水化合物能增加糖原储备，具有蛋白质节约作用，可防止毒素对肝细胞的损害，保护肝功能。但碳水化合物摄入过多，会转化成脂肪形成胆红素结石。

5. 膳食纤维　能吸收肠道内胆汁酸，抑制肠内胆固醇的吸收，又能促进肠道蠕动，增加胆固醇和胆汁酸的排泄。

6. 饮食习惯　当饥饿时胆囊收缩素不分泌，胆汁排空减少，胆汁滞留于胆囊内而浓缩，可诱发炎症，使已处于临界饱和的胆固醇呈过饱和状态，形成结石。

（二）营养防治

严格限制膳食中的脂肪和胆固醇的摄入，摄入高膳食纤维食物，满足机体能量的需要，消除引起结石形成的因素。

1. 急性期　当发作时应禁食，给予肠外营养支持，使胆囊得到充分的休息，以缓解疼痛；同时注意维持水和电解质平衡。病情缓解，疼痛减轻后，根据病情逐渐提供清流质或低脂低胆固醇高碳水化合物的流质饮食。

如须进行手术治疗，术后24h应禁食，由静脉注射葡萄糖、电解质和维生素以维持营养；当肠蠕动恢复，无腹胀，并有食欲后，开始进食少量低脂的清流质；以后逐步过渡到低脂肪半流质和少渣软食。

2. 慢性期　多伴有胆石症，应采用低脂肪、低胆固醇饮食。

（1）适量的能量：能量摄入过高易导致肥胖，随着体重的增加肝合成胆固醇也增加，会促进胆固醇结石的形成。因此，供能应以满足生理需要为标准，以6.69～7.53MJ/d（1 600～1 800kcal/d）为宜。

肥胖者应限制能量摄入以控制体重，消瘦者应适量增加能量供给。

（2）严格限制脂肪和胆固醇：胆囊炎患者因胆汁分泌障碍，影响了脂肪的消化与吸收，过多摄入脂肪，会诱发胆囊疼痛，故须严格限制脂肪摄入量在20g/d，病情好转可逐渐增加到40～50g/d。严格限制动物性脂肪，植物油为机体提供必需脂肪酸，且有助于胆汁排泄，可以适量选用，但应均匀分配于一日三餐中。

同时应严格限制高胆固醇食物的摄入，增加富含磷脂的食物，提高磷脂与胆固醇的比值，促进胆固醇排泄，有助于预防胆固醇结石形成。胆固醇供给量应小于 300mg/d，若合并重度高胆固醇血症，则应限制在 200mg/d 以内。

(3) 适量的碳水化合物：碳水化合物供给量应为 300～350g/d，以保证能量供应充足，达到增加肝糖原和保护肝细胞的目的。应多选用复合碳水化合物，适当限制单糖类的摄入，尤其是合并高脂血症、冠心病和肥胖者。增加膳食纤维的摄入，以减少结石的形成。

(4) 适量的蛋白质：供应充足的蛋白质，可按 1～1.2g/(kg·d) 供给。蛋白质可以补偿损耗，维持氮平衡，增强机体免疫力，对修复肝细胞损伤、恢复其正常功能有利。应选用含脂肪低的高生物价的优质蛋白，如豆制品和鱼虾类和瘦肉等。

(5) 丰富的维生素和无机盐：因限制脂肪摄入会导致脂溶性维生素的吸收，故可根据需要适量补充脂溶性维生素，同时还要摄入富含钙、铁、钾等无机盐的食物。

维生素 A 具有防止结石形成的作用，并有助于病变胆道的修复，大量补充维生素 A 对胆道疾病的恢复有利。维生素 K 有缓解内脏平滑肌痉挛作用，对缓解胆道痉挛和胆绞痛具有良好的效果；摄入维生素 B 族、维生素 C、维生素 E，以及无机盐丰富的食物也很重要。

(6) 高膳食纤维：增加膳食纤维的摄入可增加胆盐排泄，降低血脂，使胆固醇代谢正常，减少结石形成，建议膳食纤维摄入 20～25g/d，多选用含膳食纤维丰富的食物，同时又能刺激肠蠕动，减少便秘，减少胆汁酸吸收，加速肠道内有害物质的排泄，防止胆囊炎发作。

(7) 少食多餐、充分饮水：少量进食能减轻消化道负担，从而有利于食物的消化与吸收；多餐能起到经常刺激胆囊分泌胆汁，防止胆汁淤积的作用，从而有利于胆道疾病的恢复。饮水应至少 2 000ml/d，可以起到稀释胆汁、加速胆汁排泄、防止胆汁淤积的作用，从而也有利于胆道疾病的恢复。推荐白水或淡茶水，不宜饮用含糖饮料。

(三) 膳食指导

1. 食物选择

(1) 宜用食物：胆石症和胆囊炎急性发作期应禁食 1～2d，根据情况给予胃肠外营养支持，提供高碳水化合物流质饮食，如豆浆、米汤、果汁等；病情缓解后给予低脂、少渣、半流质食物如稀饭、面条、馄饨等；再逐渐过渡到低脂、少渣软食。提供鱼、虾、瘦肉、少油的豆制品等高蛋白和低脂肪的食物，少食多餐，坚持低脂饮食，多吃水果与蔬菜，如胡萝卜、菠菜、苹果、番茄等。

(2) 忌(少)用的食物：禁用肥肉、动物油、油炸食品等高脂食物，并限制烹调油用量；高胆固醇食物，如动物脑、肝或肾等动物内脏，蛋黄、鱼子、蟹黄等食物。少用辣椒、胡椒、咖喱、芥末、烈酒、浓茶、咖啡等刺激性食物和调味品。不宜进食山楂、杨梅、食用醋等过酸食物，以免诱发胆绞痛。

2. 食谱与营养分析 案例分析：王奶奶，身高 1.63m，体重 72kg，BMI 约为 27.1kg/m^2，属于超重，患有胆囊炎合并胆石症。虽然目前症状缓解，饮食规律，喜清淡饮食，状态良好，但仍需合理控制饮食，给予低脂、低胆固醇、高维生素、高膳食纤维软食，以防胆囊炎和胆石症的复发。

食谱示例：胆囊炎(慢性期)食谱见表 5-18。

表 5-18 胆囊炎(慢性期)食谱

餐次	食物名称	原料名称	重量/g(或体积/ml)
早餐	大米瘦肉粥	粳米	25
		瘦肉	10
	红糖包	面粉	50
		红糖	10

续表

餐次	食物名称	原料名称	重量/g(或体积/ml)
加餐	甜饼干	饼干	50
	甜豆浆	豆浆	250
		糖	10
午餐	番茄肉丝挂面	瘦肉	25
		番茄	100
		挂面	100
	清炒木耳山药片	山药	100
		木耳	10
加餐	苹果	苹果	300
晚餐	软米饭	粳米	100
	清蒸鱼	鱼	100
	清炒生菜	生菜	150
加餐	藕粉	藕粉	20
全日用油：橄榄油 15g；全日用盐：食盐 5g；全日饮水：2 000ml			

营养分析：食谱中提供能量 7.34MJ（1 755kcal），碳水化合物 300g（1 200kcal，供能占总能量 68.38%），蛋白质 60g（240kcal，供能占总能量 13.68%），脂肪 35g（315kcal，供能占总能量 17.95%）。脂肪和胆固醇的含量较低。

食谱分析：食谱种食物，其中瘦肉、鱼、豆制品为胆囊疾病老年人提供优质蛋白，蔬菜和水果提供充足的维生素、无机盐和膳食纤维。将全日食物分为六餐，选择低脂肪、低胆固醇膳食，减轻胆囊的负担。主餐膳食结构主副食、荤素菜搭配合理。食谱能够满足 1 700kcal 能量需求的胆囊疾病老年人营养治疗的需要。

（孙联伟）

第四节　呼吸系统疾病的营养与膳食指导

呼吸系统由鼻、咽、喉、气管、各级支气管及肺泡组成，与外界相通，外界有害物质，包括微生物、过敏原、粉尘、有害气体等，均可直接侵入；致损害全身其他器官的病原体，也可通过淋巴、血液循环播散到肺部。

呼吸系统具有完整的物理、生物和免疫防御功能，以保障机体处于正常健康状态。肺与心脏血液流动的关系非常密切，并且互相影响，与全身代谢和内分泌有关，故肺部疾病还影响机体其他功能。

大多数患有呼吸系统疾病的老年人存在营养不良风险，营养不良将导致呼吸器官结构和功能的异常，同时影响到愈后。正确合理地进行营养与膳食指导将有助于呼吸系统疾病的病情缓解、肺功能恢复等，缩短住院时间、改善预后，提高治愈好转率、降低死亡率。

一、肺炎

案 例

王奶奶，66岁，1.58m，55kg，无基础疾病。王奶奶5d前因发热、咳痰，被诊断为肺炎，入院；治疗后体温恢复正常，胸闷明显好转，偶有咳嗽，痰不易咳出，无胸痛、心慌等不适，饮食睡眠可，大小便无异常，肺炎状况控制较好；现出院回家，需进一步健康指导，促进疾病康复。

请问：

1. 老年人肺炎的膳食指导原则有哪些？
2. 王奶奶的膳食方案该如何制订？

肺炎（pneumonia）指终末气道、肺泡和肺间质的炎症，可由病原微生物、理化因素、免疫损伤、过敏及药物所致，可分为细菌性肺炎、病毒性肺炎、立克次体肺炎及衣原体肺炎等。

继发性肺炎多见于儿童、老年人，以及患有慢性病、体质虚弱者。正常人上呼吸道都存在肺炎双球菌，当呼吸系统防御功能受到刺激性损害时，如突然受寒、过饥、过饱、疲劳、醉酒等，使机体抵抗力降低，可能引起呼吸道疾病。

（一）营养相关因素

1. 能量 肺炎患者由于感染、摄入不足或吸收不良等原因易造成机体代谢紊乱，疾病本身和治疗因素可导致机体处于高代谢状态，能量消耗增加，出现营养不良，使呼吸肌和通气功能受损。

2. 蛋白质 当食物摄入不足时，蛋白质分解代谢增强，蛋白质合成代谢减弱，易出现负氮平衡，导致机体免疫功能低下，加重感染。

3. 脂肪 体内脂肪动员和氧化分解增强，以供给高代谢所需能量，减少氮的丢失；但当脂肪贮备耗尽时，也会引起蛋白质分解加快。

4. 无机盐和维生素 感染、食物摄入减少、吸收不良或腹泻均可导致多数无机盐和维生素的缺乏，尤其是锌、硒、钙、维生素A、维生素C及维生素B族等。

（二）营养防治

肺炎除根据病因进行对症治疗外，饮食应合理调配，以提高机体的抵抗力，防止呼吸道感染转向恶化。因此，需供给充足的营养，特别是能量和优质蛋白，以维持机体的营养素消耗。

肺炎急重期，给予肠内和肠外协同营养治疗；发热期，给予清淡半流质饮食；康复期，给予高能量、高蛋白饮食。

1. 高能量 肺炎患者因有较长时间的高热，体力消耗严重。因此，每日营养治疗供给的能量应为8.37～10.05MJ（2 000～2 400kcal），或者按“基础能量消耗×应激系数×活动系数×体温系数”计算，应激系数可取1.3～1.5，活动系数取值同一般肺炎患者，持续发热者体温每升高1℃，基础能量消耗增加约13%。

2. 高蛋白质 供给充足的蛋白质，以1.5g/（kg·d）为宜，占总能量15%～20%，其中优质蛋白比例保证在1/3以上，可给予牛乳、豆制品、蛋类及瘦肉等，以提高机体抗病能力，防止呼吸系统感染转向恶化，维持机体的消耗。

3. 限制脂肪 由于肺炎患者发热及频繁咳嗽，导致患者食欲减退，故应适当限制脂肪的量，给予清淡易消化的饮食，脂肪供能不超过30%。

4. 充足的碳水化合物 碳水化合物摄入量应充足，但不能摄入过多，抑制白细胞数量，从而降低机体抵抗力及免疫能力，加重肺炎病情，以占总能量50%～60%为宜。

5. 足量的无机盐 水和电解质及酸碱失调是肺炎的常见症状，因补充充足的无机盐，如瘦肉、动物血、动物心脏等含铁丰富的食物，蛋黄、虾、牡蛎等含铜丰富的食物，虾皮、乳及其乳制品等含钙丰富的食品。

6. 补充维生素 尤其是维生素 A、维生素 C 及维生素 B 族等。动物肝脏、鱼肝油、全乳、禽蛋等富含维生素 A；植物中部分类胡萝卜素在体内可以转化为维生素 A，如西蓝花、菠菜、胡萝卜、辣椒、玉米、芒果等深绿色或红黄色的蔬菜和水果；牛乳、大豆、蛋黄等是维生素 B 族的重要来源；维生素 C 主要来源为新鲜蔬菜和水果，一般叶菜类含量比根茎类多。

7. 充足的水分 保证充足的水分供给，鼓励饮水，保证每日 2 000ml，以利湿化痰，及时排痰，以防止加重中毒症状。

8. 适量限制膳食纤维 肺炎常有缺氧、呕吐、腹泻，甚至肠麻痹，严重时可能有消化道出血，故膳食纤维不易过高，尤其需限制不溶性纤维的摄入。

9. 肺炎患者以经口饮食为主 急性发热期以清淡、易消化的半流质饮食为主，少量多餐。日常摄食无法满足需要者，可选择口服营养补充特殊医学用途配方食品。恢复期不宜摄入过甜、过咸、过酸的食物；防止痰液黏稠，否则致呼吸道分泌物排出不畅，不利于肺炎的康复。

（三）膳食指导

1. 食物选择

（1）宜用食物：富含优质蛋白的食物，如牛乳、瘦肉、蛋类及豆制品等；富含维生素的食物，如黄瓜、丝瓜、番茄、冬瓜、绿豆芽等，特别是富含维生素 A 的食物。多食用新鲜蔬菜和水果、鸡蛋、鱼类等，对气管黏膜起到保护作用。选用易消化的食物，如挂面、面片、馄饨、粥等。选用具有清热、止咳和化痰作用的食物，如梨子、枇杷、橙子等。

（2）忌（少）用食物：辛辣食物容易损伤患者呼吸道黏膜，诱发咳嗽或加重病情，使得痰量增多，或者引起胸闷、憋喘等情况，甚至是引发哮喘，如葱、姜、蒜等，故禁辛辣食物。在肺炎患者康复阶段，油腻荤腥食物引起肺炎患者痰量增加，更加黏稠，影响疾病康复，如猪大肠、五花肉、奶油等，故禁油腻食物。生冷类食物会造成患者胃肠道刺激损伤，甚至可能加重病情，如生鱼片、冷饮等，故禁生冷类食物。

2. 食谱与营养分析 案例分析：王奶奶，66 岁，1.58m，55kg，BMI 22.03kg/m^2，属于正常范围；现处于肺炎康复期，应给予高能量、高蛋白膳食。

老年人肺炎康复期食谱示例见表 5-19。

表 5-19 老年人肺炎康复期食谱

餐次	食物名称	原料名称	重量 /g（或体积 /ml）
早餐	豆浆	大豆	20
	蒸鸡蛋	鸡蛋	60
	面包	面粉	100
		黄油	5
	拌黄瓜番茄	黄瓜	50
		番茄	50
加餐	梨	梨	150
午餐	米饭	粳米	100
	胡萝卜炒猪肝	胡萝卜	100
		猪肝	50
	莴笋炒肉片	莴笋	100
		瘦猪肉	50
	紫菜虾皮汤	紫菜	10
		虾皮	10
加餐	橙子	橙子	150

续表

餐次	食物名称	原料名称	重量/g（或体积/ml）
晚餐	小米粥	小米	50
	大肉包	面粉	100
		瘦猪肉	50
	绿豆芽拌鸡丝	绿豆芽	100
		鸡丝	50
加餐	牛乳	牛乳	250
全日用油：大豆油 25g；全日用盐：食盐 5g			

营养分析：食谱提供能量 8.77MJ（2 096kcal），蛋白质 91g（364kcal，供能占总能量 17%），脂肪 52g（468kcal，供能占总能量 23%），碳水化合物 316g（1 264kcal，供能占总能量 60%）。

食谱分析：食谱主副食、荤素搭配合理；考虑到老年人肺炎康复期需要高能量、高蛋白餐食，同时通过乳制品和虾皮提供钙的摄入，多种水果提供维生素 C 的摄入，猪肝提供维生素 A 的摄入；且通过多餐少食，更有利于老年人消化吸收。食谱满足肺炎康复期老年人群的膳食需求，有利于促进疾病后康复。

二、慢性阻塞性肺疾病

案　例

王爷爷，75 岁，身高 1.56m，体重 40kg，有 60 年吸烟史，患慢性阻塞性肺疾病，慢性咳嗽、咳痰 20 年。王爷爷 10d 前咳痰、气短、胸闷等症状加重，因急性发作入院治疗，病情稳定后出院。

请问：

1. 老年人慢性阻塞性肺疾病的膳食指导原则有哪些？
2. 请为王爷爷制订膳食方案。

慢性阻塞性肺疾病（chronic obstructive pulmonary disease，COPD）是一种以气道气流受限为特征的呼吸道疾病，呈进行性发展，与肺部对有害颗粒物质或有害气体引起的异常炎症反应有关。当慢性支气管炎和肺气肿患者肺功能检查出现气流受限，并且不能完全可逆时，即可诊断为 COPD。COPD 致残率和病死率很高。

（一）营养相关因素

1. 能量消耗增加　COPD 患者气道阻力增加和肺有效顺应性减低，使呼吸做功和耗氧量增加，并且由于肺脏过度充气，使膈肌收缩效率降低，COPD 患者每日用于呼吸的耗能较健康人高数倍，因此导致能量的消耗大于能量的摄入，引起营养不良。

2. 宏量营养素比例不合理　以碳水化合物为主的膳食中，碳水化合物摄入过高，二氧化碳排出量将明显升高，从而进一步加重 COPD 患者的呼吸负担。因而对于通气受限的 COPD 患者，膳食中碳水化合物的增加，可能诱发或加重高碳酸血症。如果摄入高脂类，则可以改善其症状。进食高脂类食物的患者，其每分通气量、二氧化碳排出量、耗氧量和二氧化碳分压均明显减少，运动耐力显著提高。

3. 机体分解代谢增加　COPD 患者大量排痰也是氮丢失的一个因素。如患者排痰中氮量达 0.7g/d，相当于蛋白质 4.3g/d。

4. 无机盐和维生素摄入不足　COPD 患者中常出现锌、钙、硒、铜、维生素 A、维生素 B_1、维生素 B_2 和维生素 C 等营养成分摄入不足的情况，低体重的老年人更为明显。

锌缺乏影响多种酶的活性，导致核酸和蛋白质的合成、能量代谢及氧化还原过程、免疫系统功能障碍；硒缺乏影响机体抗氧化和清除氧自由基的功能；缺钙和缺铁使得机体免疫功能低下；维生素缺乏降低了机体的免疫力和抗氧化能力。

（二）营养防治

1. 急性期或伴有感染 营养治疗应采用流质、高蛋白膳食，患者出现急性呼吸道感染或病情突然加重，在做面罩或人工气道辅助机械通气时，应提供鼻饲等肠内营养支持。若出现严重的胃肠道反应，如恶心、呕吐、腹胀、便秘等，应先做短期的肠外静脉营养支持，1～2d 症状缓解后再改为肠内营养支持。

2. 稳定期 应采用高脂肪、高蛋白质、高维生素、低碳水化合物、易消化膳食，宜少量多餐，避免辛辣和易于产气的食物。在胃肠功能正常的情况下肠内营养能达到正氮平衡的效果；如因老年人胃肠的耐受性问题影响，在实施肠内营养需要短期肠外营养支持协同治疗，待胃肠功能恢复后，肠内营养逐渐取代肠外营养。

（1）充足能量：目前尚未建立公认的 COPD 患者营养支持的总能量摄入值。一般认为 COPD 稳定期患者每日的能量可以先采用 Harris-Benedict 公式计算出患者的 BEE。

疾病患者能量消耗计算公式：

$$每日能量=BEE\times活动系数\times体温系数\times应激系数\times校正系数$$

活动系数：卧床取 1.2，下床轻度活动取 1.25，正常活动取 1.3。

体温系数：38℃取 1.1，39℃取 1.2，40℃取 1.3，41℃取 1.4。

应激系数：体温正常取 1.0，发热取 1.3。

校正系数：男性取 1.16，女性取 1.19。

病情稳定营养状况良好者，其能量需要量按照 1.33 倍能量消耗供给；而病情稳定伴有营养不良者，其能量需要量则按照 1.5 倍能量消耗供给；肥胖的 COPD 患者（>120% 标准体重），由于肥胖可增加患者的呼吸系统负担，损害呼吸功能，因此应限制能量摄入，以控制其体重，一般推荐按照 1.0～1.1 倍能量消耗供给。

（2）充足的蛋白质：COPD 患者因慢性或急性呼吸衰竭可导致高碳酸血症，而营养物质的结构成分能影响二氧化碳生成和呼吸驱动力，所以应适当增加脂肪并降低碳水化合物。蛋白质对二氧化碳的生成无明显影响，因此应给予充足的蛋白质。

蛋白质每日摄入量应为 1.0～1.5g/kg，占全日总能量的 15%～20%。若患者继发呼吸道感染甚至呼吸衰竭等应激状态时，能量消耗增加，蛋白质的供能比可提高至 30%。

（3）适量碳水化合物：摄入大量的碳水化合物会增加二氧化碳的生成，对于严重的通气功能障碍患者，特别是高碳酸血症的患者不利；但过分限制碳水化合物的饮食易引起酮症，导致组织蛋白的过度分解以及体液和电解质的丢失。

碳水化合物供能占总能量的 40% 左右为宜，每日至少摄入 50～100g 碳水化合物。

（4）增加脂肪：脂肪具有较低的呼吸商，能减少二氧化碳的产生，以及蛋白质节约作用，对 COPD 患者有利，尤其对高碳酸血症及通气受阻的患者有利。

稳定期的 COPD 患者脂肪供能可占总能量的 30%～35%；在应激状态时，采用肠内营养者可增加至总能量的 40%～50%，其中饱和脂肪酸摄入不宜过高，可增加不饱和脂肪酸的摄入，必要时可用中链饱和脂肪酸代替。

（5）丰富的无机盐、维生素和水：磷、镁、钾具有维持呼吸肌收缩的作用；一些微量元素铜、铁、硒等具有抗氧化作用，可抑制肺部炎症反应；摄入富含维生素 A、维生素 C、维生素 E 及 β- 胡萝卜素等抗氧化维生素的食物，可应对机体高代谢状态，提高机体免疫功能，必要时可给予营养素补充剂。

（6）适量的水：补充适量的水分，每日应饮水 2 500～3 000ml，这样能够促使痰液稀释，有利于咳出；合并心肺功能不全的患者，应限制水的摄入。

（7）少量多餐：每日5～6餐，促进食物的消化吸收，减轻一次性摄入高能量食物对胃肠道的负担。

（三）膳食指导

1. 食物选择

（1）宜用食物：多食用优质蛋白食物，如牛乳、鸡蛋、瘦肉、鱼虾蟹、豆制品等；富含中链脂肪酸的食物，如母乳、牛乳及其制品、棕榈仁油和椰子油等；富含无机盐及维生素的各种蔬果，如番茄、丝瓜、西蓝花、青椒、柑橘、猕猴桃等；具有清热、止咳和化痰作用的食物，如梨子、枇杷、橙子等。

（2）忌（少）用食物：辣等刺激性食物，如辣椒、葱、蒜、酒等；产气及难消化的食物，如红薯、韭菜、油炸食品、碳酸饮料等；过甜、过咸及腌制食物；过冷、过热与生硬食物。忌烟、酒。

2. 食谱与营养分析 案例分析：王爷爷，75岁，身高1.56m，体重40kg，BMI 16.4kg/m^2，属于低体重、消瘦；患COPD，有反复上呼吸道感染史，病史较长；10d前急性发作而入院，经治疗稳定后出院。综合考虑存在营养不良，需要高蛋白、高脂肪、高维生素、低碳水化合物、易消化膳食，少量多餐，避免辛辣、易产气的食物。

COPD老年人稳定期食谱示例见表5-20。

表5-20 COPD老年人稳定期食谱

餐次	食物名称	原料名称	重量/g(或体积/ml)
早餐	牛乳	牛乳	250
	发糕	面粉	50
	炒绿豆芽	绿豆芽	100
	蒸蛋羹	鸡蛋	60
加餐	梨汁	梨	200
午餐	米饭	粳米	50
	肉末炒花菜	瘦猪肉	50
		花菜	100
	芝麻酱拌豆角	豆角	100
		芝麻酱	10
	排骨萝卜汤	白萝卜	50
		排骨	100
加餐	豆浆	大豆	20
	饼干	面粉	50
晚餐	鸡蛋面片	鸡蛋	60
		面粉	50
	鸡丝胡萝卜	鸡丝	50
		胡萝卜	100
	蒸鱼	鳜鱼	100
	牛乳	牛乳	200
全日用油：大豆油20g；全日用盐：食盐5g			

营养分析：食谱提供能量8.40MJ（2 008kcal），蛋白质112g（448kcal，供能占总能量22%），脂肪72g（648kcal，供能占总能量33%），碳水化合物228g（912kcal，供能占总能量45%）。

食谱分析：食谱为“三餐两点”的膳食结构，主副食、荤素搭配合理；在食物的用量上选择了鸡蛋、鱼、瘦肉等动物性食物提供足量的优质蛋白和微量元素，利用牛乳、豆制品提供足量的钙，蔬菜量充足，可以提供充足的维生素；提供高能量、高脂肪、高蛋白质、低碳水化合物、高维生素的膳食。食谱能够满足慢性阻塞性肺疾病老年人的营养治疗需要。

知识拓展

稳定期 COPD 患者营养管理

稳定期 COPD 患者的营养不良可通过营养补充结合运动康复，可改善 BMI、上臂肌围、下肢肌力、呼吸肌功能及运动耐力。

营养和运动作为肺康复的重要组成部分，二者相互影响、互相补充。营养可为运动提供能量支持，运动又可促进营养物质的吸收与利用，二者联合干预可以取得较好的疗效。但运动和营养方案的选择以及居家环境下患者的依从性将直接影响干预效果。可根据患者的营养状态、疾病严重程度、肺功能分级、运动能力及喜好制订个性化运动和营养补充方案，再根据反馈结果调整方案，最终改善患者的营养状态、运动能力、生活质量及预后。

三、肺结核

案　例

王爷爷，66 岁，身高 1.74m，体重 55kg。王爷爷因咳嗽 1 周，咳白色黏液痰，低热、胸痛，到医院就诊；经胸部 CT、痰培养抗酸杆菌等检查，被诊断为肺结核伴感染，入院治疗；2 周后出院，在社区医院指导下进行居家治疗和康复。

请问：

1. 肺结核患者的膳食指导原则有哪些？
2. 请为王爷爷制订膳食指导方案。

肺结核（pulmonary tuberculosis，TB）是由结核分枝杆菌（tubercle bacillus）感染肺部引起的慢性传染病，其症状主要表现为咳嗽、咯血、潮热、乏力、盗汗、食欲缺乏、体重减轻等。机体因过度疲劳、过量饮酒等造成机体免疫力下降时，受到结核分枝杆菌的感染，就容易引起发病。

肺结核的营养治疗可减少药物治疗的不良反应，加速结核病灶的钙化，提高机体免疫力，促进机体康复。

（一）营养相关因素

1. 基础代谢升高 肺结核是慢性消耗性疾病，体温升高使基础代谢升高，长期发热和盗汗使能量的消耗更加明显。

2. 蛋白质分解加速 肺结核患者体内蛋白质分解加速，疾病病灶的修复需要大量的蛋白质，充足的蛋白质有助于生成体内免疫球蛋白。

3. 贫血、缺钙 肺结核患者因咯血，可能出现贫血。另外，结核病患者在康复过程中出现的“钙化”，需要大量的钙。

（二）营养防治

肺结核患者在使用抗结核药物治疗的同时，需增强机体的抵抗力，以促进疾病的恢复。加强营养可以补给患者充足的能量和营养素，满足结核病灶修复的需要，增强机体抵抗能力。

1. 高能量 结核病是慢性消耗性疾病，能量需要超过正常人，建议总能量供给为 10.46～12.55MJ/d（2 500～3 000kcal/d），或者按标准体重给予 167～209kJ/（kg·d）[40～50kcal/（kg·d）]，保证摄入充足能量。

2. 高蛋白质 因结核病患者蛋白质消耗多，且蛋白质是修复病灶组织的重要营养素，有益于机体康复。所以，结核病患者每日蛋白质摄入量应为1.5～2.0g/(kg·d)，占总能量的15%～20%，其中优质蛋白应占总蛋白摄入量的50%以上。

3. 高碳水化合物 碳水化合物主要来源于肺结核患者的主食和蔬菜、水果和糖类。摄入量一般不受限制，但肺结核患者伴有糖尿病时，碳水化合物的供给量应限制在200～300g/d。

4. 高维生素 应重点补充富含维生素A、维生素C、维生素D和维生素B族的食物。维生素A能增强机体免疫能力，维生素D能促进钙吸收，维生素C有利于病灶愈合和血红蛋白的合成，维生素B族有改善食欲的作用，其中维生素B_6可对抗由于使用异烟肼治疗而引起的副作用。

5. 适量无机盐 补充身体需要的无机盐，如钙、铁、钠、钾等物质，有助于增强身体的抗病能力；注意补充富含钙和铁的食物。

6. 膳食多样化 食物多样化不仅能满足摄入各种营养素的需求，还能摄入更多有益的植物化学物质，提高机体的免疫力，更有利于机体康复。

（三）膳食指导

1. 食物选择

(1) 宜用食物：高蛋白食物，如畜禽肉、水产、蛋类等；富含钙的食物，如乳及乳制品、豆类及其制品等；富含铁的食物，如瘦肉、动物肝脏、动物血等；富含维生素C丰富的食物，如新鲜蔬菜、水果；富含维生素B_6的食物，如酵母、花生、鸡肉等。

(2) 忌(少)用食物：辛辣食品，如辣椒、葱、蒜等；油炸不易消化的食品；酒，烟。

2. 食谱与营养分析 案例分析：王爷爷，66岁，身高1.74m，体重55kg，BMI 18.17kg/m^2，属于消瘦；因长期咳嗽、低热，1个月内体重下降明显(体重下降率6.78%)，存在营养不良风险，需给予高能量、高蛋白质、高碳水化合物的膳食。

肺结核老年人食谱示例见表5-21。

表5-21 肺结核老年人食谱

餐次	食物名称	原料名称	重量/g(或体积/ml)
早餐	山药红枣大米粥	山药	100
		红枣	50
		粳米	25
	水煮鹌鹑蛋	鹌鹑蛋	100
加餐	牛乳	牛乳	200
午餐	米饭	粳米	100
	蒸鱼	鲈鱼	100
	西芹炒猪肝	西芹	100
		猪肝	20
	海带排骨汤	海带	50
		排骨	100
加餐	橙子和香蕉	橙子	100
		香蕉	100

续表

餐次	食物名称	原料名称	重量/g(或体积/ml)
晚餐	鸡蛋挂面	挂面	100
		鸡蛋	50
	木耳炒百合	百合	50
		干木耳	10
	粉丝鸽肉焖黄豆	黄豆	20
		粉丝	50
		鸽肉	50
	凉拌三丝	胡萝卜	50
		干豆皮	10
		黄瓜	50
加餐	牛乳	牛乳	200
全日用油，大豆油25g；全日用盐，食盐5g			

营养分析：食谱总能量9.79MJ（2 340kcal），蛋白质97g（388kcal，占总能量的17%），脂肪61g（549kcal，占总能量的23%），碳水化合物350g（1 400kcal，占总能量的60%）。

食谱分析：食谱按照“三餐三点”膳食，主副食、荤素、干湿搭配合理，在食物的用量上选择了鸡蛋、鱼、瘦猪肉、猪肝等动物性食物提供足量的优质蛋白和铁，利用牛乳、豆制品提供足量的钙，蔬菜量充足，可以提供充足的维生素C；提供高能量、高蛋白质、高碳水化合物、高维生素的膳食，能够满足肺结核老年人的营养需求。

（陈仪坤）

第五节　泌尿系统疾病的营养与膳食指导

泌尿系统（urinary system）是人体重要的排泄系统之一，由肾（kidney）、输尿管（ureter）、膀胱（bladder）、尿道（urethra）及其有关的神经、血管等组成，是体内的各种代谢产物、剩余的水、电解质以及某些有害物质的排泄系统，对于调节和维持机体水、电解质、酸碱平衡和机体内环境的稳定具有重要作用并分泌多种激素。

感染、药物、化学毒物、外伤和肿瘤等因素都可损伤泌尿系统的功能，特别是损伤肾功能。肾脏疾病常引起碳水化合物、蛋白质、脂肪、电解质和维生素的代谢紊乱，营养不良较常见，营养不良直接影响肾功能的恢复、并发症的发生和预后。

一、泌尿系结石

案　例

王爷爷，66岁，身高1.58m，体重52kg。王爷爷3年前出现腰痛，经B超等检查诊断为肾结石，经碎石治疗痊愈；约2周前又复发，右肾发现2.8mm×3.0mm结石，遵医嘱，多饮水和运动排石。

请问：

1. 泌尿系结石的膳食指导原则有哪些？
2. 请为王爷爷制订平衡膳食方案。

肾及尿路结石是泌尿系统常见疾病。结石根据成分的不同，可分为草酸钙结石、磷酸钙结石、磷酸镁铵结石、尿酸盐结石、胱氨酸结石等。

1. 营养相关因素 泌尿系结石形成的主要原因是饮食因素，即饮食中可形成结石的有关成分摄入过多，如草酸、嘌呤、脂肪、糖类、蛋白质等摄入过多为结石的形成创造条件。

2. 营养防治 采用大量饮水、调节饮食总体防治原则。

（1）多饮水：可增加尿量，适用于所有类型的结石。增加液体摄入量可稀释尿液，降低尿液中形成结石的盐类浓度，使尿中晶体不易析出；尿量增加可提高冲刷能力，减少可能形成结石核心的物质或微小结石。

饮水应在餐间与睡前分次饮水，饮水量在 2 500ml 左右，每日尿液维持在 2 000ml 以上。

（2）以草酸钙或磷酸钙成分为主的结石的营养防治

1）酸性饮食：食物经消化后，如氮、碳、硫、氯、盐等形成酸根等留在体内，形成的无机盐成酸性的食物称酸性食物，如鸡、鱼、鸭等各种肉食及蛋类等酸性食物，可促进解释溶解；同时可服用酸性磷酸盐、氯化铵等药物使尿液酸化以促进结石溶解。

2）合理补钙：低钙饮食能够降低尿钙的排泄，但是可能导致骨质疏松和增加尿液草酸的排泄，成人每日钙摄入量为 800～1 000mg，含钙结石患者可限制钙摄入量在 700mg/d 以内，可多食用乳制品、豆腐等食品，饮食以外的补钙对于结石可能不利。避免摄入富含草酸的食物，如菠菜、花生、红茶等，低钙饮食会促进肠道对草酸盐的吸收，并增加尿液草酸盐的排泄。

睡前慎喝牛乳。人在睡眠后，尿量减少，尿液浓缩，尿中各种有形物质增加。饮用牛乳 2～3h 后，正是钙通过肾脏排泄的高峰时期。短时间内肾脏中的钙骤然增多容易形成结石，因此肾结石患者睡前不应喝牛乳。

3）限制蛋白质：高蛋白饮食会增加尿液中的尿酸和钙的含量，增加结石的风险。因此，建议适量控制蛋白质的摄入，尤其是动物蛋白的摄入量。

4）限量碳水化合物：高糖饮食可能促进肠道内钙的吸收，引起草酸吸收增加，增加尿内草酸钙结晶。因此，要注意少食甜食。

（3）以尿酸成分为主的结石的营养防治：由于嘌呤是一种易溶于水的物质，浓肉汤中嘌呤含量相当高；在煲汤过程中，有些人喜欢添加鸡精，而鸡精中添加的肌苷酸钠和鸟苷酸钠，也会参与核酸代谢而转变为尿酸，建议弃汤食肉，避免摄入高嘌呤食物，如动物的脑、内脏，以及浓肉汤、蘑菇、豌豆等。

控制总能量摄入，一般较正常人应减少 10%，每日供给 84～125kJ/kg（20～30kcal/kg）；通过减少酮体的产生来促进尿酸的排出，控制脂肪的摄入。

尿酸结石易在酸性尿液中形成，碱化尿液有利于结石自行溶解，多食用水果、蔬菜、牛乳等碱性食物来碱化尿液。

禁酒及含酒精饮料、浓茶、咖啡和味道强烈的香料和调味品。

（4）以胱氨酸成分为主的结石：选用含胱氨酸、半胱氨酸、甲硫氨酸含量低的食物；限制蛋、肉、鱼、虾等含甲硫氨酸高的酸性食物；多食用碱性食物。

3. 膳食指导

（1）食物选择

1）宜用食物：谷类以细粮为主，因粗粮可生成较多的嘌呤。可食鱼类、虾类、鸡肉等，每周 2 次，每日 100g 以内为宜。青菜或水果无特殊限制。鸡蛋和牛乳应适当食用。因尿酸结晶易溶解于碱性尿中，膳食要多采用碱性食物。

2）忌（少）用食物：高嘌呤食物，肉类包括猪肉、牛肉、动物内脏（如猪肝、猪肾）等，各种肉汁、浓肉汤，沙丁鱼、蛤蜊、干豆类、蟹等；蔬菜类包括豌豆、扁豆及其他豆类，菜花、龙须菜等；酒类及含酒精的饮料、浓茶、咖啡、可可等，以及强烈的香料、调味品。

（2）食谱与营养分析。案例分析：王爷爷，66 岁，身高 1.58m，体重 52kg，BMI 20.83kg/m^2，属于正常范围；因泌尿系结石，需要控制蛋白质和碳水化合物的摄入，要考虑选择低嘌呤食物的膳食，多饮水。

泌尿系结石老年人食谱示例见表 5-22。

表 5-22 泌尿系结石老年人食谱

餐次	食物名称	原料名称	重量 /g（或体积 /ml）
早餐	米粥	大米	25g
	馒头	面粉	50g
	鸡蛋	鸡蛋	50g
	拌白菜丝	白菜	75g
午餐	花卷	面粉	100g
	炒牛肉胡萝卜（弃汤食肉）	牛肉	50g
		胡萝卜	100g
加餐	猕猴桃汁	猕猴桃	100g
晚餐	米饭	粳米	100g
	冬瓜炒肉（弃汤食肉）	瘦猪肉	25g
		冬瓜	150g
全日用油：25g；全日用盐 3g			

营养分析：食谱总能量：6.30MJ（1 506kcal）。其中蛋白质 50.4g（202kcal，供能占总能量 13.4%）；脂肪 43.6g（392kcal，供能占总能量 26%）；碳水化合物 228.6g（914kcal，供能占总能量 60.6%）；钙 268.2mg，磷 517.4mg，钠 3 209.6mg，钾 923.2mg，饮水 2 500ml。

食谱评价：食谱通过控制能量和蛋白摄入，以及选择低嘌呤食物，但又确保主副食合理分配，五大种类食物搭配合理，并提出每日饮水 2 500ml，符合泌尿系结石老年人的膳食指导原则。

二、急性肾衰竭

案 例

王爷爷，76 岁，身高 1.68m，体重 60kg。王爷爷因食欲减退、恶心、排尿减少（尿量 300ml），偶有头晕症状 4d，入院就诊，被诊断为急性肾衰竭；经 2 个月治疗后，症状好转，处于多尿期（无尿蛋白），出院。王爷爷平时喜食回锅肉、红烧肉、动物内脏等肉类。医生建议王爷爷要平衡膳食，促进疾病康复。

请问：

1. 急性肾衰竭的膳食指导原则有哪些？
2. 请为王爷爷制订平衡膳食方案。

急性肾衰竭（acute renal failure，ARF）指由各种原因引起的肾功能急骤、进行性减退，早期以少尿、水、电解质紊乱和尿毒症为主要表现的临床综合征。

（一）营养相关因素

1. 能量与蛋白质 导致急性肾衰竭的各种因素使机体处于应激状态，患者体内能量和蛋白质等营养素分解代谢加强，合成代谢减弱，常处于能量和氮的负平衡。能量消耗的增多，碳水化合物、脂肪、蛋白质分解的加速，患者出现消瘦、肌肉萎缩、低蛋白血症等营养不良的表现。

急性肾衰竭患者每日蛋白质丢失可达 150～200g，甚至更多。体内蛋白质分解的加剧和肾损害，加速了氮代谢产物在体内的潴留，如尿素氮、肌酐等物质的血浆水平升高。

2. 水、电解质和酸碱平衡

（1）少尿期：排尿减少，水分聚积体内。体内物质代谢加速和酸性代谢产物的堆积，导致血 pH 下降，出现代谢性酸中毒。少尿的同时伴随排钾减少，高钾血症是主要的电解质紊乱表现。组织破坏和蛋白质分解时释放出的钾离子、酸中毒时细胞内钾的外移及饮食高钾、服用含钾或保钾的药物等，也都能导致高钾血症的发生。少尿期可出现低钠血症和低氯血症，二者多同时存在。

（2）多尿期：随着排尿量的增加，排钾也增加，会出现低钾血症。少尿期血磷轻度升高，若同时伴有明显酸中毒时，高磷血症较突出，酸中毒纠正后，血磷可有一定程度下降。低钙血症多继发于高磷血症。低钠血症可由于饮水过多、液体中含钠较少、钠钾泵酶活性降低而引起，此时细胞外钠离子进入细胞内造成血钠降低，但体内总体钠不少，为稀释性低钠血症。呕吐、腹泻、大面积烧伤等，可造成体内总体钠减少，引起缺钠性低钠血症。

（二）营养防治

急性肾衰竭病情不同，膳食治疗也应随之不同。对于轻症无高分解代谢的情况，可以采用低蛋白饮食。若患者胃肠道反应剧烈，短期内可从静脉补给，并根据尿量决定饮食中的摄入量。

急性肾衰竭营养防治原则：通过增强营养，增强机体抵抗力，降低机体分解代谢，减轻氮质血症和高钾血症，严禁钠盐、钾盐的摄入，补充必要的维生素。

1. 少尿期或无尿期 以流质为主。

（1）适量的碳水化合物：碳水化合物摄入 50%～60% 的能量，摄入能量 4.18～6.28MJ（1 000～1 500kcal），可以选择低蛋白质的淀粉类食物。

如患者无法进食，可每日静脉滴注葡萄糖 100g，以减少酮症发生，减少组织蛋白的消耗，防止体重丢失过多。

（2）低蛋白饮食：非透析情况下，由于体内毒素蓄积，不能排出体外，如果给予大量蛋白质的摄入，就会造成体内毒素产生明显增加，因此蛋白质供给量建议为 0.5～0.6g/（kg·d），占全日总能量 15%，其中优质蛋白 2/3 以上。

（3）补充维生素：可适当食用适量的新鲜水果、菜汁，以补充维生素 B 族、维生素 C。

（4）水、电解质平衡：严格限制各种水分的摄入，记录每日水摄入量和排尿量。全日水摄入量控制在前一日尿量加 500～800ml 水，防止体液过多而引起急性肺水肿和稀释性低钠血症。根据水肿程度、排尿情况及血钠测定，采用少盐、无盐或低钠饮食；适当减少饮食中钾的供给量。

2. 多尿期 患者尿量逐渐增多，常因补液、补盐不足而脱水、低钾、低钠，或者因补液过多而使多尿期延长。因此，饮食治疗应以纠正水、电解质平衡失调为主。

（1）适量能量：总能量从 5.02～7.53MJ（1 200～1 800kcal/d），逐渐增至 8.37～12.55MJ（2 000～3 000kcal/d）。

（2）低蛋白饮食：初期肾小管选择性重吸收功能尚未恢复，尿排钾多、尿素少，蛋白质仍按 0.5～0.6g/（kg·d）；待氮质血症好转后，蛋白质可提高至 0.6～0.8g/（kg·d），优质蛋白供给占 50% 以上；注意补充支链氨基酸的比例，占必需氨基酸的 40%～50%，这样才能有利于肌肉蛋白的合成。

（3）适当补充水、电解质：按前一日尿量计算水摄入量，当尿量恢复正常后，水的摄入量可恢复到 1 500～2 000ml/d，但水摄入总量应少于尿量。多尿期钾丢失增多，应根据血钾水平调整，适当增加钾的摄入。多尿期应增加钠盐摄入，有些患者在多尿期还会出现低钠血症，这时候要注意钠盐的补充，从饮食上适量增加食盐的摄入量，每 1 000ml 尿补氯化钠 2g，或碳酸氢钠 2g，避免低钠血症出现脑部疾病。

3. 恢复期 患者排尿渐趋于正常，临床症状有所缓解，病情稳定后，可恢复正常饮食。

（1）总能量：可按 9.20～11.72MJ（2 200～2 800kcal/d）供给。

(2) 蛋白质：蛋白质的摄入量可随血液非蛋白氮下降而逐渐提高，开始 0.6～0.8g(kg·d)，逐步增加至 1.0～1.2g/(kg·d)，优质蛋白超过 1/3。

(3) 维生素：多摄入富含维生素 A、维生素 C 和维生素 B 族。

(三) 膳食指导

1. 食物选择

(1) 宜选食物：藕粉、蜂蜜、白糖、粉丝、粉皮、凉粉、核桃、山药、干红枣桂圆、干莲子等。

少尿期可用葡萄糖、蔗糖及少量香料或鲜柠檬，可制成冰块或溶入定量的水中服用；多尿期可用各种饮料，如果汁、茶、可可等，亦可选用水果、蔬菜和蔬菜汁。

(2) 忌(少)用食物：按病情限量选用蛋类、乳类。忌用或少用青蒜、大葱、韭菜、辣椒、酒、咖啡、咸肉、动物脏器、油煎炸食物等油脂类和刺激性食品。少食含钾高的食物，如山药、马铃薯、香蕉等；少盐和酱油。

2. 食谱与营养分析 案例分析：王爷爷，76 岁，身高 1.68m，体重 60kg，BMI 21.25kg/m^2，属于正常范围；急性肾衰竭入院治疗 2 个月后情况稳定，虽出院，但仍处于多尿期；根据王爷爷日常饮食综合分析，日常饮食不合理，推荐控制蛋白总量，增加优质蛋白摄入，注意支链氨基酸的摄入，保持水盐平衡的膳食。

急性肾衰竭(多尿期)食谱示例见表 5-23。

表 5-23 急性肾衰竭(多尿期)食谱举例

餐次	食物名称	原料名称	重量/g(或体积/ml)
早餐	山药南瓜玉米饼	玉米粒	25
		山药	50
		南瓜	50
	甜牛乳	牛乳	250
		白糖	10
	拌黄瓜	黄瓜	150
午餐	红豆饭	粳米	50
		红豆	20
		红枣	20
	麦淀粉蒸饼	麦淀粉	50
	马铃薯烧鸡	鸡肉	100
		马铃薯	80
加餐	核桃	核桃	10
	香蕉	香蕉	100
晚餐	米饭	粳米	50
	粉丝汤	粉丝	20
		白菜	200
		猪肉	50
全日用油：大豆油 30g；全日用盐：食盐 5g			

营养分析：食谱总能量 8.80MJ(2 103kcal)，蛋白质 62g(248kcal，供能占总能量 12%，其中优质蛋白约 70%)，脂肪 47g(423kcal，供能占总能量 21%)，碳水化合物 358g(1 432kcal，供能占总能量

67%），钠 2 000mg，钾 1 100mg。

食谱评价：食谱针对急性肾衰竭（多尿期）老年人，通过高能量膳食摄入，逐步恢复正常人群蛋白质摄入量，且通过瘦猪肉、鸡肉和牛乳摄入优质蛋白，优质蛋白摄入占总蛋白 70%，同时摄入富含钾的香蕉、苹果、豆腐、小米、燕麦等食物，符合老年人急性肾衰竭多尿期膳食要求。

三、慢性肾衰竭

案　例

王爷爷，68 岁，身高 1.75m，体重 56kg。王爷爷 5 年前被诊断为慢性肾衰竭；半年前开始夜尿增多，食欲不佳；门诊检查后，医生建议控制饮食，观察病情，及时随访。

请问：

1. 慢性肾衰竭的膳食指导原则有哪些？
2. 请为王爷爷制订营养指导方案。

慢性肾衰竭（chronic renal failure，CRF）是因肾结构和功能均严重损害引起的一组临床综合征。慢性肾衰竭患者食欲差，营养物质摄入不足，水、电解质和酸碱平衡紊乱，各系统功能紊乱，蛋白质合成减少，分解加速，从而可进一步加重营养不良和氮质血症。

（一）营养相关因素

慢性肾衰竭引起营养素代谢、吸收、排泄障碍，易导致高血糖、低蛋白血症、高脂血症，以及水、电解质和酸碱平衡失调等。

1. 蛋白质代谢异常　慢性肾衰竭导致蛋白质代谢能力下降，当进食高蛋白质膳食时，会出现血尿素氮升高，加重肾负担，导致肾功能恶化；而低蛋白质膳食又会出现低蛋白血症和负氮平衡，导致机体免疫力下降。

2. 脂肪代谢紊乱　慢性肾衰竭因肾功能不全导致脂质代谢紊乱，可出现高脂血症。

3. 糖代谢异常　因外周胰岛素抵抗和机体对胰岛素清除能力降低，导致慢性肾衰竭患者出现低血糖和糖耐量减低的状况。

4. 水、电解质和酸碱失衡　随着肾功能逐渐减退，肾对水、电解质和酸碱平衡调节能力下降，引起钾、钠、水的潴留，出现水肿、高钾血症和充血性心力衰竭；也会因限制液体摄入、发热、呕吐、腹泻及钾的摄入不足，导致低钠、低钾血症，低钙、高磷血症和脱水等。

（二）营养防治

慢性肾衰竭患者的营养防治原则：积极治疗原发疾病，维持水、电解质、酸碱平衡，改善机体营养状况，增加抵抗力，阻止潜在代谢产物蓄积，延缓肾衰竭的进展，推迟开始透析的时间，减轻症状，改善生活质量，减少并发症，提高生存率。当饮食治疗不能满足需求时，应考虑肠内或肠外营养支持。

1. 充足的能量　摄入充足的能量，以防止组织分解代谢，同时提高蛋白质利用率。能量来源应以碳水化合物为主，可采用麦淀粉为主食。患者每日摄入的能量应达到 8.37～12.55MJ（2 000～3 000kcal）。将碳水化合物食品与蛋白质食品一并进食，可使少量优质蛋白能得到充分利用。当病情较重不能进食或进食量过少时，可从静脉补充营养。

2. 低蛋白质　降低蛋白质摄入可以减少氮质代谢产物的蓄积，保护残余肾单位。其摄入量可根据肌酐清除率和血尿素氮的含量来决定，肾功能不全代偿期摄入量 0.8～1.0g/（kg·d），肾功能不全失代偿期摄入量 0.7～0.9g/（kg·d），尿毒症前期摄入量 0.6～0.8g/（kg·d），尿毒症期摄入量 0.6～0.7g/（kg·d）；但对于血液透析治疗的患者，蛋白质供给量可提高到 1.0～1.5g/（kg·d）。

3. 适宜的脂肪　慢性肾衰竭患者可能出现高脂血症、动脉粥样硬化，需控制脂类摄入。脂肪供给量应占总能量的 30%，要降低饱和脂肪酸和胆固醇的摄入，饱和脂肪酸应小于 10%，建议多摄入 ω-3 脂肪酸。

4. 充足的碳水化合物 不但满足机体的能量需求，还可以减少机体组织的分解。碳水化合物供给量应占总能量的50%～60%；但由于慢性肾衰竭患者存在糖代谢紊乱，为稳定血糖，应鼓励患者摄入低血糖指数食物。

5. 适量补充无机盐 当慢性肾衰竭患者血清钠低于130mmol/L时，应增加食盐摄入量，钠的摄入量以不出现水肿为宜；无水肿和严重高血压者，钠盐摄入量为2～3g/d；有高血压、心力衰竭、肺水肿及严重全身性水肿，限制钠盐摄入；当尿量过少或无尿时，应注意避免食用含钾量高的食物。

慢性肾衰竭患者常伴有微量元素铁、锌等的不足，应增加含铁、锌高的食物，或应用补充剂；高磷血症可使肾功能恶化，并使血清钙降低，低蛋白饮食可降低磷的摄入量，应少食含磷高的食物；若血钙水平过低引起症状时，可给予高钙饮食，当患者出现血钙过低而引起症状时，可口服葡萄糖酸钙、乳酸钙、碳酸钙，以提高血钙水平。

6. 适量补充维生素 慢性肾衰竭患者营养治疗中应适量补充维生素C、维生素D和维生素B族。

7. 注意水的摄入量 以"量出为入"的原则，同时要限制钠钾盐的摄入。水的摄入量在前一日24h尿量基础上增加不超过1 000ml。当少尿时，液体摄入量为前一日液体排出量加500～1 000ml；当患者尿量减少不明显时，不必严格限制液体摄入量；当有水肿和心力衰竭症状时，则应严格控制液体摄入量。

（三）膳食指导

1. 食物选择

（1）宜选食物：富含优质蛋白的食物，如鸡蛋、瘦肉、鱼、虾等，其中鸡蛋为首选；低蛋白淀粉食物，如麦淀粉、玉米淀粉、藕粉、山药等；高钙饮食，如牛乳、虾皮、海带等。

（2）忌（少）用食物：含磷高的食物，如各种动物内脏、杏仁、蘑菇、植物种子等；含钾量高的食物，如香蕉、橘子、柠檬、马铃薯、干果等；咸菜、咸蛋、榨菜、腐乳、加碱面食等高钠食物。控制钠盐的摄入。

2. 食谱与营养分析 案例分析：王爷爷，68岁，身高1.75m，体重56kg，BMI 18.29kg/m^2，偏低；患有慢性肾衰竭，病程较长，因有食欲减退，考虑存在营养失衡，现给予高能量、高碳水化合物、低蛋白、低盐膳食。

慢性肾衰竭患者食谱示例见表5-24。

表5-24 慢性肾衰竭患者食谱举例

餐次	食物名称	原料名称	重量/g(或体积/ml)
早餐	蒸糕	麦淀粉	100
		白糖	15
	白米粥	粳米	25
	蒜蓉油麦菜	油麦菜	100
加餐	梨	梨	100
午餐	米饭	粳米	100
	蒸鲈鱼	鲈鱼	75
	番茄炒蛋	番茄	100
		鸡蛋	60
加餐	草莓	草莓	150

续表

餐次	食物名称	原料名称	重量/g(或体积/ml)
晚餐	三鲜包	面粉	100
		芹菜	50
		虾皮	10
		粉丝	25
	西蓝花炒肉	西蓝花	100
		猪肉	25
	藕粉	藕粉	50
全日用油：大豆油 25g；全日用盐：食盐 2g			

营养分析：食谱总能量 8.48MJ（2 027kcal），蛋白质 55g（220kcal，供能占总能量 10%，优质蛋白约 70%），脂肪 55g（495kcal，供能占总能量 25%），碳水化合物 328g（1 312kcal，供能占总能量 65%），钠 1 100mg，钾 1 150mg，水摄入量 1 500ml。

食谱评价：食谱提供五大类食物，共计 15 种，主副食搭配合理；同时按照“少食多餐”原则，改善王爷爷食欲减退的现状。高能量、高碳水化合物、低蛋白、低盐膳食符合慢性肾衰竭患者的治疗原则。

四、透析

案 例

王爷爷，79 岁，身高 1.73m，体重 52kg。王爷爷患慢性肾衰竭，1 年前开始透析治疗；现在每周需要透析 2 次，近来饮食不佳，体重下降，尿量减少。

请问：

1. 慢性肾衰竭透析的膳食指导原则有哪些？
2. 请为王爷爷制订透析期间的营养指导方案。

透析（dialysis）是根据半透膜的膜平衡原理，通过由一定的电解质和葡萄糖组成的透析液与血液中积累的代谢产物、水、电解质进行渗透交换，从而达到治疗的目的。透析是目前治疗肾衰竭最有效的措施，适用于急性肾衰竭、慢性肾衰竭、药物中毒等，如血液透析和腹膜透析。

（一）营养相关因素

透析患者营养问题主要表现：

1. 蛋白质、氨基酸和维生素丢失 透析时白蛋白、球蛋白、免疫球蛋白、氨基酸和维生素均有不同程度丢失。透析时可丢失蛋白质 25～40g；维持性腹膜透析每日透析丢失蛋白质约 10g；血液透析 12h 丢失氨基酸量相当于 4.79g 蛋白质；维生素类主要丢失的是水溶性维生素。

2. 高脂血症 当尿毒症时，糖、脂肪和氨基酸代谢异常，糖转化成甘油三酯增多，透析时代谢紊乱加重，高脂血症是长期透析患者合并心血管疾病的主要原因。

3. 营养不良 因厌食带来的能量和蛋白质摄入不足，因感染和代谢异常引起的并发症，以及蛋白质和氨基酸丢失等原因引起营养不良。

（二）营养防治

1. 充足的能量 可按每日 146～167kJ/kg（35～40kcal/kg）供能，包含透析液中葡萄糖供能；一次血液透析供能 1.67MJ（400kcal），一次腹膜透析供能 2.09～2.93MJ（500～700kcal）；如患者合并感染，或者严重创伤、大面积烧伤等，则需要高能量供能，按每日 188kJ/kg（45kcal/kg）计算。

2. 充足的蛋白质 每周血液透析1次，每次5～6h，每周血液透析2次，每次4～5h，每日供给蛋白质1.0g/kg；每周血液透析3次，每次4～5h者，每日按1.2～1.4g/kg供给蛋白质，其中优质蛋白占2/3以上。

3. 限制入液量 按照前日尿量加500ml的原则来确定当日入液量，透析期间体重增长应控制在总体重的5%以内，以防止每日进水过多而加重水肿。高血压、肺水肿、充血性心力衰竭、少尿者更应严格控制水分摄入，以防加重病情。

4. 限制钠盐 根据尿量和血钠而定，尿量500ml/d以上，钠盐摄入量3～4g/d。无尿血液透析患者钠盐摄入量1～2g/d，摄入水量1 000ml，透析期间体重增加维持在1kg/d；无尿腹膜透析患者腹透超滤脱水2～5kg/d，钠盐摄入量3～4g/d，饮水量2 000～2 500ml/d；若超滤水不足2kg/d，应同上述无尿血液透析患者。避免食用咸菜、咸蛋和各种腌制品。

5. 限制钾盐 钾盐每日摄入量控制在2～3g，选择含钾低的食物。若食用含钾高的蔬菜和水果，可通过用水浸泡、水煮弃汤等方法去除其中的钾。若患者出现腹泻、呕吐时，可根据血钾水平进行补钾。

6. 限磷、补钙 采取低磷饮食，限制磷的摄入量，一般推荐的饮食中磷摄入量为8～17mg/kg（标准体重），通常蛋白质含量高的食物磷含量也高；可选择含磷低的食物，如冬瓜、胡萝卜、苹果、梨等；控制血磷水平通常不能只依靠饮食，需要服用控制磷的药物，如血磷升高，可用适量氢氧化铝降低磷的吸收。应多食含钙高的食品，如乳及乳制品、虾皮等；也可补充维生素D_3促进钙吸收。

7. 补充维生素 水溶性维生素易随透析液排出体外，应注意补充维生素B族和维生素C，可多食用新鲜蔬菜和水果。

（三）膳食指导

1. 食物选择

（1）宜选食物：多摄入富含优质蛋白的食物，如鸡蛋、瘦肉、鱼、虾等，其中鸡蛋为首选；低蛋白淀粉食物，如麦淀粉、玉米淀粉、藕粉、山药等；高钙饮食，如牛乳、虾皮、海带等。建议冷餐（食物温度5℃）。

（2）忌（少）用食物：含磷高的食物，如各种动物内脏、杏仁、蘑菇等；含钾量高的食物，如香蕉、马铃薯、干果等；咸菜、咸蛋、榨菜、腐乳、加碱面食等高钠食物。控制钠盐的摄入。

2. 食谱与营养分析 案例分析：王爷爷，79岁，身高1.73m，体重52kg，BMI 17.37kg/m^2，消瘦；每周透析2次，建议高能量、高蛋白、低钾、低钠、低磷膳食。

血液透析期（每周2次）食谱示例见表5-25。

表5-25 血液透析期（每周2次）食谱举例

餐次	食物名称	原料名称	重量/g（或体积/ml）
早餐	牛乳	牛乳	250
	水煮蛋	鸡蛋	60
	菜粥	粳米	40
		小白菜	100
		白糖	10
加餐	苹果	苹果	200
午餐	米饭	粳米	50
	红椒炒肉	猪肉	50
		红椒	100
	番茄蛋汤	番茄	100
		鸡蛋	25

续表

餐次	食物名称	原料名称	重量/g(或体积/ml)
加餐	酸奶	酸奶	200
晚餐	米饭	粳米	50
	清蒸鱼	鲈鱼	100
	煮山药	山药	150
全日用油：大豆油 25g；全日用盐：食盐 2g			

营养分析：食谱总能量 8.81MJ（2 106kcal），蛋白质 76g（304kcal，供能占总能量 14.4%，优质蛋白约 70%），脂肪 54g（486kcal，供能占总能量 23.1%），碳水化合物 329g（1 316kcal，供能占总能量 62.5%），钙 862mg，磷 805mg，钠 1 079mg，钾 1 818mg。

食谱评价：食谱通过乳制品、鸡蛋、瘦猪肉和鱼类增加优质蛋白的摄入，达到高蛋白膳食的要求；清淡饮食，控制钠盐和钾盐的摄入，且通过少食多餐，食谱符合透析治疗期间老年人的膳食要求。

知识拓展

维持性血液透析患者透析期间饮食管理

透析期间进食的主要目的是改善维持性血液透析患者的营养状态，防止低血糖的发生。但不是所有患者都适合在血液透析期间进食。

循证护理专家对血液透析期间饮食管理人群、进食方式、进食种类、进食体位、进食量、食物性状 6 个方面汇总了 8 条最佳证据，为规范维持性血液透析患者血液透析期间饮食管理、降低餐后低血压发生，提供有效依据（表 5-26）。

表 5-26 维持性血液透析患者透析期间饮食管理的最佳证据总结

项目	证据内容（证据级别）
饮食管理人群	1. 情况稳定、血流动力学稳定的患者，营养不良的患者，低血糖风险高的患者及低蛋白血症的患者应该在血液透析期间进食
	2. 透析内低血压反复发作的患者应该禁食
	3. 血液透析期间易发生窒息或误吸的患者，经常有胃肠道症状的患者、自主神经衰弱的患者建议禁食
进食方式	4. 增加进食的次数并减少单次摄入量可减少餐后低血压的发生
进食种类	5. 血液透析期间进食，推荐高蛋白质膳食或口服补充剂，减少高碳水化合物的摄入
进食体位	6. 在血液透析期间，患者进食时应该采取卧位进食
进食量	7. 建议进食量不超过 836.8kJ
食物性状	8. 建议使用冷餐

（陈仪坤）

第六节 神经系统疾病的营养与膳食指导

神经系统由中枢神经系统和周围神经系统组成，包括脑、脊髓、脑神经和脊神经。常见的神经系统疾病有帕金森病、阿尔茨海默病、脑卒中、癫痫、脑膜炎、脑炎、脊髓炎、多发性硬化等，临床表现多见感觉、意识、运动、自主神经等功能障碍，均可影响营养代谢功能。因此，对患有神经系统疾病的老年人营养治疗应注重改善营养代谢状态，维持蛋白质 - 能量平衡。

一、脑卒中

案　例

王爷爷，男，73 岁，身高 1.72m，体重 80kg。王爷爷患高血压 15 年，血压 165/95mmHg，心率 90 次 /min，每日服用缬沙坦 1 片；常喜食红烧肉，摄入蔬菜水果少，吸烟每日半包，偶饮酒。王爷爷因脑卒中入院治疗，现需要改变饮食结构。

请问：

1. 老年人脑卒中的膳食指导原则有哪些？
2. 如何给王爷爷制订膳食指导方案？

脑卒中（stroke）（中医称中风），又称脑血管意外，指脑血管阻塞或破裂引起脑血流障碍和脑组织结构功能损害的疾病，包括缺血性脑卒中和出血性脑卒中。

脑卒中会造成不同范围、不同程度的脑组织损害，产生多种多样的神经精神症状，严重者还会危及生命。治愈后很多患者留有后遗症或致残。因此，脑卒中的早期预防具有十分重要的意义。研究证实，干预脑卒中的危险因素，如饮酒、吸烟和营养因素，可以起到预防脑卒中的效果。

（一）营养相关因素

1. 能量　过高会引起体内脂肪组织增加，形成单纯性肥胖，而肥胖者易患高血压和动脉粥样硬化，不利于脑卒中的防治。控制体重是防治脑血管病的一个重要因素。

2. 蛋白质和脂肪　神经系统在正常情况下，利用葡萄糖作为能量来源。但在禁食条件下，大脑可以利用脂肪酸形成的酮体作为能量来源。高血压、动脉粥样硬化、糖尿病等是脑卒中的重要原因，故与其有关的膳食营养因素都与脑卒中有密切关系。膳食中营养素数量之间的比例失调，在一定程度上，其质量比数量的影响更重要。

3. 碳水化合物　人体 1/5 的基础代谢能耗取决于脑，脑的能量主要来源是葡萄糖和氧，而脑又不能储存任何能量。因此，碳水化合物对脑血管患者十分重要，应充足供给，以维持脑组织新陈代谢。

4. 维生素　缺乏可引起各种神经系统疾病。尤以维生素 B 族在机体代谢中更为重要。烟酸能降低低密度脂蛋白和极低密度脂蛋白，防止血栓形成，减少脑梗死的发生；能降低三酰甘油，对预防动脉粥样硬化和缺血性脑血管疾病有一定作用。

5. 无机盐　镁、铬、锰、碘、硒等能有效地预防动脉粥样硬化，从而预防脑卒中的发生。钾有助于调节血压，故有利于因高血压所致脑卒中的防治。钠与高血压发生密切相关，是脑卒中的危险因素。

（二）营养防治

脑卒中营养治疗的目的是全身营养治疗，保护脑功能，促进神经细胞的修复和功能的恢复。在膳食营养供给上要求个体化，即根据患者的病情轻重、有无并发症、能否正常膳食、消化吸收功能、体重、血脂、血糖、电解质等因素，提出不同的膳食营养治疗方案。

1. 急性期　让患者能度过危急阶段，为恢复创造条件。

（1）出现重症者：可采用静脉或肠内营养，保证能量的供给。如采用肠内营养的方式，每日可供给 2 500ml 液体，4～5 次 /d，开始可提供米汤、蔗糖，待机体耐受后，可改为混合乳。每日能量达 125～167kJ/kg（30～40kcal/kg），蛋白质 1.5～2g/kg，动物蛋白不少于 20g，豆类≥30g，脂肪供能占总能量<30%，胆固醇<300mg。

（2）发生昏迷者：提供高能量、高脂肪、高维生素的饮食，使每日蛋白质达 90～120g、脂肪 100g、碳水化合物300g，能量10.46MJ（2 500kcal），液体量为2 500ml。

（3）超重或肥胖者：需要控制体重，使BMI<24kg/m^2。

（4）高血压者：需要控制盐的供给，提供低盐、少盐饮食。

2. 恢复期 平衡膳食，纠正营养不良或营养失调，促进恢复和防止复发。

恢复期的患者一般能自行进食，应据患者恢复情况，采取不同的营养方式。液体的供给量冬季宜维持在1 000～1 500ml，夏季则为1 500～2 000ml，每日能量可自3.35～4.18MJ（800～1 000kcal）逐渐过渡至7.53～11.72MJ（1 800～2 800kcal），注意供给维生素C、维生素K、钙、钾等。

超重或肥胖者应提供低盐、低脂、低能量、高维生素、高膳食纤维的饮食；正常体重者：应提供正常能量、低盐、低脂、高维生素、高膳食纤维的饮食，还需要注意补充钙、钾。

（1）控制能量：能量供给量不应超过需要量，超重或肥胖者应据患者具体情况确定能量供给量及控制体重方案。

（2）限制脂肪及胆固醇：脂肪摄入量限制在总能量<20%，以植物油为主，植物油与动物油脂比例≥2∶1，胆固醇300mg/d。若原有高脂血症，动物油脂比例还应适当下调，胆固醇200mg/d。

（3）适量碳水化合物：碳水化合物提供占总能量60%～65%，但急性脑卒中发作时，碳水化合物摄取量≤150～200g/d，同时适当减少单糖（如果糖）和双糖（如燕糖）的摄取，增加膳食纤维摄入量。

（4）适宜蛋白质：蛋白质可占全日总能量的15%～20%，适当减少动物蛋白摄入，增加植物蛋白摄入，二者比例为1∶1。

（5）补充无机盐、维生素：每日应摄取足量无机盐和维生素，尤其是钾、镁、硒，对铁的供给应适量调整；维生素B的摄取可达50mg/d。此外，还应注意烟酸、维生素E、维生素B、维生素C、维生素K、维生素B_2、叶酸等的供给。各种无机盐、维生素的摄取量应能满足DRIs的要求。

（6）控制钠盐；应控制在3～5g/d。

（三）膳食指导

1. 食物选择

（1）宜用食物：可选择富含维生素C的食物，新鲜的水果、蔬菜对血管有一定的保护作用，白菜、茼蒿、甘蓝、黄瓜，以及苹果、香蕉、柑橘等，特别是芹菜、洋葱抗氧化作用强；富含膳食纤维的食物，如山药、红薯，对患者的胃肠道功能比较好；富含碘的食物，如海带、紫菜、虾米等，这类食物有助于减少胆固醇沉积，可以防止动脉硬化；优选植物油，如豆油、茶油、芝麻油、花生油等。

（2）忌（少）用食物：少摄入动物脂肪如猪油、牛油、奶油等；少食含胆固醇较高的食物，如蛋黄、鱼子、动物内脏、肥肉等。

2. 食谱与营养分析 案例分析：王爷爷，男，73岁，退休，身高1.72m，体重80 kg，BMI 27.04kg/m^2，属于肥胖；患高血压15年，血压165/95mmHg，心率90次/min，每日服用缬沙坦片1片。日常喜食红烧肉，摄入蔬菜水果少，吸烟每日半包，偶饮酒，日常饮食结构不合理；营养评定考虑存在营养失衡、营养过剩。

脑卒中（恢复期）老年人食谱示例见表5-27。

表5-27 脑卒中（恢复期）老年人食谱

餐次	食物名称	原料名称	重量/g（或体积/ml）
早餐	芹菜肉包子	芹菜	50
		面粉	100
		鸡胸肉	50
	凉拌木耳	木耳	10
加餐	牛乳	牛乳	150

续表

餐次	食物名称	原料名称	重量/g(或体积/ml)
午餐	煮玉米	玉米	100
	蒸红薯	红薯	100
	海带烧牛肉	海带	100
		牛肉	75
	水煮豆腐白菜	豆腐	50
		白菜	100
加餐	苹果	苹果	200
晚餐	米饭	粳米	50
	香菇肉片	瘦猪肉	50
		香菇	50
	紫菜鸡蛋汤	紫菜	10
		鸡蛋	60
全日用油：花生油20g；全日用盐：食盐5g；全日饮水：>1 500ml			

营养分析：食谱总能量6.49MJ（1 550kcal），蛋白质74g（295kcal，供能占总能量19%），脂肪34g（306kcal，供能占总能量20%），碳水化合物236g（946kcal，供能占总能量61%）。

食谱分析：食谱控制了一日总能量的摄入，对于肥胖或超重老年人群控制体重比较适宜；通过豆腐、牛肉、鸡蛋、瘦猪肉补充足量的蛋白质，控制动物性蛋白的供给，蔬菜和水果补充维生素；食谱符合脑卒中恢复期老年人群的膳食需求。

二、阿尔茨海默病

案　例

王奶奶，女，69岁，退休工人，身高1.55m，体重40kg，患高血压15年，血压160/90mmHg。王奶奶1年前被诊断患有阿尔茨海默病，有幻觉妄想，脾气急；喜食甜食，活动较少，日常大部分时间处于发呆静坐状态；由家人照料，虽然三餐能自行进食，但偶有进食困难情况出现。

请问：

1. 老年人阿尔茨海默病的膳食指导原则有哪些？
2. 请为王奶奶制订膳食指导方案。

阿尔茨海默病（Alzheimer's disease，AD）又称为老年性痴呆、脑退化症，是一种持续性神经功能障碍，指发生在老年期的大脑器质性或代谢性疾病所致的综合征，起病隐袭，病程呈进行性发展，临床主要表现为认知功能降低、行为异常及日常生活能力下降，病因至今未明。

（一）营养相关因素

阿尔茨海默病病因与神经递质生物合成酶的活性降低可能有关，也可能是神经组织过氧化、自由基产生过多导致细胞病理性老化所致。

营养因素被认为是阿尔茨海默病发病的环境因素之一，伴随着年龄的增加，人体器官功能降低，腺体分泌减少，代谢、免疫功能下降，如果所需要的营养素（蛋白质、维生素、微量元素等）补给不足或不当（脂肪过多），老化的进程就会加快。

（二）营养治疗

阿尔茨海默病的营养治疗目的是根据疾病程度，给予合理的饮食营养补充，以延缓病理过程，维持各器官、组织的功能。

1. 增加蛋白质 阿尔茨海默病应确保生物价高的优质蛋白的供给，其中动物性优质蛋白应占蛋白质总量的50%左右。如以素食为主老年人，应补充大豆及其制品，每日不少于60g。

2. 减少脂肪和碳水化合物 脂肪的供给量控制在占总能量的20%～25%为宜，每日50～60g，包括食品中所含的油脂与烹调用油。应以含亚油酸丰富的大豆油、玉米油、芝麻油等植物油代替动物油脂。胆固醇量每日控制在300mg以内，不宜过分限制，若限制太严将影响其他营养素的摄入，若胆固醇过低还可能影响组织的修复和免疫功能。碳水化合物应控制在占总能量的60%～65%、特别要限制简单糖的摄入。

3. 增加维生素摄入 补充维生素B族和其他抗氧化性维生素（如维生素A、维生素C、维生素E等）对辅助阿尔茨海默病的管理具有积极作用。维生素B族参与各种营养生化代谢，是多种重要的能量代谢酶类的辅酶，均应增加供给量。其中维生素B_{12}参与同型半胱氨酸向甲硫氨酸的转化，维生素B_6和叶酸是这一反应的辅助因子，这些维生素缺乏会增加与阿尔茨海默病发生相关基因的过度表达。

4. 戒烟酒 吸烟会减弱镇静药、催眠药的作用，影响抗抑郁药的疗效。过量饮酒，不但会使肝、脑细胞损害，也易促发动脉硬化，还可使大脑由兴奋转向抑制，诱发疾病或加重病情。

5. 其他 减少钠盐的摄入，适当增加钙、铁、锌等供给量。增加餐次，少量多餐。不能自己进食者要加强喂养，用易于消化的流质饮食、半流质饮食为主，或以鼻饲营养的形式供给。

（三）膳食指导

1. 食物选择

（1）宜用食物：可摄入含糖类丰富的有藕粉、芡实、大枣、葡萄、百合、山药等；含质蛋白丰富的有鸡肉、牛乳、鳝鱼、海参等；含不饱和脂肪酸的食物有深海鱼油、麦胚、大豆等；含胆碱丰富的食物，如鸡蛋、肝脏等。

（2）忌（少）用食物：少食油煎炸食物，不食难咀嚼的食物，水果要去核，鱼要去刺。

2. 案例分析及指导 案例分析：王奶奶，患有阿尔茨海默病，69岁，身高1.55m，体重40kg，BMI 16.64kg/m^2，属于消瘦；患高血压15年，血压160/90mmHg，高血压为有效控制；喜食甜食，活动较少，日常大部分时间处于发呆静坐状态，综合评价考虑存在营养不良；因有进食困难情况，建议膳食制作要多样化、易咀嚼，少油炸煎食物，水果要去核。

阿尔茨海默病老年人食谱示例见表5-28。

表5-28 阿尔茨海默病老年人食谱

餐次	食物名称	原料名称	重量/g（或体积/ml）
早餐	三明治	全麦面包	50
		鸡蛋	60
		生菜	30
		番茄	50
	黑豆浆	花生	10
		黑豆	20
		水	250
加餐	酸奶	酸奶	200
	草莓	草莓	100

续表

餐次	食物名称	原料名称	重量/g(或体积/ml)
午餐	黑米薏米饭	黑米	25
		薏米	15
		大米	35
	香菇蒸鸡腿	鸡腿肉	100
		香菇	50
	炒青菜	油菜	150
	汤	银耳	20
		豆腐	100
		莴笋丝	50
		胡萝卜	20
加餐	核桃	核桃	25
	蓝莓	蓝莓	125
晚餐	杂粮饭	藜麦	30
		小米	20
	蒸鱼片	三文鱼	100
	百合炒芥蓝	芥蓝	100
		鲜百合	20
	枸杞菠菜汤	菠菜	100
		枸杞	5
全日用油：橄榄油 20g；全日用盐：食盐 5g；全日饮水：2 000ml			

营养分析：食谱总能量 7.74MJ（1 851kcal），蛋白质 100g（400kcal，供能占总能量 22%），脂肪 41g（370kcal 供能占总能量，20%），碳水化合物 260g（1 080kcal，供能占总能量 58%）。

食谱分析：食谱主副食搭配合理，且通过“多餐少食”提升总能量的摄入，对于消瘦的老年人群控制适宜体重比较适宜；通过多样化、易咀嚼的膳食制作，符合存在进食困难情况老年人群的膳食需求。

三、帕金森病

案 例

王奶奶，女，67 岁，身高 1.57m，体重 42kg。王奶奶被诊断帕金森病 5 年，服用左旋多巴片治疗，2 片 / 次，3 次 /d；有震颤，行动迟缓，行走时常发生齿轮样僵硬，因喝水易呛咳而摄水减少。王奶奶因患病及服用左旋多巴片的副作用，情绪不佳，进食受限，导致营养素摄入不足。王奶奶目前面部表情淡漠，说话含混不清，精神沮丧，食欲减退。

请问：

1. 老年人帕金森病的膳食指导原则有哪些？
2. 请为王奶奶制订膳食指导方案。

帕金森病（Parkinson disease，PD）又称震颤麻痹（paralysis agitans），是中老年常见的神经系统变性疾病，以静止性震颤、运动迟缓、肌强直和姿势平衡障碍为临床特征，是发生于大脑黑质和纹状体通路的神经系统变性疾病，主要病理改变是黑质多巴胺（DA）能神经元变性和路易小体形成。高血压脑动脉硬化、脑炎、脑外伤、中毒、基底核附近肿瘤及吩噻嗪类药物等产生的震颤、强直等症状，称为帕金森综合征。由于帕金森病患者肌张力明显增高、肢体震颤，能量消耗也相对增加；同时，该病还常合并自主神经功能紊乱，消化系统功能多有减退，胃肠蠕动乏力、痉挛，容易出现便秘及皮肤油脂分泌过多等问题，严重者可出现饮水呛咳、吞咽困难及流涎等症状。影响患者的食欲和进食，而营养对于帕金森病患者的健康状况起着非常重要的作用。因此对患有该病的老年人正确的饮食指导、合理的膳食选择就显得十分重要。

（一）营养相关因素

1. 维生素 B_6 避免过多摄取含维生素 B_6 的食物，因为维生素 B 会影响左旋多巴等抗震颤麻痹药通过血脑屏障进入脑内。

2. 蛋白质 由于蛋白质分解产生的某些氨基酸可与左旋多巴竞争血脑屏障，影响药物进入脑内发挥作用。早、中餐适当限制膳食中蛋白质的量，晚餐时补齐。

3. 咖啡碱、茶碱 帕金森病患者常常处于困倦状态，且使用多巴胺受体激动药，更易出现嗜睡状态，咖啡、茶等饮料，因其所含的咖啡碱、茶碱能抑制睡眠，故而可适量饮用。

4. 酒精 由于震颤麻痹患者存在姿势反射障碍，大量饮酒会影响平衡功能，加重颤抖症状。

（二）营养防治

帕金森病早期咀嚼和吞咽正常的患者营养治疗应确保能量供给，增加维生素和无机盐的摄入，补充充足的水分。

随着病程的进展，应根据患者的吞咽情况调整膳食种类。咀嚼能力减弱的帕金森病中期、晚期老年人给予易于消化、咀嚼、细软、无刺激的软食；咀嚼和吞咽功能受限的患者，可选用半流质饮食，如面片汤、稀饭、蛋羹等。

晚期吞咽困难的患者为防治反流和呛咳，可给予鼻饲流质饮食，如匀浆膳、肠内营养制剂等。食物应具有多样性，包括谷薯类、蔬菜类、水果类、乳类、大豆类、肉类等，尽量改善食物的色香味以促进食欲，必要时配合肠内营养相关制品调节营养代谢。进食时应采取坐位，身体稍前倾，动作宜慢，食物顺序依次为：软食 - 半固体 - 固体 - 液体。

帕金森病营养防治其目的在于维持较佳的营养和身体状况，并通过调整饮食，使药物治疗达到更好的效果。一般选择高能量、高维生素、高纤维素、低盐、低脂、适量蛋白质饮食，根据病情变化及时调整补充各种维生素，补充水分；避免高胆固醇、辛辣、刺激性食物，忌烟、酒。

1. 高能量 帕金森病患者肌张力增高，能量消耗增强，故所需的能量常高于同年龄段健康人。帕金森病老年人多卧床，每日需供给能量为 6.28～8.37MJ（1 500～2 000kcal）；能下床活动的帕金森病老年人，一般需供给能量 8.37～9.62MJ（2 000～2 300kcal）；仍在从事体力劳动的轻症帕金森病患者，需供给能量 10.05～12.55MJ（2 400～3 000kcal）。

2. 适量的蛋白质 帕金森病老年人蛋白质摄入量限制在 0.8g/（kg·d）以内，总量为 40～50g/d，以蛋、乳、肉、豆制品等优质蛋白为主。因蛋白质消化过程中可产生大量的中性氨基酸，与左旋多巴竞争入脑而影响其疗效，故富含蛋白质的食物（如肉、蛋、乳）建议在晚餐食用。

3. 限制脂肪 适当限制动物性脂肪，尽量食用植物油，如花生油、豆油、芝麻油、菜籽油等，有助于防止由于饱和脂肪和胆固醇摄入过多给身体带来的不良影响。饮食中过高的脂肪也会延迟左旋多巴药物的吸收，影响药效。

4. 适量碳水化合物 碳水化合物一般不影响左旋多巴的药效，可适量增加碳水化合物的比例占总能量的 60%～65% 为宜，增加谷类、粗粮的摄入量。

5. 充足的饮水 帕金森病老年人容易出汗，故应注意补充足够的水分，以减少尿路感染的发生、软化粪便、预防便秘、促进药物代谢、减少药物不良反应。在病情允许的情况下，每日的饮水量至少达到 2 000ml。

6. 丰富的维生素和无机盐 补充充足的维生素和多种无机盐、膳食纤维，适宜增加蔬菜、水果和蜂蜜。每日摄入 300～500g 的蔬菜，200～400g 水果。帕金森病老年人由于自主神经系统紊乱、药物不良反应等，容易发生便秘，故宜多摄入富含膳食纤维的蔬菜和水果。

7. 其他 避免刺激性调味品和食物，戒烟酒。

8. 药物与饮食的关系 进食与服药不要同时进行，通常服用左旋多巴类药物 30min 后进餐，以便药物能更好地吸收。

服用左旋多巴类药物时不要与鳄梨、大豆、牛肝、脱脂牛乳、燕麦、猪肉、金枪鱼、山药、酵母同服，以免抑制其药效。应用非选择性单胺氧化酶抑制剂的患者治疗时和停药后 2 周内不能使用左旋多巴类药物，同时应禁食乳酪、酸奶、巧克力、浓咖啡、含酒精的饮料、香蕉、菠萝、无花果、甘草、肝、鸡、用嫩肉粉处理过的肉、腌鱼、酵母、坚果和红酒等含酪氨酸高的食物，以免引起高血压。

（三）膳食指导

1. 食物选择

（1）宜选食物：富含维生素和果酸的食物，如番茄、黄瓜、苹果、蓝莓、草莓、猕猴桃等；适当摄入富含不饱和脂肪酸的食物，如深海鱼类、橄榄油等。

（2）忌（少）用食物：减少肥肉类、油炸类等高脂肪含量的食物；富含维生素 B_6 的食物，如荞麦、葵花子、香蕉、花生等。

2. 食谱与营养分析 案例分析：王奶奶，患有帕金森病，67 岁，身高 1.57m，体重 42kg，BMI 17.04kg/m²，属于消瘦。王奶奶 5 年前被诊断帕金森病，服用左旋多巴片治疗，2 片 / 次，3 次 /d；有震颤，行动迟缓，行走时常发生齿轮样僵硬，因喝水易呛咳而摄水减少。王奶奶营养素摄入不足。

帕金森病老年人（中期）食谱示例见表 5-29。

表 5-29 帕金森病老年人（中期）食谱

餐次	食物名称	原料名称	重量 /g（或体积 /ml）
早餐	黄油面包	面包片	50
		黄油	5
	燕麦粥	燕麦	30
	水煮茄子	茄子	100
加餐	橘子	橘子	100
午餐	面条	面粉	100
	果蔬羹	生菜	50
		番茄	50
		香蕉	50
	青椒茄子	青椒	50
		茄子	100
加餐	苹果汁	苹果	50
	梨汁	梨	50
晚餐	米饭	粳米	100
	豌豆牛肉	牛肉	50
		豌豆	50
	白菜肉丸汤	猪肉	15
		白菜	100
加餐	牛乳	牛乳	200
	乳酪饼干	饼干	30
		乳酪	30
大豆油 15g、黄油 2g；食盐 5g；饮水 2 000ml			

营养分析：食谱总能量 8.49MJ（2 030kcal），蛋白质 80g（320kcal，供能占总能量 16%），脂肪 56g（508kcal，供能占总能量 25%），碳水化合物 300g（1 200kcal，供能占总能量 59%）。

食谱分析：食谱通过“少食多餐”，按照高能量、适量蛋白、低脂肪的标准制订，能满足帕金森病老年人能量消耗较多的特点，也能改善消瘦老年人的营养需求；在晚餐补充牛乳、牛肉、瘦猪肉等富含蛋白质的食物，在补充蛋白质的同时还可避免影响药物的疗效；充足的蔬果和水果提供适宜的膳食纤维，在预防老年人便秘方面效果良好。

知识拓展

超体饮食法

超体饮食法特别关注影响大脑健康的饮食，包括全谷食物、绿叶蔬菜、家禽、豆类、坚果、红酒、鱼、橄榄油。研究表示，超体饮食法能通过其降低心血管疾病危险进而影响认知能力，晚年适度遵循超体饮食法饮食，阿尔茨海默病风险将降低；对于那些即使是偶尔使用超体饮食法，也可以降低阿尔茨海默病患病概率。

（陈仪坤）

第七节 恶性肿瘤的营养与膳食指导

案 例

王爷爷，66 岁，身高 1.72m，体重 70kg。王爷爷喜抽烟，每日 2 包；每日喝 150ml（3 两）白酒。王爷爷 1 年前因体检发现肺部病症，经复查诊断为肺癌；半年前实行肺癌手术，并先后进行 8 次化学治疗（简称化疗）；目前情况稳定，体重 62kg，已戒烟。

请问：

1. 老年人恶性肿瘤化疗期的膳食指导原则有哪些？
2. 请为王爷爷制订营养指导方案。

恶性肿瘤（malignant tumor）是机体在内因与外因的长期作用下，某些组织细胞异常增生而形成的新生物。恶性肿瘤的主要原因包括吸烟、长期大量饮酒、食品添加剂、环境污染、职业暴露及不良的膳食生活方式等。营养素摄入不足、过量及比例失衡均有可能促进癌症的发生。恶性肿瘤患者的营养治疗已成为恶性肿瘤多学科综合治疗的重要组成部分。

（一）营养相关因素

1. 能量 摄入和体力活动情况能反映宏量营养素的摄入情况。摄入过多高能量食品而增加体脂含量，是食管腺癌、胰腺癌、结直肠癌、绝经后乳腺癌、子宫内膜癌和肾癌发生的病因之一；腹型肥胖是结肠直肠癌的病因，并可能是胰腺癌、绝经后乳腺癌和子宫内膜癌的危险因素；超重或肥胖者罹患乳腺癌、结肠癌、胰腺癌、子宫内膜癌和前列腺癌的概率增高。

2. 蛋白质 膳食蛋白质过低，增加食管癌、胃癌等消化道癌症发病风险；富含蛋白质的食物，特别是高动物性膳食蛋白摄入与乳腺癌、结肠癌、直肠癌、胰腺癌、子宫内膜癌呈正相关；而高大豆蛋白的膳食可降低胃癌的发病风险，可能与大豆异黄酮等有关。

3. 脂肪 高脂肪膳食使人体产生大量的活性代谢产物，包括脂质过氧化物和氧自由基，攻击生物大分子如 DNA 和蛋白质，引起 DNA 损伤，促进癌症的发生。膳食脂肪的摄入与结肠癌、直肠癌、乳腺癌、肺癌、前列腺癌的危险性呈正相关。膳食脂肪的种类也与癌症的发生有关，如饱和脂肪酸和动物油脂的摄入与肺癌、乳腺癌、结肠癌、直肠癌、子宫膜癌、前列腺癌危险性增加有关。但是体脂含量增加可能是绝经前乳腺癌发生的保护因素。

4. 碳水化合物 摄入精制糖与乳腺癌、结肠直肠癌的危险性增加有关。高淀粉膳食本身无促癌作用，但常伴有蛋白质摄入量偏低和其他保护因素不足，且伴有胃的容积增大，易造成胃黏膜损伤，因此高淀粉食物可能增加胃癌的危险性。

5. 维生素 缺乏和不足会导致人体生理功能紊乱，可能引起肿瘤。适量补充维生素A、维生素C、维生素D、维生素E、胡萝卜素等可以降低肺癌、口腔癌、胃癌、结直肠癌、乳腺癌、卵巢癌等的发病风险。

6. 无机盐 微量元素与癌症有着密切的关系，有的具有抗癌作用，有的却促进癌症的发生。

（1）致癌的元素：如砷、镉、铅、镍、铍和铬以及它们生成的一些化合物。高水平的砷暴露明显增加皮肤癌、前列腺癌、肺癌、膀胱癌的发生率，并有剂量-效应关系。镉暴露可导致激素相关癌症、前列腺癌、膀胱癌、头颈部癌、胰腺癌、肺癌和肾细胞癌。铍可诱发肺癌。暴露于镉和镍及其化合物可导致鼻和鼻窦癌。铬酸盐可引起肺癌。卷烟中重金属等有害物质通过烟雾进入人体，可引起肺癌、口腔癌、食管癌、鼻咽癌、喉癌等，且长期大量吸烟对男性生育有不良影响。钙摄入量过高是前列腺癌的危险因素，所以钙的补充不是越多越好。碘过量和碘缺乏都会增加甲状腺癌的发病风险。另外，空气污染、水源污染所致的食物污染等均可增加人体内致癌物质的含量，诱发癌症。

（2）抗癌或抑癌的元素：增加膳食钙摄入量可降低结直肠癌发病风险。维生素D对钙的化学预防功能起协同作用，可能与维生素D增加肠钙吸收有关。多种癌症的死亡率与当地食物硒摄入量呈负相关。即土壤、谷物的硒水平越低，癌症的死亡率就越高。硒对许多致癌化学物质有拮抗作用。补硒能降低肝癌、结肠癌、乳腺癌、皮肤癌发病率，明显减少肿瘤动物的肿瘤数目。锌可降低动物肿瘤体积，有一定的抗癌作用。钼可中断亚硝胺类致癌物在体内的生成、提高免疫力抑制肿瘤发生。锗对胃癌、肺癌、子宫癌、乳腺癌、前列腺癌及多发性骨髓瘤等的治疗均有较好疗效。

7. 膳食纤维 能吸附致癌物质，稀释致癌物质，减少致癌物质与结肠黏膜的接触，降低癌症发病的危险，同时富含膳食纤维的食物又是低能量食物，低能量食物可预防和降低肥胖，而超重或肥胖是结肠直肠癌和食管癌的危险因素。富含膳食纤维的食物如蔬菜、水果、谷物等，可具有预防结直肠癌的作用，对预防食管癌有积极作用。食物中膳食纤维过少，是发生结肠癌的危险因素。但是膳食纤维过高可能增加胃癌的发病率。

8. 其他 膳食中还存在很多致癌因素，如化学物质N-硝基化合物、黄曲霉毒素、多环芳烃化合物、杂环胺类化合物等；食物残存的某些农药、重金属、激素、抗生素、二噁英、氯丙醇、丙烯酰胺，以及食品包装材料中残留的某些小分子物质等。如肝癌在我国高发，与长期饮酒及黄曲霉、铁摄入过量有关。植物性食物中的生物活性物质在预防和治疗癌症中有一定的辅助作用。

（二）营养防治

在恶性肿瘤患者的治疗过程中，合理提供营养支持，提供必要与足够的营养，可改善大部分肿瘤患者的营养状况，使患者体重丢失限制在最低限度，改善患者免疫功能，减少并发症的发生，降低死亡率。

1. 充足的能量 增加能量的摄入，可弥补因代谢增加而消耗的能量及减少体重的丢失。

无明显消耗的恶性肿瘤老年人可给予105～188kJ/(kg·d)[25～45kcal/(kg·d)]的能量；已有明显消耗的可供给209～251kJ/(kg·d)[50～60kcal/(kg·d)]；多数营养不良的可按146～167kJ/(kg·d)[35～40kcal/(kg·d)]供给。

也可依据个体的BEE情况提供能量，无明显消耗或肿瘤局限的按BEE的110%～130%供给，严重消耗或肿瘤较大，明显扩散的按BEE的130%～150%供给。

2. 充足的蛋白质 恶性肿瘤患者常伴有不同程度的蛋白质缺乏，供给足量的优质蛋白，可促进组织的修复，提高机体免疫功能。营养状况良好者，一般可按0.8～1.2g/(kg·d)供给；严重营养不良者，供给量为1.5～2.0g/(kg·d)。

3. 充足的碳水化合物 保证机体足够能量，减少蛋白质的消耗，保证蛋白质的充分利用。碳水化合物应占总能量的60%～65%。

4. 限制脂肪 脂肪的摄入量尤其是动物脂肪（主要是饱和脂肪酸）与多种恶性肿瘤的发生有关。应适当限制脂肪的摄入，脂肪的供给量应占总能量的15%～20%。多选用必需脂肪酸含量丰富的植物油。

5. 充足的维生素与无机盐 维生素A、维生素C、维生素E、β胡萝卜素、叶酸、番茄红素，以及锌、硒等具有抗癌作用。肿瘤患者应选择维生素与无机盐含量丰富的食物，亦应适量补充维生素和无机盐制剂。

6. 适宜的水分 最主要的依据是血生化指标及水出入量记录。一般按30～50ml/（kg·d）给予，每日应摄入水分为1 500ml左右。使每日尿量维持在1 000～1 500ml，血清电解质维持在正常范围。

7. 限制酒精摄入 为预防癌症，最好不饮酒，如果不能避免，饮酒量不超过膳食指南的推荐量。

8. 限制烟草 烟草与多种癌症，如肺癌、喉癌、口腔癌、唇癌、食管癌、膀胱癌等的发病明确相关。因此，癌症预防建议不要吸烟或咀嚼烟草。

9. 植物化学物

（1）类胡萝卜素：番茄红素是一种重要的类胡萝卜素，主要存在于番茄、紫红色葡萄柚、木瓜等红色蔬菜水果中。番茄红素摄入量或血浆中番茄红素的浓度和癌症发病的危险性呈明显负相关。

（2）类黄酮化合物：广泛存在于蔬菜、水果、茶叶、大豆中。这类化合物大部分具有抗氧化性及金属整合性，其中，有些化合物有抗癌活性，能抑制致癌物的致癌作用。

（3）有机硫化合物：十字花科蔬菜（如绿菜花、紫甘蓝、白菜、花菜等）都含有有机硫化合物的前体。而有机硫化合物可阻止实验动物体内致癌物的致癌作用，阻断致癌物的代谢，引起癌细胞凋亡，阻止癌细胞转移等。其他有机硫化合物来自蒜、葱、洋葱、韭菜等蔬菜，有抑制体内代谢酶活性的作用，从而与降低多种致癌物的致癌作用有关。

（4）菇类化合物：主要存在于水果、蔬菜及全谷类、豆类食物中，能抑制实验动物的化学致癌物的致癌作用，甚至能使癌细胞逆转。

（5）多酚化合物：多存在于大蒜、黄豆、绿茶等食物中，是一类抗氧化剂，有清除自由基、抗氧化、抗诱变发生的作用。其中，茶多酚能阻止多环芳烃和杂环胺等致癌物所造成的DNA损伤，阻止内源性致癌物形成和活化，动物实验表明，绿茶对肿瘤具有化学预防作用。

10. 其他抗癌物质 暴露于癌症危险因素下的人群和癌症患者可以适当补充抗癌物质以预防癌症的发生发展。硒和锗具有抗癌作用；铂与氨、氯元素结合的重金属络合物和硅的有机化合物，在治疗白血病、肠癌、骨癌、肺癌及前列腺癌方面有一定疗效；调节镁、铁、铜等元素在体内的平衡均可提高人体的抗癌能力。临床上使用如谷氨酰胺、精氨酸、核苷酸及ω-3脂肪酸等的特异性免疫营养物质，既可以改善肿瘤患者的营养，又可以提高机体免疫功能，诱导肿瘤细胞凋亡，与化疗药物具有一定的协同作用。

（三）膳食指导

1. 食物选择

（1）宜选食物

1）建议大部分癌症患者多食用优质蛋白类、常规脂肪类、纤维类，以及蔬菜、水果、维生素含量较高的食物等，保持新鲜、卫生，及时补充体内所需营养成分，有效提高免疫功能，增强抵抗力。

2）放化疗患者饮食：放射治疗（简称放疗）可引起食欲减退及消化道黏膜损伤，化疗患者常出现恶心、呕吐、食欲下降等上消化道症状。放化疗患者的摄入及吸收功能发生障碍，可给予清淡少油易消化的流质或半流质膳食，如牛乳冲米粉、牛乳冲鸡蛋、水果汁、鲫鱼汤等。可适当补充肠内营养剂，使患者提高放化疗的耐受性。

（2）忌（少）食物：戒烟限酒，忌食或少食腌制食物、烧烤类及油炸食物、动物脂肪、霉变食物和辛辣刺激性食物。

2. 食谱与营养分析 案例分析：王爷爷，66 岁，身高 1.72m，体重 62kg，BMI 20.96kg/m^2，属于正常范围；行肺癌手术和放疗治疗 8 次，体重减轻较快，为疾病消耗所致机体代谢消耗过快，有营养失衡现象，需要提供适宜的能量和营养素，改善营养不良，调节代谢。

恶性肿瘤老年人一日食谱示例见表 5-30。

表 5-30 恶性肿瘤老年人一日食谱

餐次	食物名称	原料名称	重量 /g（或体积 /ml）
早餐	小米粥	小米	50
	面饼	面粉	20
		玉米面	30
	芹菜拌腐竹	芹菜	50
		腐竹	25
加餐	银耳莲子羹	银耳	5
		莲子	10
		冰糖	10
午餐	面条	面粉	100
	苦瓜肉片	猪肉	30
		苦瓜	200
	青椒茄子	青椒	50
		茄子	150
加餐	甜牛乳	牛乳	200
		白糖	10
晚餐	米饭	粳米	50
	红烧黄鱼	黄鱼	300
	胡萝卜肉丝	猪肉	30
		胡萝卜	100
加餐	苹果	苹果	200
全日用油：大豆油 10g；全日用盐：食盐 5g			
全日饮水：1 500ml，按照“量出为入”和“按缺补入”原则，控制水摄入量			

营养分析：食谱总能量 8.56MJ（2 045kcal），蛋白质 110g（440kcal，供能占总能量 22%），脂肪 45g（405kcal，供能占总能量 20%），碳水化合物 300g（1 200kcal，供能占总能量 58%）。

食谱分析：食谱主副食供给合理；提供充足的能量和蛋白质，在保证主食的情况下，增加瘦猪肉、鱼类等优质蛋白的摄入；通过蔬菜和水果补充适宜维生素和膳食纤维；整体膳食清淡，有利于放化疗老年人群食用。

（四）恶性肿瘤营养治疗方案

根据恶性肿瘤老年人病情、所采用的抗癌治疗方式、进食情况和营养状况制订营养治疗方案，并随时调整。肿瘤患者营养支持的指导原则：①肿瘤患者若有严重营养不良或因胃肠道功能障碍和其他代谢、药物、放疗等毒性因素预期患者膳食不足 1 周者，应给予肠内或肠外营养支持，并尽可能进行抗癌治疗。②营养良好或仅有轻度营养不良，并预期自然膳食足够的肿瘤患者在手术、化疗或放疗时无须特殊营养支持。③完全肠外营养支持对化疗或放疗无效的进展期肿瘤患者。

1. 手术患者营养治疗

（1）术前营养治疗：目的在于改善恶性肿瘤患者的营养状态，提高其对手术的承受能力，减少术后并发症，降低死亡率。体重丢失 15%～20% 者，继发于营养不良的并发症危险性显著增加。对严重营养不良者及需进行大手术的营养不良患者，术前应进行营养支持，提供充足的能量和各种营养素。首先选择肠内营养，若因局部病变或治疗限制不能利用胃肠道时，才考虑肠外营养支持。术前肠内营养除经口服，还可经鼻胃管或胃，空肠造瘘提供。

（2）术后营养治疗：可在术后第 1、2 日待患者内环境稳定后，开始肠外营养支持；估计术后需较长时间禁食或 1 周以上不能进食者，可在术后做胃或空肠造瘘，术后早期（24～48h 内）开始肠内营养支持，逐渐经口进食半量流质，至全量流质。若无合并吻合口瘘发生，可结合患者全身情况，通常 14d 左右可给少渣半量半流质饮食，以后逐渐增加饮食的质和量。也有主张术后立即用空肠造口置管滴入营养液，待肠功能恢复后即可滴入 5% 葡萄糖溶液，或 5% 葡萄糖盐水做试餐。若无腹泻等反应，开始增滴米汤，以后可滴要素饮食、匀浆饮食等。每日总能量，包括肠内和肠外营养在内，至少保持 10.46～12.55MJ（2 500～3 000kcal），蛋白质要求超过 100g/d，并逐渐增加肠内营养，减少肠外营养。

（3）放疗和化疗期间的营养治疗：放疗和化疗在杀死肿瘤细胞的同时，也损伤正常的组织细胞。化疗药物可损伤胃肠道黏膜，加重肝细胞损害，造成口腔炎、咽喉炎、胃肠道黏膜炎症和肝功能障碍。患者常表现为恶心、呕吐、厌食、腹泻、进食量减少等。放疗和化疗还可损害机体的免疫功能，增加感染性并发症的发生。患者难以承受大剂量的放疗和化疗。在对肿瘤患者放疗和化疗的同时进行营养支持是十分必要的。肠内营养有助于胃肠道黏膜的修复，维护肠黏膜屏障，应首先选择肠内营养，根据患者吞咽情况，采用清淡少油流质膳食，可适当补充肠内营养制剂。如果存在严重的胃肠功能障碍或明显消化道症状，则应选择肠外营养支持。

2. 放疗营养方案

（1）在保证主食量的同时适当增加高蛋白质和高维生素食物（如鸡蛋、酸奶、豆制品、瘦肉、多种蔬菜、水果）的摄入量。

（2）可以在治疗前 1h 吃一些食物以保证不要空腹接受治疗。少食多餐要好于只进三次正餐。手边可常备一些加餐食物，如面包、饼干、酸奶、水果、坚果等。

（3）经口正常进食不能满足营养需要的患者可使用营养补充品（如肠内营养制剂）。每日 1～2 杯营养液可改善营养不良，预防白细胞降低。

（4）对头颈部放疗引起口干的患者应多喝水，另外饮食中可增加一些滋阴生津的食物，如梨汁、橙汁、酸梅汤等。

（5）严重口腔炎、食管炎导致吞咽困难的患者，可以给流食或半流食，如牛乳、鸡蛋羹、米粥、果蔬汁、匀浆膳等，并避免过冷、过热及酸辣等刺激性食物。口腔炎患者还应定期漱口，有助于预防口腔感染。

（6）肠道放疗导致放射性肠炎的患者，急性期应尽量避免油腻、高纤维（如玉米、大麦、芹菜等）、产气多的果蔬（如萝卜、韭菜、甜瓜等），刺激性食物及碳酸饮料等。可食含膳食纤维少的蔬菜如冬瓜、去皮番茄、煮熟的生菜、马铃薯等。腹泻严重的患者可暂时禁食，通过肠外营养支持补充营养。

3. 化疗营养方案 尽量保证在开始化疗前摄入东西，并利用治疗反应发生的间隙及食欲好时多摄入食物。化疗前进食清淡食物，可增加对化疗药物的耐受性。对食欲减退、消化不良的患者可选用开胃，助消化的食物，如山楂、白萝卜、山药、酸奶等。少食多餐，多吃一些营养丰富又健康的加餐食品。进食不足时应注意补充维生素 B 族等多种维生素制剂。一些化疗副作用可能在治疗结束后几个小时或几日就消失了，如果副作用持续导致食物摄入明显减少超过 1 周，应及时给予营养支持。化疗的患者应注意膳食平衡，同时适当增加一些富含蛋白质和维生素的食物。便秘的患者首先应多饮水，并注意饮食补充膳食纤维、油脂、益生菌等，多选用蔬菜、水果、坚果、各种豆类、杂粮、酸奶等。饮食调整效果不好的患者也可补充纤维素制剂。

4. 家庭营养治疗 对于伴有严重厌食、但不准备再做进一步抗肿瘤治疗的患者，若胃肠功能存在，可提供家庭肠内营养治疗，以期改善生活质量。对有持续肠梗阻或严重胃肠功能障碍，不能应用肠内营养及各种治疗措施均无效的患者，可以明确告知患者或其家属，TPN 无助于控制或缓解病情、有潜在并发症及需要相当的经济费用，经患者及其家属同意后可应用家庭肠外营养治疗。

知识拓展

恶性肿瘤营养不良五阶梯治疗原则

老年人、恶性肿瘤及其他良性慢性消耗性疾病患者是营养不良的高发人群。营养不良治疗的基本要求应该是满足能量、蛋白质、液体及微量营养素的目标需要量；最高目标是调节异常代谢、改善免疫功能、控制疾病（如肿瘤）、提高生活质量、延长生存时间。

营养不良的规范治疗应该遵循五阶梯治疗原则：首先选择营养教育；然后依次向上晋级选择口服营养补充、全肠内营养、部分肠外营养、全肠外营养。

思考题

1. 当为冠心病老年人进行膳食指导时，应注意哪些营养问题？请为冠心病老年人制订一份平衡膳食指导方案。

2. 骨质疏松症老年人补钙时应注意哪些事项？富含钙的食物有哪些？

3. 胆囊炎缓解期的老年人需摄入高膳食纤维的说法是否正确？为什么？

4. 王爷爷，74 岁，肝硬化早期，食欲欠佳，恶心，上腹部不适。请为王爷爷制订一份平衡膳食指导方案。

实训指导

营养学实际临床工作常用单位千卡（kcal），为方便实际工作需要，实训指导部分能量采用 kcal 为单位，kcal 与 kJ 换算关系为 1kcal=4.184kJ，具体可参考第一章内容。

实训一　医院膳食制作

一、半流质膳食的制作

【实训目标】

1. 学会半流质膳食的配制及制备过程。
2. 培养学生严格遵守卫生操作要求的职业素养。

【实训内容】

王爷爷，70 岁，171cm，79kg，今晨 T 38.5℃，多数牙齿脱落。请为王爷爷配制膳食。

【实训步骤】

（一）案例分析

1. 确定每日总能量　标准体重（kg）=171−105=66（kg），BMI=79/1.71^2≈27.02（kg/m^2），体型超重。

参照表 5-4 轻体力劳动肥胖或超重者，计算全日供应的总能量=66×（20～25）=1 320～1 650（kcal）。考虑到王爷爷 T 38.5℃，中度发热，且多数牙齿脱落，应为其配制半流质膳食。

综上，全日供应的总能量可为 1 500kcal 左右。

2. 计算宏量营养素每日需要量　蛋白质 = 1 500 ×（15%～20%）÷ 4 = 56.25～75（g），脂肪=1 500×（20%～30%）÷9≈33.33～50（g），碳水化合物=1 500×（50%～65%）÷4=187.5～243.75（g）。

3. 食物频次　少量多餐，每日 5～6 餐。

4. 食物要求　食物呈半流体状，易咀嚼吞咽，含膳食纤维少。

（二）食谱推荐示例

见实训表 1-1。

实训表 1-1　半流质一日食谱

餐次	食物名称	原料	重量/g（或体积/ml）
早餐	麦片粥	麦片	50
		牛乳	200
		白糖	15

续表

餐次	食物名称	原料	重量/g(或体积/ml)
早餐	肉菜包子	瘦肉	10
		白菜	50
		面粉	30
加餐	银耳汤	银耳	10
		白糖	15
午餐	肉菜馄饨	瘦肉	30
		白菜	50
		面粉	60
加餐	肉末蛋羹	鸡蛋	50
		瘦肉末	40
晚餐	鸡蓉粥	鸡胸肉	25
		大米	50
加餐	甜藕粉	藕粉	30
		白糖	15
全日用油 20g，用盐 2g，酱油 10ml 能量：1 496kcal；碳水化合物：229g；脂肪：45g；蛋白质：62g			

（三）食谱制作

1. 麦片粥的制作

（1）用料：麦片 50g，牛乳 200ml，饮用水 50ml，白糖 15g。

（2）制法：将麦片放入小锅内加水煮软；加入牛乳，用小火煮片刻，随时搅拌，以免牛乳溢出；离火，加入白糖，盛出即可食用。

2. 肉末蛋羹的制作

（1）用料：鸡蛋 50g，瘦肉 40g，饮用水 300ml，酱油 10ml，食盐 1g，橄榄油 10g。

（2）制法：将鸡蛋打入碗中，用筷子打匀，加入剁碎的鸡胸肉末、酱油、盐、橄榄油搅拌均匀，最后加入水；放入蒸锅，中火蒸 10～15min 后断电，盛出即可食用。

3. 鸡蓉粥的制作

（1）用料：鸡胸肉 25g，大米 50g，饮用水 250ml，食盐 1g。

（2）制法：将鸡胸肉剁成蓉，加适量清水调散成糊状备用；将大米洗净放入砂锅内加水煮半小时后再加入鸡蓉煮至出稠；离火，加盐调味，盛出即可食用。

【注意事项】

1. 半流质膳食食物选择应含膳食纤维少，避免煎炸、爆炒等方法，避免用辣椒、芥末、胡椒粉、咖喱等刺激性调味品。

2. 制作过程需严格遵守卫生操作要求，严防细菌污染，保证卫生安全。

二、冷流质膳食的制作

【实训目标】

1. 学会冷流质膳食的配制及制备过程。

2. 培养学生严格遵守卫生操作要求的职业素养。

【实训内容】

王奶奶，65 岁，150cm，62kg，居家养老，平素身体健康，无其他基础疾患，昨日因牙疼去医院拔牙。请为王奶奶配制膳食。

【实训步骤】

（一）案例分析

1. 确定每日总能量 标准体重（kg）=150－105=45（kg），BMI=62/1.50^2≈27.56kg/m^2，体型超重。

参照表 5-4 轻体力劳动肥胖或超重者，计算全日供应的总能量=45×（20～25）=900～1 125（kcal），考虑到王奶奶昨日拔牙，应为其配制冷流质膳食。

综上，全日供应的总能量为 900kcal。

2. 计算宏量营养素每日需要量 蛋白质=900×（15%～20%）÷4=33.75～45（g），脂肪=900×（20%～30%）÷9=20～30（g），碳水化合物=900×（50%～65%）÷4=112.5～146.25（g）。

3. 食物频次 少量多餐，每日 6～7 餐。

4. 食物要求 食物均为流质状态，易吞咽，易消化。

（二）食谱推荐示例

见实训表 1-2。

实训表 1-2 冷流质一日食谱

餐次	食物名称	原料	重量/g（或体积/ml）
早餐	水冲米粉	米粉	10
		饮用水	150
		糖	5
加餐	豆腐脑	豆腐脑	400
午餐	鸡蛋冲米粉	鸡蛋	100
		米粉	10
加餐	甜藕粉	藕粉	10
		白糖	5
	牛乳	牛乳	150
晚餐	浓米汤	小米	50
加餐	芝麻糊	芝麻糊	70
全日用油 4g；用盐 2g			
能量：901kcal；碳水化合物：139g；脂肪：28g；蛋白质：36g			

（三）食谱制作

1. 鸡蛋冲米粉的制作

（1）用料：米粉 10g，鸡蛋 100g，饮用水 150ml，盐 1g。

（2）制法：米粉冷水下锅，沸腾后加入鸡蛋，慢慢搅拌将蛋捣碎后，继续煮 7～8min 煮软，待凉至 50～60℃，盐调味，晾凉后即可食用。

2. 藕粉的制作

（1）用料：藕粉 10g，温饮用水 250ml，白糖 5g。

（2）制法：温水中倒入藕粉，搅拌均匀，加入糖调味，晾凉后即可食用。

【注意事项】

1. 冷流质膳食食物选择不用热食品、酸味食品及含刺激性香料的食品。
2. 制作过程需严格遵守卫生操作要求，严防细菌污染，保证卫生安全。

三、清流质膳食的制作

【实训目标】

1. 学会清流质膳食的配制及制备过程。

2. 培养学生严格遵守卫生操作要求的职业素养。

【实训内容】

王奶奶，65 岁，160cm，60kg，退休居家养老，昨日出现急性腹泻，身体极度虚弱，现卧床休息。请为王奶奶配制膳食。

【实训步骤】

（一）案例分析

1. 确定每日总能量 标准体重（kg）=160－105=55（kg），BMI=60/1.60^2≈23.44（kg/m^2），体型正常。参照表 5-4 卧床体型正常者，全日供应的总能量=54×（15～20）=810～1 080（kcal），考虑到王奶奶出现急性腹泻，身体极度虚弱，应为其配制清流质膳食。

综上，全日供应的总能量可为 810kcal。

2. 计算宏量营养素每日需要量 蛋白质=810×（15%～20%）÷4≈30.38～40.5（g），脂肪=810×（20%～30%）÷9=18～27（g），碳水化合物=810×（50%～65%）÷4≈101.25～131.63（g）。

3. 食物频次 少量多餐，每日 6～7 餐。

4. 食物要求 食物均为流质状态，易吞咽，易消化。

（二）食谱推荐示例

见实训表 1-3。

实训表 1-3 清流质一日食谱

餐次	食物名称	原料	重量/g（或体积/ml）
早餐	甜米汤	大米	25
		白糖	8
加餐	牛乳	牛乳	220
午餐	过箩猪肉汤	瘦肉	50
	蒸蛋羹	鸡蛋	50
加餐	甜藕粉	藕粉	30
		白糖	10
晚餐	冲鸡蛋水	鸡蛋	50
加餐	橘子汁	橘子汁	150
全日用油 6g；用盐 1g			
能量：807kcal；碳水化合物：121g；脂肪：25g；蛋白质：32g			

（三）食谱制作

过箩猪肉汤：

1. 用料 瘦肉 50g，饮用水 300ml，盐 1g。

2. 制法 将瘦肉洗净，剁碎，置于冷水中，加入葱、姜、料酒，煮沸；去掉汤中的白沫，置于微火上煨 1h 煮烂；放少许盐离火，过滤弃渣，取汤降温至 42℃即可食用。

【注意事项】

1. 清流质膳食是一种限制较严的流质膳食，食物选择要求不含产气食物、残渣最少，比一般流质膳食更为清淡。

2. 制作过程需严格遵守卫生操作要求，严防细菌污染，保证卫生安全。

四、麦淀粉膳食的制作

【实训目标】

1. 学会麦淀粉膳食的制备过程。
2. 培养学生严格遵守卫生操作要求的职业素养。

【实训内容】

王奶奶，70 岁，165cm，46kg，居家养老，患有慢性肾衰竭。请为王奶奶配制膳食。

【案例分析】

王奶奶患有慢性肾衰竭，能量摄入来源应以碳水化合物为主，考虑以麦淀粉为主食，故只介绍麦淀粉膳食的制作，食谱配餐参考第五章第五节。

【食谱制作】

1. 麦淀粉的制作

（1）用料：面粉、水。

（2）制法：将面粉加水（加面粉 60% 的水）揉成面团（用手揉至不沾手为止）盖好，室温下静置 1～2h；将面团放于盆中并加水（加水量为面团的 3～4 倍），用手反复揉搓，使淀粉洗于水中，如此反复加水 4 次，直至洗不出淀粉及其他可溶性物质为止；将 4 次的洗浆水集中，静置后倾去上层清水，收集下层所剩淀粉沉淀盛入布袋内沥干晾晒，即得麦淀粉。

2. 麦淀粉糕的制作

（1）用料：麦淀粉、红枣、果料、白糖。

（2）制法：取适量麦淀粉，用相当 1/2 淀粉量的开水倒入（尚存部分干淀粉），立即揉成面团；取适量面团分成 2～3 份，擀成较厚的面片，放在平盘中；在每层间撒入适量红枣、白糖、果料等，置蒸锅中蒸熟；取出切成方块状或三角状即可食用，最好热吃，冷后变硬。

【注意事项】

1. 有肝性脑病并发症的老年人常有食管静脉曲张同时存在，慎用含膳食纤维高的食物，禁用辣椒等刺激性的调味品。

2. 制作过程需严格遵守卫生操作要求，严防细菌污染，保证卫生安全。

五、匀浆膳食的制作

【实训目标】

1. 学会匀浆膳食的配制及制备过程。
2. 培养学生严格遵守卫生操作要求的职业素养。

【实训内容】

王奶奶，70 岁，居家养老，身高 173cm，体重 81kg，患有阿尔茨海默病，进食困难。针对王奶奶的情况，为其配制 2 000ml 匀浆膳食。

【实训步骤】

（一）案例分析

1. 确定每日总能量 标准体重(kg)=173－105=68(kg)，BMI=81/1.73^2≈27.06(kg/m^2)，体型超重。

参照表 5-4 轻体力劳动肥胖或超重者，计算全日供应的总能量＝68×（20～25）＝1 360～1 700（kcal）。考虑到王奶奶患有阿尔茨海默病且进食困难，应为其配制匀浆膳食。

综上，全日供应的总能量可为 1 550kcal。

2. 计算宏量营养素每日需要量 蛋白质＝1 550×（15%～20%）÷4≈58.13～77.5（g），脂肪＝1 550×（20%～30%）÷9≈34.44～51.67（g），碳水化合物＝1 550×（50%～65%）÷4≈193.75～251.88（g）。

（二）食谱推荐示例

见实训表 1-4。

实训表 1-4 匀浆膳一日食谱

原料	重量 /g（或体积 /ml）
大米	130
小米	140
胡萝卜	100
菠菜	100
南瓜	50
食盐	2
牛乳	200
鸡胸肉	80
鸡蛋	100
猪肝	30
豆腐（南）	30
橄榄油	15
能量：1 545kcal；碳水化合物：239g；脂肪：43g；蛋白质：68g	

（三）食谱制作

1. 用料 大米 130g、小米 140g、胡萝卜 100g、菠菜 100g、南瓜 50g、豆腐（南）30g、鸡胸肉 80g、鸡蛋 100g（2 个）、猪肝 30g、牛乳 200ml、温水 1 600ml、食盐 2g、橄榄油 15ml。

2. 制法 将所需的全部生食材洗净，切块备用；菠菜焯水，备用；大米、小米蒸熟，备用；鸡蛋煮熟，备用；胡萝卜、南瓜、豆腐、鸡胸肉、猪肝切块，煮熟，备用；将以上食物倒入料理机中，添加牛乳、温水、食盐和橄榄油，打碎即可食用。

3. 食用方法 一日共制备 2 000ml，可分 6 次食用，早餐、早点、午餐、午点和晚餐，每次 350ml，晚餐后加餐 250ml。间隔时间是 3h。

【注意事项】

1. 食材原料要新鲜自然，食材与器具要彻底清洗干净卫生，防止细菌污染，最好现配现用，24h 内未用完部分需抛弃。

2. 生食捣碎后再煮熟易凝结成块，应先煮熟再捣碎处理。若食物中粗纤维较丰富，应先过筛后再选用。

【实训任务】

王奶奶，68 岁，身高 165cm，体重 60kg，和医生预约了下周一早晨去镶牙。请为王奶奶配制下周一的一日食谱。

（秦　娜　朱　嵩）

实训二　膳食调查与评价

一、老年人膳食调查与评价（个体 24h 膳食回顾法）

【实训目标】

1. 掌握个体 24h 膳食回顾法调查表的设计方法。个体 24h 膳食回顾法调查表的使用方法与使用注意事项。

2. 会填写和整理调查表，计算分析营养素指标，进行膳食评价。

3. 培养学生尊重、关心老年人的人文精神，提高沟通、解决工作中实际问题的能力。

【实训内容】

社区王爷爷，68 岁，身高 172cm，体重 78kg，生活能自理，健康状态良好，独居，有一女儿在同一城市居住，每周日来看望一次。上周社区体检报告提示王爷爷血脂偏高，社区派照护师对王爷爷进行为期 3d 的 24h 膳食回顾调查。请为社区健康服务中心提供膳食指导依据。

【实训准备】

1. 物品准备 食物成分表、食物图谱、24h 膳食回顾法调查表、本、铅笔、橡皮。

2. 器材准备 计算器、标准容器、食物模型等。

3. 环境准备 学生宿舍或教室、社区居民家。

【实训步骤】

1. 调查前的准备

（1）设计调查表：在调查前根据调查目的和调查对象设计好调查用的记录表。调查表的设计首先要明确调查对象、时间、地点等基本信息。除此之外可以加入调查对象的基本信息（如姓名、性别、年龄、身高、体重、联系方式等）。个体 24h 膳食回顾法调查表见实训表 2-1。

（2）准备食物模型、食物图谱、各种标准容器，方便调查人员对摄入食物的量进行估计。

（3）熟悉被调查者家中常用的容器及其容量（如碗、盘、杯子等）。估计其常用食物的重量。根据食物质量折算参照表中的参数得出原料生活总的质量并填写在调查表中。

（4）准备常用食物一般营养成分表及营养计算器软件。

实训表 2-1　个体 24h 膳食回顾法调查表

姓名　　　　性别　　　　年龄　　　　联系电话

进餐时间	食物名称	原料名称	原料重量 /g（或体积 /ml）	进餐地点	可食部分占比
调查人员：					
膳食评价：体重　　　　身高　　　　活动强度					
BMI＝ 能量需要量＝					
膳食结构： 蛋白质占总能量比： 脂肪占总能量比： 碳水化合物占总能量比：					
膳食指导建议：					

注：

1. 食物名称指调查对象在过去 24h 内进口的所有食物的名称。可以是主食，如米饭、馒头等；也可以是菜名，或者水果、小吃的名称。
2. 原料名称指前述“食物名称”中所列食物的各种原料名称，如馒头的原料是面粉，冬笋炒肉的原料是冬笋和猪肉等。
3. 原料重量（体积）指各种原料的实际摄入量。
4. 进餐时间通常分为早餐时间、午餐时间、晚餐时间，以及上午加餐时间、下午加餐时间和晚上加餐时间。
5. 进餐地点指进食每餐以及各种小吃的地点，如在家、机构（中心）、饭馆、摊点等。

2. 膳食调查过程

（1）膳食调查步骤

1）入户说明来意：使被调查对象了解调查的目的、意义，建立起信任，取得对方的积极配合。

2）说明调查内容：调查人员简要介绍调查内容，明确告诉被调查者回顾调查的时间周期。调查内容应包括调查者的基本信息、进餐时间、食物名称、原料名称、原料重量及进餐地点等。

3）调查和记录：调查员按照24h内进餐顺序分别询问摄入的所有食物（包括零食，但不包括调味品）的种类和数量、进餐地点。将结果登记在实训表2-1中。

4）引导回顾记录要点：如被调查者回顾不清时，可简短地让其回顾前一日所从事的活动，这将有助于调查对象对膳食的回忆，再利用食物图谱或常用的容器等帮助其回顾膳食的摄入量。

5）资料的分析、计算：在调查完成后及时对调查表的内容进行检查、复核、计算。

（2）调查过程中的注意事项

1）24h膳食回顾法的特点为调查前无预告，调查前要与受访者建立良好的沟通气氛，并说明调查仅供研究使用，不会对外泄露个人信息。

2）引导调查按照时间顺序回忆24h之前所食用的食品，提醒有无零食、饮料等摄入，如有应进一步了解所摄入食品的配料、食品与原料重量（体积）、食用量。如果是包装食品，需通过包装了解每种食品的成分表、有效期，食品或原料重量（体积）、能量、料理方法等信息。

3）如果受访者食用了面包、牛乳、零食等，需详细记录食品的品牌、名称与容量规格，便于后期复查时准确核实食品摄入量。

4）完成常规餐食调查后，应询问受访者是否有单独服用维生素类保健食品、微量元素类保健食品、蛋白质饮品、减重药及功能性饮料，以及其他药品等。

3. 膳食调查计算 膳食调查完成后，调查者需要查阅食物成分表，或者使用教师确认过的营养计算软件，计算每种营养素的平均摄入量，并明确下列内容：

（1）每日膳食中各类食物的重量及可食部分所占的百分比。

（2）经过膳食调查所获得的各类营养素的每日摄入量，填入实训表2-2中。营养素含量计算公式：

某种营养素含量＝食物质量（g）×可食部分的比例×100g食物中营养素的含量

实训表2-2 各类营养素的每日摄入量

被调查者姓名　　　　　　电话　　　　　　时间

餐次	食物名称	可食部分/%	能量/kcal	蛋白质/g	脂肪/g	碳水化合物/g	维生素A/μgRE	维生素C/mg	烟酸/mg	维生素B_1/mg	维生素B_2/mg	钙/mg	铁/mg
早餐													
午餐													

续表

餐次	食物名称	可食部分/%	能量/kcal	蛋白质/g	脂肪/g	碳水化合物/g	维生素A/μgRE	维生素C/mg	烟酸/mg	维生素B_1/mg	维生素B_2/mg	钙/mg	铁/mg
晚餐													

(3) 计算个体营养素日摄入水平：查DRIs，见附录一，获得65岁以上老年人膳食营养素RNI或AI；将膳食调查的每日摄入量、RNI或AI、实际摄入量/参考摄入量，填入实训表2-3中；通过膳食调查获得的实际摄入量要与参考摄入量进行比较，根据比例评价能量及个体营养素的摄入水平。

实训表2-3　膳食营养素日摄入量评价表

被调查者姓名　　　　　　　　电话　　　　　　　　时间

项目	能量/kcal	蛋白质/g	脂肪/g	碳水化合物/g	维生素A/μgRE	维生素C/mg	烟酸/mg	维生素B_1/mg	维生素B_2/mg	钙/mg	铁/mg
摄入量											
RNI/AI											
实际摄入量/参考摄入量/%											

填表人　　　　　　　　　　　　　　　　　　　　核对人

(4) 能量、营养素来源分配的计算与评价：根据蛋白质、脂肪、碳水化合物的能量系数，分别计算出蛋白质、脂肪、碳水化合物提供的能量及占总能量的百分比，填入实训表2-4中，评价产能食物能量摄入是否合理。

实训表2-4　蛋白质、脂肪、碳水化合物的供能百分比

营养素名称	摄入量/g	所提供能量/kcal	所占总能量/%
蛋白质			
脂肪			
碳水化合物			

(5) 能量的食物来源分配计算：膳食中谷类、豆类、动物性食物和纯能量食物所供给的能量占总能量的百分比各有不同。一般认为，合理的能量来源分配比应是谷类占55%～65%，豆类及动物性食物不低于20%。

将计算结果填入实训表2-5中。

实训表2-5　能量的食物来源分布

食物来源	能量/kcal	供能比/%
谷类及薯类		
豆类		
动物性食物		

续表

食物来源	能量 /kcal	供能比 /%
纯能量食物		
其他食物		
合计		

（6）蛋白质来源分布：膳食蛋白质因食物来源不同，其营养价值差别也很大。在进行营养调查时，膳食蛋白质的来源是重要的评定内容。根据我国的膳食结构及饮食习惯，一般认为动物蛋白和豆类蛋白质占蛋白质总摄入量的1/3以上是比较合理的。

将计算结果填入实训表2-6中。

实训表 2-6　蛋白质食物来源比例

蛋白质食物来源	摄入量 /g	占总蛋白质摄入量的比例 /%
植物性食物蛋白质（除豆类）		
豆类食物蛋白质		
动物性食物来源蛋白质		

（7）计算三餐能量分布：将早、中、晚三餐的所有食物提供的能量分别按餐次累计相加，得到每餐摄入的能量，然后除以全日摄入的总能量得到每餐提供能量占全日总能量的比例，具体见实训表2-7，评价三餐比例是否合理。

实训表 2-7　一日三餐能量分配比例

进餐时间	摄入能量 /kcal	占总能量百分比 /%
早餐		
中餐		
晚餐		

三餐能量按早餐25%～30%、午餐40%、晚餐30%～35%分配，比例较适宜。

4. 膳食调查评价及建议

（1）提交24h膳食调查后的膳食评价。

（2）针对王爷爷膳食中存在的营养问题提出合理建议。

【实训任务】

1. 采用24h膳食回顾法调查1位老年人前一日的膳食情况。
2. 对调查结果进行计算及评价。
3. 讨论膳食调查过程中遇到的问题，如何提高膳食调查的准确性。

二、老年人（群体）膳食调查与评价

【实训目标】

1. 掌握膳食计算方法和食物成分表的使用方法。
2. 熟悉老年人（群体）膳食调查的方法和营养相关计算机软件。
3. 了解老年人（群体）调查的现实意义。
4. 学会分析老年人（群体）膳食调查结果并进行评价。
5. 在调查过程中培养尊敬、关爱老年人的职业素养。

【实训内容】

学生到某一养老机构进行膳食调查，跟餐厅经理说明在此养老机构进行5月7日至5月11日为期5d的膳食调查，经理了解具体情况后让食材库管员将餐厅的食材出入账本交给学生，又让餐厅售卖经理说明这日餐厅进餐人数。

经统计：有420名老年人在此餐厅用膳，其中男性122人，女性298人，年龄在68～75岁，都自行到餐厅进餐，每位老年人三餐几乎在此餐厅进餐。

学生查账得知：5月7日，食材库存鸡蛋20kg、豆油100kg、稻米2 450kg、富强粉800kg、白醋10kg、酱油40kg、盐30kg，当日购进草鱼30kg、猪肉30kg、酸奶120kg、油菜100kg、冬瓜150kg、草莓200kg、老豆腐100kg；5月8日，购进猪肝12kg、鸡蛋45kg、青椒40kg、番茄60kg、马铃薯120kg、老豆腐100kg；5月9日，购进豆干25kg、猪肉40kg、小青菜100kg、酸奶120kg、香蕉200kg；5月10日，购进老豆腐100kg、草鱼20kg、猪肉40kg、黄瓜100kg、油菜100kg、长茄子180kg；5月11日，购进猪肉30kg、草鱼40kg、老豆腐100kg、小青菜100kg、番茄60kg。5月11日晚间，食材库出入账显示现有库存稻米1 200kg、富强粉320kg、白醋5kg、酱油30kg、植物油50kg、盐20kg。

【实训准备】

1. 物品准备 准备相应调查表格，包括食物用量记录表、机构老年人用餐人数记录表、食物营养成分计算表、每日营养素摄入量与推荐量比较表、每日宏量营养素供能百分比等。

2. 器材准备 笔、计算器、机构食谱编制软件。

3. 环境准备 教室、宿舍或机构食堂。

【实训步骤】

记账法

（1）将调查结果填入实训表2-8和实训表2-9。

实训表2-8 食物用量记录表

项目	食物1	食物2	……	食物 *n*
结存数量/kg				
月 日购入食物量				
月 日购入食物量				
月 日购入食物量				
月 日购入食物量				
月 日购入食物量				
剩余数量/kg				
废弃数量/kg				
实际总消耗量/kg				

实训表2-9 机构老年人用餐人数记录表

项目	男性			女性		
	早	午	晚	早	午	晚
月 日用餐人数						
月 日用餐人数						
月 日用餐人数						
月 日用餐人数						
月 日用餐人数						
用餐总人数						
总人日数						

（2）计算此养老机构平均每人每日各类食物的消耗量：将调查期间所记录的各种食物的消耗总量除以总人日数，并将kg化为g记录到实训表2-10。

（3）计算平均每人每日膳食中能量及各种营养素摄取量：根据每人每日各类食物的消耗量，查食物成分表，将相关数据记录入食物营养成分计算表中。算时须先折成可食重量（食物消耗量×可食部分%=可食重量）后再按可食部分100g计算，并填入实训表2-10。

（4）查出平均供给量标准：本膳食调查的对象是某养老机构，其年龄、劳动强度基本相似，其平均摄入量标准可直接参照DRIs（附录一）。

实训表2-10　食物营养成分计算表（每100g食物的营养成分）

食物名称	重量/g	可食部分/%	蛋白质/g	脂肪/g	碳水化合物/g	能量/kcal	钙/mg	铁/mg	维生素A/μgRE	维生素B_1/mg	维生素B_2/mg	维生素C/mg	维生素D/mg

注：重量指养老机构全部就餐老年人的5月7日至5月11日所消耗的各种食物量。

（5）膳食中能量和营养素的摄取量与DRIs比较：计算平均每人每日营养素摄取量占供给量标准（RNI或AI）的百分比，填入实训表2-11中。

实训表2-11　每日营养素摄入量与推荐量比较表

项目	能量/kcal	蛋白质/g	脂肪/g	碳水化合物/g	维生素A/μgRE	维生素B_1/mg	维生素B_2/mg	维生素C/mg	维生素D/mg	维生素A/μgRE	维生素B_1/mg	钙/mg	铁/mg
实际摄入量													
推荐摄入量													
相差比/%													

（6）计算宏量营养素供能百分比：计算一日所摄入的宏量营养素所提供的总能量及各占总能量的百分比。将结果填入实训表2-12中。

实训表2-12　每日宏量营养素供能百分比

类别	摄入量/g	产生的能量/kcal	占总能量的百分比/%
优质蛋白/蛋白总量	—		
不饱和脂肪/脂肪总量	—		
碳水化合物			
总计			

（7）计算优质蛋白、不饱和脂肪分别占蛋白质、脂肪的百分比并填入实训表2-13中。

实训表2-13　蛋白质与脂肪来源百分比

摄入量/g	蛋白质来源				脂肪来源		
	动物性食物	大豆及制品	其他植物性食物	合计	动物性食物	植物性食物	合计
重量							
占比/%							

【实训评价】

1. 根据推荐的供给量标准，评价宏量营养素摄入量是否充分，有无摄入不足或过剩现象。

2. 评价优质蛋白的来源是否合理。

3. 综合以上结果分析，提出改善膳食供给的意见和措施。

（孙联伟）

实训三　老年人营养评价

【实训目标】

1. 掌握老年人营养风险筛查和体格检查的方法。

2. 熟悉老年人营养评价的方法和相关量表。熟悉常见的用于营养评价的实验室检查结果并进行评价。

3. 了解老年人营养评价的意义。

4. 在评价过程中培养尊敬、关爱老年人的职业素养。

【实训内容】

王爷爷，78 岁，机关退休干部，一人独居，王爷爷既往有高血压和糖尿病病史，老伴去年去世后，王爷爷的膳食经常在小区的快餐店或粥店解决，近 3 个月来出现多颗牙齿松动及脱落现象，咀嚼能力受到影响，很少食蔬菜和水果，牙疼也影响了夜间睡眠，近 3 个月来王爷爷体重下降了 4.8kg。

1. 对王爷爷进行营养风险筛查。

2. 对王爷爷进行人体测量及做出评价。

3. 简述王爷爷需要完善哪些实验室检查项目和临床检查。

4. 对王爷爷做出综合评价结论并给出合理化建议。

【实训步骤】

1. 运用 NRS 2002 和 MUST（详见第四章）对王爷爷进行营养风险筛查。

2. 运用身高测量计、电子体重计、软尺、皮褶厚度计测量扮演者的体重、肱三头肌皮褶厚度、肩胛下皮褶厚度、上臂中围、上臂中肌围、腰围，计算体重指数、腰臀比。根据实训表 3-1 评价王爷爷的人体测量情况。通过病史采集和体格检查评定老年人是否存在营养不良及其严重程度，重点需关注营养相关问题。

实训表 3-1　王爷爷体格检查表

姓名：王××　　性别：男　　年龄：78 岁	
身高	174cm
体重	52kg
肱三头肌皮褶厚度	4.3mm
肩胛下皮褶厚度	7.5mm
上臂中围	17cm
上臂中肌围	15.6cm
腰围	75cm

3. 判断王爷爷需要完善哪些实验室和临床检查，判断其有无营养素缺乏或过量；为其提供客观准确的营养评定结果，且明确营养素缺乏或过量的种类和程度。

4. 通过 MNA-SF、DETEMINE 量表、老年人营养不良风险评估表、SGA，对王爷爷进行营养综合评定，并给王爷爷做出合理的膳食建议。

【实训评价】

1. 以表格形式完成 NRS 2002 初步营养风险筛查表和最终营养风险筛查表，完成 MNA-SF，详见第四章。

2. 能正确运用各个营养人体测量项目的正确方法对老年人进行人体测量并做出正确评价。

3. 正确简述常见的营养评价的实验室检查项目及正常和异常范围。

4. 能够运用营养综合评价量表给老年人进行正确的营养综合评价。

5. 分析本次实训遇到的问题，分享收获，总结经验，讨论实训结果。

（刘丹丹）

实训四　老年人食谱编制

一、健康老年人食谱编制

【实训目标】

1. 掌握健康老年人食谱制订的原则和方法；健康老年人食谱制订。

2. 熟悉健康老年人膳食指南。

【实训内容】

王奶奶，北方人，66 岁，BMI 20.5kg/m^2，无慢性疾病史，中体力活动者。请为王奶奶制订营养膳食。

【实训准备】

1. 物品准备　食物成分表、食物图谱、本、铅笔、橡皮。

2. 器材准备　计算器。

3. 环境准备　学生宿舍或教室、社区居民家。

【实训步骤】

1. 计算法编制食谱

（1）确定每日总能量：根据王奶奶的年龄、性别、身高、体重、劳动强度等，按照 DRIs 中相应年龄段推荐总能量摄入。

（2）计算宏量营养素每日所提供的能量：按照蛋白质、脂肪与碳水化合物的供能比例分别为 15%、25%、60%，分别计算三种宏量营养素所提供的能量。

（3）计算宏量营养素每日需要数量（单位 g）。

（4）计算宏量营养素每餐需要量：确定餐次及每餐比例后，即可计算宏量营养素每餐需要量，一般早、午、晚餐能量的适宜比例是 30%、40%、30%，也可根据老年人需求多餐少食的原则合理分配。

（5）确定主、副食的品种和数量

1）确定主食品种和数量：主食的品种可以根据用餐者的饮食习惯和营养需要来确定，其数量主要根据各类主食原料中碳水化合物的含量确定。

2）确定副食品种和数量：根据三种供能营养素的需要量，考虑蛋白质的食物来源。

（6）确定纯能量食物的供给量：通过查食物成分表将已经确定的各种食物的脂肪含量，从脂肪总量中减去，剩下的建议由植物油补足，即为纯能量食物的供给量。

（7）编制一日食谱：按照王奶奶个人饮食习惯，编制食谱（实训表 4-1）。

实训表 4-1　王奶奶一日食谱

餐次	食物名称	原料名称和用量
早餐		
加餐		
中餐		
加餐		
晚餐		
油		
食盐		

2. 食物交换法编制食谱

（1）确定每日总能量：同计算法。

（2）计算全日食品交换份数：根据每日总能量，查表查出王奶奶所需的食物交换份数。

（3）分配每餐交换份数：根据三餐分配比例确定每餐各类食物交换份数（实训表 4-2）。

（4）编制一日食谱：按照所需的食物交换份数，参考食物交换表，选择各类等值食物，给王奶奶设计一日食谱（实训表 4-3）。

实训表 4-2　王奶奶一日三餐食物交换份数

餐次	交换份	谷薯类	蔬果类	肉 / 蛋类	豆 / 乳类	纯能量类
早餐						
中餐						
晚餐						
合计						

实训表 4-3　王奶奶一日营养食谱（食物交换份法）

餐次	食物名称	原料名称和用量
早餐		
加餐		
中餐		
加餐		
晚餐		
油		
食盐		

【注意事项】

1. 熟悉 DRIs 和食物成分表，遵循膳食指南和平衡膳食宝塔要求。
2. 营养食谱编制既要考虑膳食多样化，又要兼顾就餐者的膳食习惯。

二、吞咽障碍老年人食谱编制

【实训目标】

熟悉吞咽障碍老年人食谱制订的原则；吞咽障碍老年人饮食指导。

【实训内容】

王奶奶，71岁，身高155cm，体重40kg，活动少，日常大部分时间处于发呆、静坐状态，有吞咽障碍，由家人照料。请为邓奶奶制订营养食谱和提出膳食指导方案。

【实训步骤】

1. 吞咽障碍老年人膳食指导

（1）营养配餐：为老年人选择容易吞咽的食物，具有黏度适当、固态品不易松散、易变形、密度均匀顺滑等特点。

对吞咽障碍老年人，尤其是口腔期吞咽障碍，可使用食物增稠剂可以让食物减慢流速，安全通过咽喉，降低误吸。

（2）进食原则：吞咽障碍老年人进食前注意休息，进食时取坐位或半卧位；进餐时不要讲话，减少进餐时环境中分散注意力的干扰因素；细嚼慢咽，保持吞咽反射协调地进行，避免进食呛咳；进食时每口等前一口吞咽完全后再进食，避免2次食物重叠入口的现象；进食后做空吞咽、咳嗽数次，减少食物滞留，保持坐立位30～60min，防止食物反流。

（3）饮食照护：首先要确定吞咽困难的老年人是否需要插入鼻饲管维持营养，然后考虑经口进食是否要做体位和食物性状改变等代偿方法，其次如遇老年人吞咽器官生理功能异常，还要考虑是否需间接训练及吞咽手法的介入，最后进行进食训练。

如遇神志不清、疲倦或不合作时切勿喂饲，如进食时容易疲倦，宜少食多餐。

（4）吞咽功能训练：直接训练治疗，利用食物进行的吞咽训练，如空吞咽、交替吞咽、点头样吞咽、侧方吞咽、倾斜吞咽、屈颈缩下颌吞咽等；间接训练治疗，间接训练不使用食物，安全性好，适用于从轻到重的各类吞咽障碍的老年人，防止吞咽功能因废用而下降，同时改善吞咽相关肌群的力量和协调性，为经口进食做准备。

（5）肠外营养：营养是吞咽障碍患者需首先解决的问题，当肠内营养不能满足60%的营养需求时，应通过肠外营养补充，并根据老年人吞咽困难的不同程度进行个体化营养制订方案。

2. 食物交换法编制食谱

（1）确定每日总能量：根据王奶奶的年龄、性别、身高、体重、劳动强度等，按照DRIs中相应年龄段推荐总能量摄入。

（2）计算全日食品交换份数：根据每日总能量，查表查出王奶奶所需的食物交换份数。

（3）分配每餐交换份数：根据三餐分配比例确定每餐各类食物交换份数。

（4）编制一日食谱：按照所需的食物交换份数，参考食物交换表（实训表4-4），选择各类等值食物，同时根据邓奶奶吞咽障碍情况，设计一日营养食谱（实训表4-5）

实训表4-4　王奶奶一日三餐食物交换份数

餐次	交换份	谷薯类	蔬果类	肉/蛋类	豆/乳类	纯能量类
早餐						
中餐						
晚餐						
合计						

实训表 4-5　王奶奶一日营养食谱（食物交换份法）

餐次	进餐时间	食物名称	烹饪/加工方式	原料名称和用量
早餐				
加餐				
中餐				
加餐				
晚餐				
油				
食盐				
FSMP				

【注意事项】

1. 熟悉 DRIs 和食物成分表，遵循膳食指南和平衡膳食宝塔要求，制订适合老年人的膳食。

2. 营养食谱编制要考虑吞咽障碍老年人的情况，要注重烹调方法和加工方式，以适应老年人的实际需求。

三、一体多病老年人食谱编制

【实训目标】

掌握老年人代谢综合征营养配餐原则；代谢综合征老年人食谱编制。

【实训内容】

王爷爷，65 岁，喜食肉食，果蔬类进食较少，喜欢饮酒，反复关节肿痛 10 余年，曾被确诊为痛风。王爷爷今年体检：身高 174cm，体重 76kg，BP 150/96mmHg，甘油三酯 2.6mmol/L，尿素氮 6.30mmol/L，肌酐 63mol/L，尿酸 451μmol/L，空腹血糖 6.5mmol/L。请为王爷爷制订营养食谱和膳食指导。

【实训步骤】

1. 代谢综合征膳食指导原则　代谢综合征饮食的重点在于改变饮食结构，以减少能量摄入、限盐、戒烟、限酒等。

（1）对肥胖者宜采用控制总能量膳食，每日总能量控制在 1 200～1 600kcal，同时宜增加蛋白质和降低脂肪摄入的比例。

（2）三餐按早、中、晚餐各 20%、40%、40% 的比例分配；总能量构成为蛋白质占 12%～20%，脂肪占 25%～30%，碳水化合物占 50%～60%。

（3）低脂低盐饮食，适当增加膳食纤维的含量至每日 30～40g，烹调油 <25g/d，盐 <5g/d。

（4）开展健康教育和指导，指导代谢综合征的老年人及家属，每日食物总能量及日常食物的计算方法，并定期进行电话随访及监督。确诊糖尿病患者限定主食量 <250g。

（5）积极提倡在食物多样化的前提下，养成清淡低脂的饮食习惯，即主食以谷类为主，多吃蔬菜和水果，经常吃乳类、豆类和适量的鱼、禽、蛋、瘦肉。

（6）食物选择应粗细搭配、松软、易于消化吸收，忌油炸和油煎等不健康烹饪方式。

2. 食谱编制　根据王爷爷饮食习惯、经济条件等因素，制订一日食谱（实训表 4-6）。

实训表 4-6　王爷爷一日营养食谱

餐次	食物名称	原料名称和用量
早餐		
加餐		
中餐		
加餐		
晚餐		
油		
食盐		
注意事项		

【注意事项】

1. 熟悉 DRIs 和食物成分表，遵循膳食指南和平衡膳食宝塔要求，制订适合老年人的膳食。
2. 营养食谱编制既要考虑膳食多样化，又要兼顾就餐者的膳食习惯，逐步建立良好的膳食结构。
3. 保持适当体力活动，控制体重在正常范围，争取达到正常的腰围数值。

（陈仪坤）

实训五　老年人营养教育

【实训目标】

1. 掌握营养教育计划书的具体设计方法，营养教育评价的内容及常用指标。
2. 熟悉营养教育计划书的具体设计内容和设计流程。
3. 锻炼学生独立制订营养教育计划的能力。
4. 培养学生营养教育过程中培养尊敬、关爱老年人的职业素养。

【实训内容】

某社区近期将组织开展营养健康教育，请为其写一份营养教育计划。

【实训步骤】

1. 营养教育的主要步骤

（1）营养教育计划的设计

1）确定谁是教育对象？他们的特征是什么？

2）教育计划的目的是什么？

3）哪些知识应宣传给教育对象？

4）关于这些知识，宣传对象已知多少？

5）他们还需要了解哪些信息？

6）制订什么目标能衡量项目的成功与否？

7）如何进行评价？

（2）选择教育途径和资料

1）是否有现存的可选用的营养宣传材料？

2）向教育对象进行营养宣教的最佳材料是哪种？

3）营养宣教的内容最适合哪种宣传途径？

（3）准备营养教育资料和预试验

1）了解教育对象对这些资料的反应。
2）了解教育对象能否接受这些信息。
3）根据教育对象的反应，需要对教育资料的形式做出哪些修改？
（4）实施营养教育计划。
（5）营养教育的评价
1）该计划的目标是否达到了？
2）实施营养教育带来了什么改变？产生了什么效果？
3）每一阶段活动的执行是否按计划进行？
4）营养计划有效果或无效果的原因是什么？
5）根据执行中存在的问题，对原计划是否需要进行补充

2. 营养健康教育计划

（1）背景：发现和分析营养健康问题；分析产生营养问题的原因。
（2）目标：包括总体目标与具体目标。
（3）目标人群。
（4）教育内容和途径。
（5）评价方法：包括评价方法、评价指标、实施评价的机构和人员、实施评价的时间。
（6）组织机构。
（7）活动时间安排。
（8）预算。

【实训任务】

1. 根据所学的营养教育方法和步骤，选择适合老年人的营养教育主题，设计营养教育计划。

2. 对营养教育效果进行评价 根据本次实训内容设计相应指标进行营养教育效果评价。如对社区老年人实施有关中国居民平衡膳食宝塔的营养教育，可通过实训表5-1进行一般的调查与分析，得出近期效果评价。

实训表 5-1 营养健康教育近期效果的调查

姓名		性别		年龄		健康状况	
文化程度		职业		劳动强度		血压	
身高		体重		臀围		腰围	
饮食方式是否符合平衡膳食的要求				是		否	
接受教育前是否了解中国居民平衡膳食宝塔				是		否	
接受教育后是否了解中国居民平衡膳食宝塔				是		否	
目前饮食习惯		大量饮酒		是		否	
		不喜欢喝牛乳		是		否	
		不喜欢吃水果		是		否	
		不吃粗粮		是		否	
		喜欢吃肉		是		否	
		喜欢吃甜食		是		否	
如果饮食方式不合理，通过教育是否改变				是		否	

（王 丹）

附　录

附录一　中国居民膳食营养素参考摄入量

在《中国居民膳食营养素参考摄入量(2023版)》中，老年人相关内容见附表1-1至附表1-4。

附表1-1　中国居民膳食能量需要量(EER)(节选)

年龄/阶段	能量/($MJ \cdot d^{-1}$)						能量/($kcal \cdot d^{-1}$)					
	男			女			男			女		
	身体活动水平(低强度)	身体活动水平(中等强度)	身体活动水平(高强度)	身体活动水平(低强度)	身体活动水平(中等强度)	身体活动水平(高强度)	身体活动水平(低强度)	身体活动水平(中等强度)	身体活动水平(高强度)	身体活动水平(低强度)	身体活动水平(中等强度)	身体活动水平(高强度)
65岁～	7.95	9.62	—[a]	6.49	7.74	—	1 900	2 300	—	1 550	1 850	—
75岁～	7.53	9.20	—	6.28	7.32	—	1 800	2 200	—	1 500	1 750	—

注：[a]未制订参考值者用“—”表示。

附表1-2　中国居民膳食蛋白质参考摄入量(DRIs)(节选)

年龄/阶段	EAR/($g \cdot d^{-1}$)		RNI/($g \cdot d^{-1}$)		AMDR/%E[a]	
	男	女	男	女	男	女
65岁～	60	50	72	62	15～20	15～20
75岁～	60	50	72	62	15～20	15～20

注：[a]%E标识蛋白质提供的能量占总能量的百分比。

附表1-3　中国居民膳食脂肪及脂肪酸参考摄入量(DRIs)(节选)

年龄/阶段	总脂肪 AMDR/%E	饱和脂肪酸 AMDR/%E	*n*-6多不饱和脂肪酸 AMDR/%E	*n*-3多不饱和脂肪酸 AMDR/%E	亚油酸 AI/%E	亚麻酸 AI/%E	EPA+DHA AMDR/AI/($g \cdot d^{-1}$)
65岁～	20～30	<10	2.5～9.0	0.5～2.0	4.0	0.60	0.25～2.0 (AMDR)
75岁～	20～30	<10	2.5～9.0	0.5～2.0	4.0	0.60	0.25～2.0 (AMDR)

附表 1-4　中国居民膳食碳水化合物参考摄入量(DRIs)(节选)

年龄/阶段	总碳水化合物 EAR/(g·d⁻¹)	总碳水化合物 AMDR/%E	膳食纤维 AI/(g·d⁻¹)	添加糖[a] AMDR/%E
65岁～	120	50～60	25～30	<10
75岁～	120	50～60	25～30	<10

注：[a]添加糖每日不超过50g/d，最好低于25g/d。

附表 1-5　中国居民膳食维生素推荐摄入量(RNI)或适宜摄入量(AI)(节选)

年龄/阶段	维生素A/(μg RAE·d⁻¹)		维生素D/(μg·d⁻¹)	维生素E/(mgα-TE·d⁻¹)	维生素K/(μg·d⁻¹)	维生素 B_1/(mg·d⁻¹)		维生素 B_2/(mg·d⁻¹)		维生素 B_6/(mg·d⁻¹)	维生素 B_{12}/(μg·d⁻¹)	泛酸/(mg·d⁻¹)	叶酸/(μg DFE·d⁻¹)	烟酸/(mg NE·d⁻¹)		胆碱/(mg·d⁻¹)		生物素/(μg·d⁻¹)	维生素C/(mg·d⁻¹)
	RNI		RNI	AI	AI	RNI		RNI		RNI	RNI	AI	RNI	RNI		AI		AI	RNI
	男	女				男	女	男	女					男	女	男	女		
65岁～	730	640	15	14	80	1.4	1.2	1.4	1.2	1.6	2.4	5.0	400	15	12	450	380	40	100
75岁～	710	600	15	14	80	1.4	1.2	1.4	1.2	1.6	2.4	5.0	400	15	12	450	380	40	100

附表 1-6　中国居民膳食无机盐推荐摄入量(RNI)或适宜摄入量(AI)(节选)

年龄/阶段	钙/(mg·d⁻¹)	磷/(mg·d⁻¹)	钾/(mg·d⁻¹)	镁/(mg·d⁻¹)	钠/(mg·d⁻¹)	氯/(mg·d⁻¹)	铁/(mg·d⁻¹)		锌/(mg·d⁻¹)		碘/(μg·d⁻¹)	硒/(μg·d⁻¹)	铜/(mg·d⁻¹)	钼/(μg·d⁻¹)	氟/(mg·d⁻¹)	锰/(mg·d⁻¹)		铬/(μg·d⁻¹)	
	RNI	RNI	AI	RNI	AI	AI	RNI		RNI		RNI	RNI	RNI	RNI	AI	AI		AI	
							男	女	男	女						男	女	男	女
65岁～	800	680	2 000	310	1 400	2 200	12	10	12.0	8.5	120	60	0.8	25	1.5	4.5	4.0	30	25
75岁～	800	680	2 000	300	1 400	2 200	12	10	12.0	8.5	120	60	0.8	25	1.5	4.5	4.0	30	25

附录二 常见食物血糖指数表

食物类	食物名称	血糖指数	食物类	食物名称	血糖指数
糖类	麦芽糖	105	糖类	果糖	23
	绵白糖	84		葡萄糖	100
	蜂蜜	73		胶质软糖	80
	方糖	65		蔗糖	65
	乳糖	46		巧克力	49
谷类及其制品	馒头（富强粉）	88	谷类及其制品	黏米饭（含直链淀粉低）	88
	糯米饭	87		速食米饭	87
	大米饭（籼米，糙米）	71		米饼	82
	大米饭（粳米，糙米）	78		烙饼	80
	大米饭（籼米，精米）	82		油条	75
	大米饭（粳米，精米）	90		小米（煮饭）	71
	玉米片（市售）	79		面条（小麦粉，硬，扁粗）	46
	玉米片（高纤维标签，市售）	74		大米粥（普通）	69
	玉米面（粗粉，煮粥）	68		荞麦面馒头	67
	大麦粉	66		大米糯米粥	65
	粗麦粉	65		小米粥	60
	荞麦面条	59		面条（硬质小麦粉，细，煮）	55
	燕麦麸	55		面条（硬质小麦粉，干，细）	55
	黑米饭	55		玉米（甜，煮）	55
	荞麦（黄）	54		玉米糁粥	51
	玉米面粥（粗粉）	50		黏米饭（含直链淀粉高）	50
	面条（硬质小麦粉，干，加鸡蛋，粗）	49		面条（小麦粉，干，扁，粗）	46
	通心面（管状，粗）	45		黑米粥	42
	小麦（整粒煮）	41		面条（白，细，干）	41
	面条（全麦粉，细）	37		线面条（实心，细）	35
	黑麦（整粒，煮）	34		面条（强化蛋白质，细，煮）	27
	大麦（整粒，煮）	25		稻麸	19
	意大利面（精细面粉）	49		意大利面（全麦）	48

续表

食物类	食物名称	血糖指数	食物类	食物名称	血糖指数
薯类、淀粉及其制品	马铃薯(烧烤,无油脂)	85	薯类、淀粉及其制品	马铃薯(用微波炉烤)	82
	甘薯(红,煮)	77		马铃薯泥	87
	马铃薯(煮)	66		马铃薯(蒸)	65
	马铃薯	62		马铃薯片(油炸)	60
	炸薯条	60		马铃薯(烤)	60
	甘薯(山芋)	54		山药[薯蓣]	51
	芋头(蒸)	48		苕粉	35
	藕粉	33		粉丝汤(豌豆)	32
	马铃薯粉条	13.6			
蔬菜类	南瓜	75	蔬菜类	胡萝卜(金笋)	71
	麝香瓜	65		甜菜	64
	番茄汤	38		雪魔芋	17
	朝鲜笋	15		芦笋	15
	西蓝花	15		菜花	15
	芹菜	15		黄瓜	15
	茄子	15		鲜青豆	15
	莴笋(各种类型)	15		生菜	15
	青椒	15		番茄	15
	菠菜	15		胡萝卜(煮)	39
	山药	51		芋头	48
水果类	西瓜	72	水果类	菠萝	66
	杏(罐头,含淡果汁)	64		葡萄干	64
	桃(罐头、含糖浓度高)	58		巴婆果	58
	葡萄(淡黄色,小,无核)	56		芒果	55
	芭蕉(甘蕉,板蕉)	53		香蕉	52
	猕猴桃	52		桃(罐头、含糖浓度低)	52
	葡萄	43		柑(橘子)	43
	枣	42		苹果	36
	梨	36		杏干	31
	桃(罐头、含果汁)	30		生香蕉	30
	桃	28		柚	25
	李子	24		樱桃	22
	哈密瓜	70		草莓酱(果冻)	49
豆类及其制品	黄豆面(有面粉)挂面	67	豆类及其制品	黑豆汤	46
	菜豆(罐头)	52		扁豆(绿,小,罐头)	52
	青刀豆(罐头)	45		小扁豆汤(罐头)	44
	黑马诺豆	46		鹰嘴豆(罐头)	42
	咖喱鹰嘴豆(罐头)	41		青刀豆	39
	扁豆	38		菜豆(高压处理)	34
	绿豆挂面	33		鹰嘴豆	33
	利马豆(嫩,冷冻)	32		豆腐(炖)	32
	利马豆(加10g蔗糖)	31		利马豆[棉豆]	31
	利马豆(加5g蔗糖)	30		扁豆(绿,小)	30
	绿豆	27		菜豆	27
	扁豆(红,小)	26		豆腐干	24
	豆腐(冻)	22		黄豆(浸泡,煮)	18
	蚕豆(五香)	17		黄豆(罐头)	14

续表

食物类	食物名称	血糖指数	食物类	食物名称	血糖指数
乳及乳制品	酸奶(加糖)	48	乳及乳制品	老年乳粉	40
	酸奶酪(普通)	36		牛乳(加糖和巧克力)	34
	酸奶酪(低脂)	33		脱脂牛乳	32
	牛乳	27.6		全脂牛乳	27
	降糖乳粉	26		牛乳(加人工甜味剂和巧克力)	24
	豆乳	19		酸奶酪(低脂,加人工甜味剂)	14
	低脂牛乳	11.9			
方便食品	棍子面包	90	方便食品	大米(即食,煮6min)	87
	白面包	88		燕麦片(混合)	83
	膨化薄脆饼干	81		香草华夫饼干	77
	华夫饼干	76		苏打饼干	72
	小麦饼干	70		面包(小麦粉,去面筋)	70
	即食羹	69		小麦片	69
	面包(全面粉)	69		面包(小麦粉,高纤维)	68
	新月形面包	67		竹芋粉饼干	66
	面包(80%~100%大麦粉)	66		营养饼	66
	面包(黑面粉)	65		面包(80%燕麦粒)	65
	高纤维黑麦薄脆饼干	65		面包(粗面粉)	64
	油酥脆饼干	64		汉堡包	61
	比萨饼(含乳酪)	60		酥皮糕点	59
	黑五类粉	58		燕麦粗粉饼干	55
	爆玉米花	55		印度卷饼	62
	荞麦方便面	53		面包(50%~80%碎小麦粒)	52
	面包(黑麦粒)	50		面包(小麦粉,含水果干)	47
	面包(45%~50%燕麦麸)	47		大米(即食,热水泡1min)	46
	面包(50%大麦粒)	46		面包(混合谷物)	45
	牛乳蛋糊(牛乳+淀粉+糖)	43		面包(75%~80%大麦粒)	34
饮料类	冰激凌	61	饮料类	橘子汁	57
	冰激凌(低脂)	50		橙汁(纯果汁)	50
	柚子汁(不加糖)	48		菠萝汁(不加糖)	46
	巴梨汁(罐头)	44		牛乳+淀粉+糖	43
	水蜜桃汁	33		苹果汁	41
混合膳食及其他	牛肉面	89	混合膳食及其他	米饭+红烧猪肉	73
	玉米粉+人造黄油(煮)	69		馒头+黄油	68
	米饭+蒜苗炒鸡蛋	68		米饭+炒蒜苗	58
	二合面窝头(玉米面+面粉)	65		馒头+酱牛肉	49
	米饭+芹菜炒猪肉	57		饼+鸡蛋炒木耳	48
	馒头+芹菜炒鸡蛋	49		硬质小麦粉肉馅馄饨	39
	芹菜猪肉包子	39		三鲜饺子	28
	米饭+鱼	37		二合面窝头/玉米面+面粉	65
	猪肉炖粉条	17			

中英文名词对照索引

主要参考文献

[1] 中国营养学会．中国居民膳食营养素参考摄入量（2023 版）[M]．北京：人民卫生出版社，2023.
[2] 中国营养学会．中国居民膳食指南（2022）[M]．北京：人民卫生出版社，2022.
[3] 赵琼．老年人膳食营养保健[M]．北京：科学出版社，2022.
[4] 周芸．临床营养学．5 版．[M]．北京：人民卫生出版社，2022.
[5] 苏晗，白柳，金莉．老年营养护理[M]．武汉：华中科技大学出版社，2020.
[6] 张谦，王丹．食品营养与健康[M]．北京：中国医药科技出版社，2019.
[7] 杨月欣，葛可佑．中国营养科学全书[M].2 版．北京：人民卫生出版社，2019.
[8] 杨月欣．中国食物成分表标准版：第一册[M].6 版．北京：北京大学医学出版社，2018.
[9] 杨月欣．中国食物成分表标准版：第二册[M].6 版．北京：北京大学医学出版社，2018.
[10] 孙长颢．营养与食品卫生学[M].8 版．北京：人民卫生出版社，2017.
[11] 张立实，吕晓华．基础营养学[M]．北京：科学出版社，2018.

中国居民平衡膳食宝塔（2022）
Chinese Food Guide Pagoda (2022)

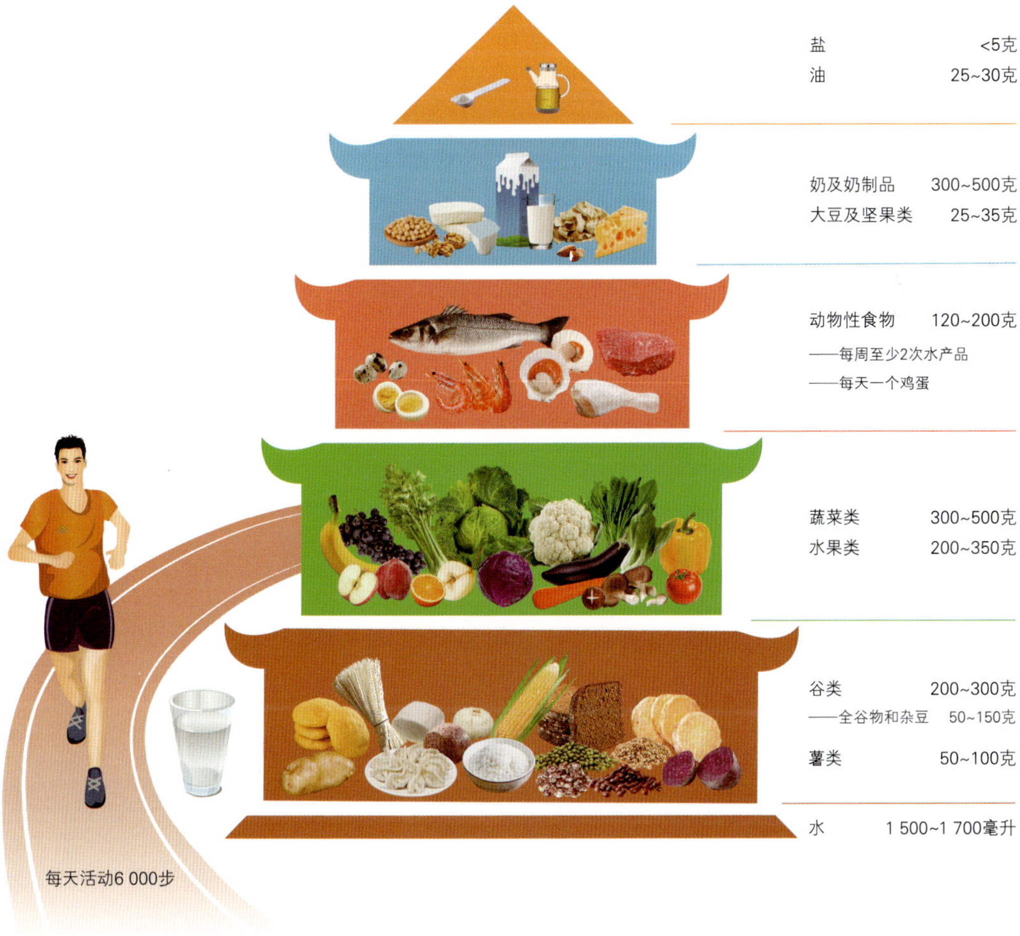

彩图 3-1 中国居民平衡膳食宝塔（2022）